国家出版基金项目
NATIONAL PUBLICATION FOUNDATION

SHIZHEN DE ZHONGYIYAO YANJIU

# 湿疹的中医药研究

张毅 ◉ 主编

四川科学技术出版社

图书在版编目（CIP）数据

湿疹的中医药研究／张毅主编. — 成都：四川科学技术出版社，2021.8

ISBN 978-7-5727-0383-6

Ⅰ. ①湿… Ⅱ. ①张… Ⅲ. ①湿疹–中药疗法–研究

Ⅳ. ①R275.982.3

中国版本图书馆 CIP 数据核字（2021）第 227580 号

# 湿疹的中医药研究

SHIZHEN DE ZHONGYIYAO YANJIU

主　　编　张　毅

出 品 人　程佳月

责任编辑　杜　宇

责任出版　欧晓春

封面设计　成都众芯源文化传播有限公司

出版发行　四川科学技术出版社

地　　址　四川省成都市青羊区槐树街 2 号　邮政编码　610031

成品尺寸　170mm×240mm

印　　张　25.25　字　　数　505 千字

印　　刷　成都市金雅迪彩色印刷有限公司

版　　次　2021 年 8 月第 1 版

印　　次　2021 年 8 月第 1 次印刷

定　　价　198.00 元

ISBN 978-7-5727-0383-6

# 内容提要

　　本书全面系统地介绍了湿疹的中医基础理论知识、中医对湿疹的研究、中国历代医籍对湿疹的认识、湿疹内外治方法和中成药以及作者的治疗经验等。内容丰富全面，图文并茂，既有大量的临床基础，又有科研佐证，也有可供借鉴的历代中医处方、作者的治疗经验及独到的看法，是迄今不多的湿疹中医药研究专著，可供中医外科和皮肤科临床、教学、科研工作者参考。

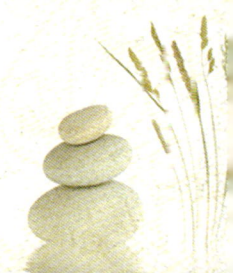

## 编写说明

1. 本书是研究湿疹的中医专著，汇集了中医病因、病机、辨证施治、内治、外治、处方、动物实验诸多内容。

2. 为尊重作者的知识产权，全书采用章后署名方式。每一章后都列出参考文献，以方便读者查阅。

3. 本书收集了治疗湿疹的处方，最大限度地帮助读者研究与学习。

4. 本书荟萃了古代书籍对湿疹的系统认识，也包括现代西医的多种皮肤疾病，以便读者研究、教学时参考。

5. 虽然中医对湿疹有"湿疮""湿疡"等多种病名，但是为了适应现代读者习惯，本书在非指定的文字环境中，仍然以西医的"湿疹"表述，希望能得到中医界人士的理解。

6. 根据相关法规规定，医院制剂或者上市药物必须告知患者处方组成和成分，患者有使用的知情权，所以，本书医院制剂处方均来自制剂说明书或者相关会议资料。

7. 本书第八章所列古方全部保留了原剂量表述方法。读者可自行换算成现今使用的法定计量单位，本书不再赘述。

8. 辨证是中医的精髓，皮肤疾病的局部辨证，一直是中医皮肤科探索的问题，本书在湿疹的辨证论治一章，结合具体证候，给出了一些根据局部皮肤损害辨证的案例，希望可以作为一种探索。

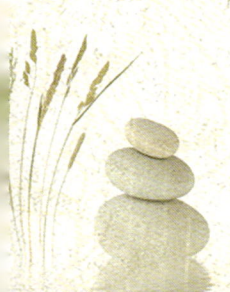

# 前　言

　　湿疹（eczema）是由多种内、外因素引起的一种有明显渗出倾向的真皮浅层及表皮炎症性过敏性皮肤病。其特点是病因复杂，皮损对称分布，有多形损害和渗出倾向，自觉瘙痒，反复发作，易转变为慢性。急性期以丘疱疹为主，慢性期以表皮肥厚和苔藓样变为主。

　　湿疹一词源于希腊语"ekzein"，其原意是"沸腾"或"起泡"，用于描述皮肤起红斑、丘疹、小水疱、水疱破裂渗液等一大类形态学上类似的皮肤病，中文译名"湿疹"，生动地体现了本病的渗出倾向。

　　湿疹和皮炎的区别一直是学术界有争议的话题。皮炎一般作为"湿疹"的同义词使用，病因和表现相似的一类皮肤病常被称为"皮炎湿疹类"皮肤病。习惯上把病因相对清楚、皮疹形态相对单一的叫作皮炎，如接触性皮炎、脂溢性皮炎；而把病因不清楚、皮疹形态呈多形性的叫作湿疹。临床上也常把皮疹形态相对单一、有湿疹的部分特征，暂时又找不到病因的统称为湿疹样皮炎，也有人把湿疹样皮炎作为皮炎和湿疹的同义词使用。

　　湿疹是常见、多发病，多年来国内外针对湿疹进行的系列流行病学调查发现，由于不同国家、地区采用不同的湿疹分类方法，其发病率存在不同程度的差异。美国学者报道各类湿疹的发病率在美国为 1.8%，英国 Horn 记录了 1958~1985 年的 3 000~4 000 名患者共 6 819 次就诊的具体情况，其中湿疹病例占就诊患者的 19%；新加坡国家医疗中心报道了 1989~1990 年的全部病例，湿疹病例占该中心新就诊病例的 34%；国内王光超《皮肤病与性病学》报道，湿疹占皮肤科门诊患者的 15%~25%。2019 年 4 月，北京大学人民医院张建中在"丁香园"介绍，2015 年"湿疹/皮炎"就诊人数占皮肤科门诊的 26.8%，可见其就诊率之高。

湿疹具有反复发作、瘙痒剧烈、易转慢性等特点，因此增加了患者生理、心理和精神压力，进而使患者的正常生活、交往、工作、学习、身心受到很大的危害及严重影响。

中医对湿疹的临床表现早有记载，根据其发病部位、皮损特点、中医病因病机的差异，有不同的名称，多把湿疹类疾病包括在"疮、疡、风、癣"等病名中，如浸淫疮、痛疮、恋眉疮、月蚀疮、脐疮、血风疮；湿疡；纽扣风、乳头风、四弯风；干癣和湿癣等。

早在《素问·玉机真藏论》中就有"浸淫"的记载，如"帝曰：夏脉太过与不及，其病皆何如？岐伯曰：太过则令人身热而肤痛，为浸淫"。汉代张仲景《金匮要略·疮痈肠痈浸淫病脉证并治》记有："浸淫疮，从口流向四肢者，可治；从四肢流来入口者，不可治"及"浸淫疮，黄连粉主之"的判断预后及治疗方法。以疮命名湿疹的古代文献如隋代巢元方《诸病源候论·浸淫疮候》中云："浸淫疮……以其渐渐增长，因名浸淫也。"宋代《圣济总录·浸淫疮》则认为："风热蕴于心经，则神志燥郁，气血鼓作，发于肌肤而为浸淫也。其状初生甚微，痒痛汁出，渐以周体，若水之浸渍，淫损不止，故曰浸淫疮。"《医宗金鉴·外科心法要诀》中说："遍身生疮，形如粟米，瘙痒无度，搔破时，津脂水，浸淫成片。""浸淫疮……此证初生如疥，瘙痒无时，蔓延不止，抓津黄水，浸淫成片。由心火、脾湿受风而成。"可见，古代对浸淫疮的描述和现代的急性湿疹极其相似。

《诸病源候论·痛疮候》中有："痛疮者，由肤腠虚，风湿之气折于血气，结聚所生。多著手足间，递相对，如新生茱萸子。痛痒抓搔成疮，黄汁出，浸淫生长拆裂，时瘥时剧。"在"湿癣候"中有"湿癣者，亦有匡郭如虫行，浸淫亦湿、痒，搔之多汁，成疮。是其风毒气浅，湿多风少，故为湿癣也"。明代申拱辰《外科启玄》中"胎毒疮""恋眉疮"和"湿毒疮"分别类似于头皮湿疹、眉部湿疹及足踝部湿疹，其认为"凡湿毒所生之疮，皆在于二足胫、足踝、足背、足跟。初起而微痒，爬（原文如此，当为"抓"）则水出，久而不愈"。《医宗金鉴·外科心法要诀》中"旋耳疮"："此证生于耳后缝间，延及耳折上下，如刀裂之状，色红，时津黄水。由胆、脾湿热所致。然此疮月盈则疮盛，月亏则疮衰，随月盈亏，是以又名月蚀疮也。"显然描述的是耳部湿疹反复发作。

明代陈实功《外科正宗·纽扣风》中说"纽扣风，皆由风湿凝聚生疮，久则瘙痒如癣，不治则沿漫项背"，多指钱币状湿疹。《外科正宗·肾囊风》述"其患作痒，喜浴热汤；甚者疙瘩顽麻，破流脂水"，类似于阴囊湿疹。清代高锦庭《疡科心得集·辨乳痈乳疽论》："乳头风，乳头干燥而裂，痛如刀刺，或揩之出血，或流粘水，或结黄脂"，相当于乳房湿疹。"四弯风"见于《医宗金鉴·外科心法要诀·四弯风》："此证生两腿弯、脚弯，每月一发，形如风癣，属风邪袭入腠理而成。其痒无度，搔破津水，形如湿癣。"类似于今天的特应性皮炎。

中医文献中，一般把有形且有分泌物渗出的称为疮，与皮肤相平如苔藓之状，无分泌物渗出的称为癣。如在《诸病源候论·疮病诸候》"湿癣候"中有"湿癣者，亦有匡部，如虫行，浸淫赤湿，痒，搔之多汁，成疮。是其风毒气浅，湿多风少，故为湿癣也"。"有匡郭"，说明皮肤损害局限，类似于钱币状湿疹。《医宗金鉴·外科心法要诀》奶癣记载，"此证生婴儿头顶，或生眉端……痒起白屑，形如癣疥，由胎中血热，落草受风缠绵，此系干敛；有误用烫洗，皮肤起粟，瘙痒无度，黄水浸淫，延及遍身，即成湿敛"，类似于婴儿湿疹。

湿疹瘙痒剧烈，有中医病因风的特征，古代有时也以"风"命名。如《医宗金鉴·外科心法要诀》"纽扣风"云"纽扣风生胸颈间，风湿结聚搔痒难，延及成片浸汁水，因地而名当癣看"，既记载了临床变化，又提出了病因，此即胸前部的湿疹。《外科正宗·肾囊风》认为肾囊风的病因"乃肝经风湿而成"。《医宗金鉴·外科心法要诀》"风疮""乃风湿客于谷道，形如风癣作痒，破流黄水浸淫，遍体微痛"，指出肛门湿疹的病因及表现。《外科大成》"血风疮，生于胫，一名爪风疮，由三阴经风虚血燥所致，初发则瘙痒无度，破流脂

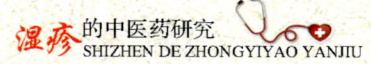

水，日渐沿开"，探索了胫前湿疹的病因及临床表现。

中医也将发生在身体不同部位的湿疹采用部位命名，如耳部湿疹称为"旋耳疮"，眉部湿疹称为"恋眉疮"，鼻翼部湿疹称为"鼻𧎡疮"，脐部湿疹称为"脐疮"，头面部湿疹称为"头面疮"，乳部湿疹称为"乳头风"等。

今天，我们坚持"守正"的大方向，以中医方法研究湿疹，其目的是倡导古代医籍和现代实践相结合，从中医病因分类、病机变化、临床表现、治疗要点、实验结果、组方用药特点等方面系统探索湿疹，以期提高临床疗效，缩短病程，缓解症状，阐明机理，形成独树一帜的中医治疗方案或路径。

# 目　录

**第十章** 湿疹治疗的临床经验

**编写后记**

# 第一章

# 湿疹的病因病机

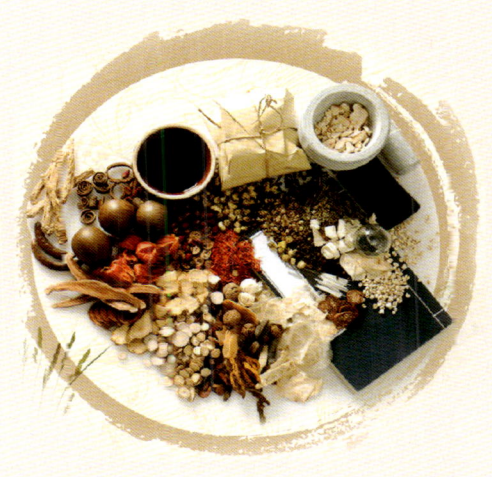

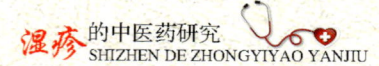
## 一 皮肤肌腠和湿疹的关系

中医认为，皮肤居一身之表，内合于肺，卫气循行其间而为机体的屏障。中医学虽无现代皮肤组织学知识，但提出了有关皮肤生理方面的"卫气学说"和"肺主皮毛"之说。卫气，属阳气的一种，生于水谷，源于脾胃，出于上焦，行于脉外，其性刚悍，运行迅速流利。具有温养内外，护卫肌表，抗御外邪，滋养腠理，启闭汗孔等功能。皮毛由肺输布的卫气与津液所温养，所以《素问·阴阳应象大论》有"肺主皮毛"之说。肺主呼吸，而皮肤之汗孔有散气以调节呼吸的作用，由于肺与皮毛在生理上紧密关联，所以在病理上也相互影响。如外邪侵袭，常由皮毛而犯肺，出现鼻塞、咳嗽等肺气不宣的症状。反之，肺气虚弱，不能宣发卫气和津液于皮毛，不仅可使毛发憔悴枯槁，而且可以引起卫外功能的不足而易患感冒。又由于卫气与肺气的宣发关系，卫气司汗孔的开合，所以肺卫气虚，肌表不固，则常自汗出；而肺卫闭实、毛窍郁闭，又常见无汗的症状。

湿疹的发生与皮毛肌腠的正常生理功能出现偏颇密切相关，肌表卫外功能异常，外邪乘虚而入，邪气游走或聚而不散，影响肌腠气血循行则见瘙痒不止，影响水液输布，则见浸淫渗出；内源生化不足，皮毛失于濡养，则可见皮毛枯弱，干燥脱屑；病久气血凝滞，瘀血痰浊聚集，则可见皮肤粗糙增生、质地坚实；正虚邪恋，气血不畅，则病情迁延，缠绵不愈。故而肌肤腠理正常功能的偏颇对湿疹的发生与发展都具有重要作用。

## 二、湿疹的病因

### （一）外感六淫邪气

《素问·至真要大论》指出："夫百病之生也，皆生于风、寒、暑、湿、燥、火，以之化之变也。"说明大多数疾病包括湿疹，是由外感六淫之邪而引发。风为百病之长，常是外邪袭人的主要致病因素。风为阳邪，轻扬开泄，常伤及肌表，且善行数变，故湿疹多具瘙痒难耐，发无定处的特点。《医宗金鉴·血风疮》："血风疮，此证由心肝胆脾之经湿热，外受风邪，袭于皮肤，郁于肺经致遍身生疮。"湿为长夏主气，四季均可因环境改变而发生，多因气候潮湿，涉水淋雨，久居之地潮湿，水中作业等因素所致。湿邪犯表，停滞于肌腠脉络之间，可致阳气郁闭，邪结不散，与气血搏结而发病。湿为阴邪其性黏滞，多与他邪相兼而留于肌表经络成为伏邪。晚清医家刘吉人在《伏邪新书》中道："感六淫而不即病，过后而发病，总谓之伏邪。"若遇季节交际，易引动伏邪内出而伤表。《外科大成·不分部位小疵》中道："诸疮痛痒，皆属于火。风盛则痒，盖为风者，火之标也。凡风热客于皮肤，作痒起粟者，治宜疏风。"说明火热邪与风邪均为湿疹的重要致病因素。火热为阳邪，易伤津耗气，故受火热邪的湿疹患者多具有皮肤干燥、脱屑、口干舌燥、大便秘结等症状。

### （二）五脏功能失调复感外邪

《素问·咳论》提出了"外内合邪"的发病观，指出先有脏腑损伤，内疾产生，若再有外邪侵袭，外邪合内疾则发病。如明代申斗垣《外科启玄·血风疮》论述："此疮多在两小腿里外，上至膝，下至踝骨，乃血受风邪而生也。"说明素体血虚并受外邪而引起湿疹。又如《医宗金鉴·血风疮》："浸淫疮此证由肝、脾二经湿热，外受风邪，致遍身生疮。"肝为风木，脾为湿土，肝火太旺则克脾土，以致脾失健运，水湿泛滥。

### （三）饮食因素

饮食不当，湿热内生可导致本病。清《疡医大全·斑疹门》论述："胃与大肠之风热亢盛已极，内不得疏泄，外不得透达，怫郁于皮毛腠理之间，轻则为疹。"说明肠胃之变与本病密切相关。清代《外科选要》指出："荣气者，胃气也，运气也。荣气为本，本逆不行，为湿气所坏而为疮疡也。

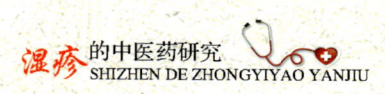

膏粱之变，亦是言厚味过度，而使荣气逆气，凝于经络为疮疡也。"胃气为充养肌肤之气，若饮食失度，胃气逆行必然伤表。

### （四）情志因素

《灵枢·口问》记载："心者，五脏六腑之主也……故悲哀愁忧则心动，心动则五脏皆摇""怒伤肝、喜伤心、思伤脾、忧伤肺、恐伤肾"。精神因素导致皮肤疾病在临床上屡见不鲜，病情往往随情绪好坏加重或减轻。紧张、焦虑、烦躁等因素，均可使脏腑功能失调，阴阳失衡，营卫失和而发湿疹。或因心绪不宁，心经郁而化火，以致血热偏盛，络脉壅郁而发病。

### （五）经络因素

经络是连接脏腑与皮肤的网络，体表的邪气由外传里或内生五邪之气由里出表外达肌肤都是通过经络传导的。经络内属于脏腑，外络于肢节，每条经络都有特定的循行路线，病变部位的经络可反映相关脏腑的变化。如头项生疮，属足太阳膀胱经；耳部的湿疹也称"旋耳疮"，多为肝胆湿热，火性炎上，熏蒸于耳而发。明·薛己《女科撮要》记载："妇人血风疮，因肝脾二经风热郁火血燥所致。"清代祁坤《外科大成》云："血风疮生于胫，一名爪风疮，由三阴经风虚血燥所致。"同时湿疹多发于多血少气之经，血多则易凝滞聚邪，气少则失其卫护可致皮损。《素问·血气形志》中云："夫人之常数，太阳常多血少气，少阳常少血多气，阳明常多气多血，少阴常少血多气，厥阴常多血少气，太阴常多气少血，此天之常数。"手太阳小肠经、足太阳膀胱经、手厥阴心包经、足厥阴肝经均为多血少气之经，较易发湿疹。

### （六）禀赋因素

先天禀赋是体质形成的基础，是人体质强弱的前提条件，是发病和病情转化的重要因素。汉代王充《论衡·气寿》指出："禀气渥则体强，体强则命长；气薄则体弱，体弱则命短。"明代万全《幼科发挥·胎疾》认为："子与父母，一体而分"，强调了先天禀赋在人体生长发育中的重要作用。先天禀赋在湿疹的发病和转化过程中，同样起着重要的作用，尤于婴幼儿湿疹患者中的表现异常明显，以肺脾肾三脏禀赋不足、阴虚血热体质及痰湿体质为多见。常可见到肺脾肾禀赋不足，化源不足，表卫不固，不耐寒热，或遇异物刺激，则泛发红斑丘疹；体热血燥，稍见辛温，则灼热糜烂，搔抓不止；脾肾不足，易生痰湿，则浸渍渗出，病情迁延。这便是与先天禀赋关系密切。

此外，《外科正宗·杂疮毒门》《外科大成·分治部下》均认识到奶癣和孕妇饮食有关。

## （七）环境因素

湿疹的发病或发展还与季节、生活工作环境、地域等因素相关。不同季节气温、湿度、自然环境都有不同，人在其中所受之气迥异，故对于湿疹病情的演变亦有不一，如《素问·生气通天论》云："因于露风，乃生寒热。"夏令炎热，湿热蕴蒸，乃湿疹重要的诱发因素；冬季气候寒冷，万物收藏，气血运行不畅，无法濡养肌肤，血虚则生风，可导致慢性湿疹瘙痒加重。不同的工作生活环境因素的理化刺激，不同的人文社会风情引起人体情志变化，这些因素都是可以作用在湿疹疾病的发病和发展过程中。如久居湿地而湿盛，久处干燥环境易生风燥，常思则困脾，多焦虑则暗耗心血至血虚阴亏，等等。此外，地区不同，六淫之邪亦各有偏胜，《素问·阴阳应象大论》云："东方生风""南方生热""西方生燥""北方生寒""中央生湿"。《素问·五运行大论》亦云："地有高下，气有温凉，高者气寒，下者气热。"故不同环境的诸多因素都可引起人体阴阳气血发生变化，从而改变皮肤气血经络运行；或有外邪入侵；或至脏腑气血失调，从而诱发或加重湿疹的病情。人与天地相立，"因时、因地"制宜，对湿疹的防与治都

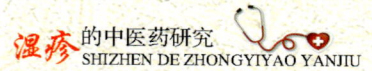

具有极其重要的意义。

## 三　湿疹与六淫

湿疹病因多为风、湿、热三邪，外风、外湿、外热属外感六淫邪气，为致病的必要条件，风、湿、热三邪既可单独致病，亦可兼夹侵袭人体，常可引发内在的风、湿、热邪，导致内外之邪相互搏结，浸淫体表肌肤而发病。

### （一）外感风湿热邪相兼为病

#### 1. 风邪致病

湿疹是可以从头皮到脚底任何皮肤部位均可发病的几种皮肤疾病之一，具有发病广泛、变化迅速、自觉瘙痒的特点，符合中医风邪致病的特点。风为百病之长，常兼他邪合而伤人，为外邪致病的先导。风邪为病，四季常有，春季尤甚。风为阳邪，轻扬开泄，常伤及肌表，其善行而数变，多具有瘙痒难耐、发无定处的临床特点，是导致本病的重要因素，中医书籍对湿疹类疾病属于风邪致病的记载很多，如《外科心法要诀·胫部》说"四弯风"属于"风邪袭"。《外科正宗》认为"肾囊风乃肝经风湿而成"，这是由于风邪侵袭人体，邪毒结聚、阻于肌肤，使外不得表解，内不得疏散，导致人体营卫不和，腠理不固，气血运行失常，肌肤失于濡养而发病。

#### 2. 风湿致病

湿疹，是西医病名在翻译成汉语时，借用了中医病因，既然曰湿，临床定有"湿"的特点，即分泌物（中医叫流水、浸淫）。湿为长夏主气，然四季均可发生，多因气候潮湿、涉水淋雨、居处潮湿、水中作业等所致。湿邪犯表，阻于肌肤腠理，可导致阳气郁闭、搏于气血而发病。若其内传入里，困阻中焦，则易致脾失健运，营卫不和，腠理不固而为病。湿性重浊黏滞，侵袭肌表多具有渗出、浸渍等皮损表现，且病情迁延反复，缠绵难愈。湿邪常与风邪共同侵犯人体，《外科大成》即认为手足湿疹为风湿客于肤腠而成云："生于手足，形如茱萸，相对痒痛，破流黄汁浸淫，时瘥时发。由风湿客于肤腠也。"清代高秉均《疡科心得集·辨湿毒疮肾脏风论》亦云："湿毒疮……又或因暴风疾雨，寒湿暑热侵入肌肤所致"，认为湿毒疮的发病与风寒湿邪外侵密不可分。

### 3. 风热致病

火热之邪旺于夏季，但热甚即是火，热郁可化火，痰结可化火，肝郁可化火。所以，火邪致病并无明显季节性。火热可入于血分，聚于局部，腐蚀血肉，发为痈肿疮疡，临床表现为斑疹色红、有灼热感等。火热为阳邪，易伤津耗气，劫灼津液，故慢性湿疹患者多具有皮肤干燥、脱屑、口干舌燥、大便秘结等症状。热邪易夹风邪为病，或热袭肌表，蕴蒸肌肤，不得外泄而发病。《外科大成·不分部位小疵》有云："诸疮痛痒，皆属于火。风盛则痒，盖为风者，火之标也。凡风热客于皮肤，作痒起粟者，治宜疏风"，认为火热之邪与风邪均为疮疡病的重要致病因素。明代陈实功《外科正宗·杂疮毒门》中亦有："血风疮，乃风热、湿热、血热三者交感而生"的记载。

## （二）内外合邪（内有湿热复感风邪）

### 1. 心火脾湿受风

中医学认为，自然界风暑（热）湿燥寒五气，与木火土金水五行相配属，并且对应着人体肝心脾肺肾五脏。《素问·至真要大论》有云："诸痛痒疮，皆属于心""诸湿肿满，皆属于脾"，乃是最早关于皮肤疮疡病因病机的论述，揭示了本病虽病在表，但与五脏病机相连，且初步阐释了湿疹与心火脾湿之间的相关性。湿邪多由脾病所生，饮食失宜，脾失运化，湿从内生；心主火，情绪激动，精神紧张，火毒内生。心火脾湿与风邪相搏，蕴结肌肤即成湿疹。《外科心法要诀·浸淫疮》便有："此证初生如疥，瘙痒无时，蔓延不止，抓津黄水，浸淫成片，由心火脾湿受风而成"的记载。

### 2. 脾胃湿热受风

脾胃同居中焦，是人体消化、吸收及输布精微的主要脏器，金代李杲《脾胃论·脾胃盛衰论》有云："百病皆由脾胃衰而生也。"脾胃虚弱，功能失调，湿热内蕴，复值风邪外感，内外合邪泛溢肌肤而成湿疹。《外科心法要诀·黄水疮》云："黄水疮如粟米形，起时作痒破时疼，外因风邪内湿热，黄水浸淫更复生。"此证初如粟米，而痒兼痛，破流黄水，浸淫成片，随处可生。由脾胃湿热，外受风邪，相搏而成。

### 3. 肝脾湿热受风

足厥阴肝经"环阴器、抵小腹、夹胃"，足太阴脾经"上膝股内前廉，入腹，属脾，络胃"，肝脾二经循行均抵前阴，且与中焦相关。脾胃气机升降失常，生湿蕴热，循经延及阴囊，适逢风邪外袭，进而导致阴囊湿疹的发生。《外科心法要诀·肾囊风》云："肾囊风发属肝经，证由风湿外袭成，麻痒搔破流脂水，甚起疙瘩火燎疼。"认为阴囊湿疹由肝经湿热与风邪外袭共同作用而成。其《外科心法要诀·血风疮》亦云："血风疮，此证由肝脾二经湿热，外受风邪，袭于皮肤，郁于肺经，致遍身生疮，形如粟米，搔痒无度"，认识到肝脾湿热与风邪相合对血风疮的重要影响。

## （三）外感风湿引动内热（湿热搏结）

《素问·玉机真藏论》："帝曰：夏脉太过与不及，其病皆如何？岐伯曰：太过则令人身热而肤痛，为浸淫。"夏脉者，心火也，心火炽盛，则令人身热肤痛，发为浸淫。后世医家在此基础上，提出湿疹为脏腑有热，复值风湿之邪客于肌腠，湿热相搏，发于肤表而为病。隋代巢元方在《诸病源候论·小儿杂病诸候》中记载："小儿五脏有热，熏发皮肤，外为风湿所折，湿热相搏身体，其疮初生甚小，后有浓汁，浸淫渐大，故谓之浸淫疮也。"宋代《太平圣惠方·治小儿浸淫疮诸方》中也有相同论述。

## （四）外感风湿搏于血气（气血凝滞）

亦有医家认为，风湿邪气侵犯肌肤，搏于血气，以致气血凝滞，进而产生此疾。如《诸病源候论·疮病诸候》中提到："癌疮者，由肤腠虚，风湿之气，折于血气，结聚所生。"明代申斗垣《外科启玄·血风疮》亦有"此疮多在两小腿里外臁，上至膝，下至踝骨，乃血受风邪而生也"的记载，认为血风疮因感受风邪，风血相搏而生。

## 四、湿疹与气血

六淫邪气致病，与个体情况有很大的关系。"邪之所凑，其气必虚"，意思就是说机体的气血阴阳等方面功能失常，同样是发病的主要原因。

## （一）气

气，指人体之气，是构成人体和维持人体生命活动最基本的物质。既是人体赖以生成的物质，又是脏腑组织功能活动的总称。气有两种形式：一是聚而成形的，如脏腑、形体的。二是无形的，呈弥漫状态，在体内流动不息，如体内的宗气和元气等。气是一种物质，具有运动的属性。气的不同运动形式，体现了各种不同的生理功能，人体脏腑组织的生理功能就是气的功能表现。人体之气，来源于父母的先天之精气，饮食物中的水谷精气和存在于自然界的清气。通过肺、脾、胃和肾等脏腑生理功能的综合作用而生成。

### 1. 气的生理功能

推动作用：气的推动作用是指气具有激发和促进作用，能促进人的生长、发育、生殖以及各个脏器、经络等组织器官的生理功能，推动血液的运行和生成。所以，气的推动激发作用好，机体生理功能就正常；气的推

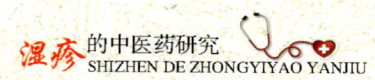

动作用弱，就会出现生长发育迟缓、早衰等脏腑经络功能减弱、血行瘀滞、水湿停聚、浮肿等异常现象。

温煦作用：温煦作用是指气通过气化产生热量，使人温暖，祛除寒湿，气的温煦作用好，就能使人保持体温恒定；若温煦作用减弱，就会出现四肢怕冷，脏腑功能减弱，血液的运行和津液的输布功能都会受影响，机体失于温煦之寒象。

防御作用：防御作用是指气有护卫全身肌表，防御外邪入侵的作用"正气存内，邪不可干"。若气的防御作用减弱，人体的抗病能力就下降，容易招致各种疾病的侵袭，人体出现亚健康现象也是气的防御作用明显低下的表现。

固摄作用：气的固摄作用主要体现在对血、津液等液态物质，具有防止其无故流失和对脏器位置的固护作用。具体表现在：固摄汗液、尿液、唾液、胃液、肠液、血液、精液等，控制分泌和排泄，不使其无故流失；固护人体内各脏器不移位，不下垂。若气的固摄作用减弱，就会造成出血、自汗、尿失禁、流涎、泛吐清水、腹泻、滑精、早泄、崩漏、带下以及胃、肾、子宫下垂、脱肛等。固摄与推动相互作用，共同控制和调节机体内液态物质的正常运行，分泌和排泄。

气化作用：气化主要是指通过气的运动产生的各种生理效应。如将食物转化为水谷精微，然后再化生为气、血、津液等。津液经过代谢，化生为汗液和尿液；饮食经过消化吸收后，其残渣转化为糟粕等，都是气化作用的具体表现。如气化作用减弱就会影响到气、血、津液的代谢，食物的消化吸收、汗液、尿液和粪便等的排泄，人的代谢功能就会变得不正常。

**2. 气的运动**

气的运动称为气机。气的运动形式多种多样，但在理论上可归纳为升、降、出、入四种基本形式。气的升、降、出、入运动推动和激发着人体的各种生理功能，而且在脏腑、经络等组织器官的生理活动中，得到具体体现。如肺主出气，肾主纳气，肝主升发，肺主肃降，脾主升清，胃主降浊，各脏腑之间的生理活动，都是依据不同的气机运动完成的，由此构成机体正常的生理活动，维持着生命活动的正常进行。升与降、出与入是相互作用，相反相成，共同完成人体内部及其外界环境之间的气化过程。升阳，降阴，吐故，纳新构成生命活动的基本过程，是生命规律的高度概括。

### 3. 气的分布与分类

人体之气循行于全身，无处不在。根据气的三要组成部分，分布的部位和功能特点不同，而有各种不同的名称，主要有以下几种。

元气：元气又名"真气"，是人体最基本、最重要的气，是人体生命活动的原动力。生成与分布：元气是由肾所藏的先天之精化生而成，通过三焦运行全身，内至脏腑，外达肌肤腠理，无处不在。主要功能：推动人体生长发育，温煦和激发各个脏腑、经络等组织器官的生理功能。元气充沛，生命活动就旺盛，元气虚弱，机体就容易产生各种疾病。

宗气：宗气是积于胸中之气，属后天之气，中气在胸中聚积之处，称为"气海"，又名"膻中"。宗气是肺吸入的清气和脾胃从饮食物中运化而来的水谷精气相互结合化生而成的。宗气聚集在胸中，贯注于心肺之脉，上出于肺，沿咽喉循行，下蓄于丹田，沿足阳明经循于足部。主要功能：一是走息道以司呼吸，故语言声音、呼吸的强弱与宗气有关，所以一般声音洪亮的人，都被称为宗气足。二是贯心脉以行气血。故肢体的温度和活动能力，听力、视力，心脏的搏动节律是否正常均与宗气有关。

营气：营气是与脉中而具有营养作用之气，因富有营养在脉中运行不息，故称为营气。营气与血有密切关系，故又称营血，营气与卫气相对为阴，故又称"营阴"。营气主要来自脾胃运化的水谷精气中最富有营养的精华部分化生而成的。充盈在血脉之中，成为血液的组成部分，循脉上下，营运全身。主要功能：一是化生成血液，二是营养全身，为脏腑经络等全身器官生理功能活动提供营养物质。

卫气：卫气是具有防御作用而行于脉外之气。卫气与营气相对而言，属阳，故又称"卫阳"。生成和分布：卫气主要是由水谷精气所化生，卫气

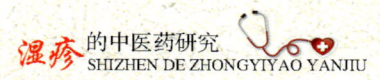

与营气相偕而行，卫气经肺的宣发，行于经脉之外，皮肤、肌肉之间，散布于胸腹。主要功能：一是防御作用，护卫肌表，抵抗外来的邪气，使之不能侵入人体；二是温煦作用，保持人体体温恒定，是气温煦作用的具体表现；三是调节肌腠的开合，汗液的排泄，以维持人体体温的恒定和内环境的平衡。当卫气不足时，人的肌表的防御作用减弱，机体就容易受外邪侵袭，出现自汗等病变。

### 4. 常见气的病变引起的皮肤症状

气虚是由脾虚湿盛或脾气虚导致卫气生成不足，表虚不耐风邪，则易诱发湿疹。宋代《圣济总录纂要·风瘙痒》指出："风瘙痒者，表虚卫气不足，风邪乘之，血脉留滞，中外鼓作，变而生热，热即瘙痒，久不瘥，淫邪散溢，搔之则成疮。"《灵枢·刺节真邪》中云："邪气之中人也……其入深，搏于皮肤之间，其气外发，腠理开，毫毛摇，气往来行，则为痒。"卫气与邪气搏于皮肤之间，卫行紊乱导致痒的发生。卫气白天行于阳，夜晚行于阴。白天卫气与邪气抗争于体表，痛比痒更明显。夜晚卫气行于内，体表邪气盛，则痒更显著，这也是湿疹患者夜晚痒感加重的原因。

阳气虚则表现为畏寒怕冷、头晕目眩、四肢不温、语言低微、面色㿠白、自汗少气、食少纳呆等，湿疹中常见于长期慢性疾病者，皮肤颜色多变浅淡或正常，红肿不显著，皮损多平坦或凹陷，或呈萎缩状。局部皮温降低，或有酸麻感。

### （二）血

血，即血液，是循行于脉中富有营养的红色液态物质，是构成人体和维持人体生命活动的基本物质之一，必须在脉管内有规律地循行，才能充分发挥营养和滋润的生理功能。血主要由营气和津液所组成。营气和津液都来自脾胃运化而生成的水谷精微，所以说脾胃是气血生化之源。人们吃入的食物是由胃腐熟和脾的运化成为水谷精微，然后再经脾的升清输布至肺，与肺吸入的清气相结合，再经过肺的气化作用注入脉中化为血液。

### 1. 血的生理功能

营养滋润全身：全身脏腑、器官组织只有得到血液的濡养，才能维持正常的生理功能。如"肝受血而能视，足受血而能步，掌受血而能握，指受血而能摄"等。血的营养滋润作用好，人就显得面色红润，肌肉丰满壮实，皮肤和毛发滋润有华，人的感觉和运动灵活自如，显得精神饱满，十分健康。血虚就会出现头昏目眩，面色苍白、微黄，毛发干枯，肌肤干燥，肢端或肢体麻木，行动迟缓等。

神志活动的物质基础：血足能充养脏腑、器官，人的精力充沛，神志清晰，思维敏捷，感觉灵敏，活动自如。血虚则精神衰退、多梦、健忘、失眠，严重血虚者还可导致神志恍惚、惊悸不定、昏迷或神志失常。

### 2. 血的运行

血在脉管中运行不息，流布全身。血要正常运行必须具备两个条件。一是脉管系统保持完整性和通畅；二是全身各脏腑发挥正常的生理功能，尤其是心、肺、肝、脾四脏的功能特别重要。心气是推动血液运行的主要动力。

如心主血脉，心脏的功能正常才能很好地将血推动在脉中循行，然后将血送至全身，发挥濡养作用。肺朝百脉和主宗气，肺的功能正常，能调节全身的气机，辅助心脏，推动和调节血液的运行。脾主统血，脾的健运，可以统摄全身血液不外逸；肝主藏血，肝有藏血和调节血流量的功能，肝的功能正常，对血液的运行将起到主要作用。四个脏器的功能互相协调平衡，维持着血液的正常运行，如心、肝、脾、肺有不同的功能异常，就会出现血液流速减慢、血瘀、出血等不正常现象。

### 3. 常见血的病变引起的皮肤症状

皮肤自觉麻木、微痒、皮损色淡而不鲜艳，或伴有面色苍白或萎黄、黏膜干涩，在慢性湿疹的治疗中常见。

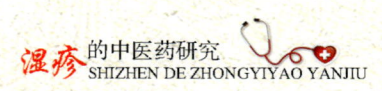

**（1）血虚、血燥和湿疹**

血虚指血液亏虚，不能濡养脏腑、经络、组织的病理现象。导致血虚的原因，一是血液耗损过多，新血未及时补充，多见于久病、阴血暗耗等；二是血液生化不足，多见于脾胃运化功能减退等。血虚日久，阴液耗伤，可生风化燥。血虚者临床多表现为面色苍白，唇色、爪甲淡白无华，失眠多梦，头发枯焦，大便燥结，或妇女月经量少、色淡、延期，脉细无力等。阴血不足，失于濡养，可见皮肤干涩粗糙或脱屑、瘙痒。湿疹急性期，热邪容易伤阴耗血；使用清热利湿，清热解毒，过度燥湿之剂，也可引起阴血不足；过度瘙痒，夜间不能入眠，也可引起阴血暗耗，促使急性湿疹转化为慢性，多表现为渗出减少，出现结痂、鳞屑、皮肤粗糙、皲裂等，属血虚、血燥生风所致。《诸病源候论·疮病诸候》云："若湿气少风气多者，其则干燥，但痒，搔之白屑出……"清代邹岳《外科真诠》记载："无故掌心燥痒起皮，甚枯裂微痛者，名掌心风，由脾胃有热，血燥生风，不能荣养肌肤而成。"

**（2）血热和湿疹**

血热，即血分有热。是指热入血分，致使血行加速的病理状态。血热的形成，一是外感热邪，或感受他邪化热，传入血分；二是情志过激，气郁化火，或过食辛辣燥热之品，火热内生，侵扰血分。其临床多表现为心烦、口渴、失眠，或见各种出血症，或斑疹显露、舌绛、脉数等。血热证多见于急性湿疹。急性湿疹是发生于表皮及真皮浅层的急性炎症，临床多表现为红斑、丘疹、疹痒剧烈，与血热蕴阻肌肤有关。血热盛，则患处灼热瘙痒难耐，热甚损伤脉络则脉络扩张而见丘疹赤红，津液妄行则皮损浸淫渗出，搔抓不止，热毒胶结，则出现局部浸渍糜烂，临床表现为局部瘙痒难耐，皮肤渗出糜烂，皮损鲜红。清代高秉钧《疡科心得集·卷下·辨诸疡总论》云："诸痛痒疮，皆属于心。诸湿肿满，皆属于脾。心主血，脾主肉，血热而肉湿，湿热相合，浸淫不体，溃败肌肤，而诸疮生矣。"隋代《诸病源候论·浸淫疮候》记载："浸淫疮，是心家有风热，发于肌肤。初生甚小，先痒后痛而成疮，汁出浸渍肌肉，浸淫斩阔乃遍体……"均说明心火血热是湿疹发作的重要病机。

**（3）血寒和湿疹**

血寒证，即血因寒而滞的病证，多因中阳不足，外感寒邪或服寒冷药过早，抑遏机体阳气，寒凝而血行不利，使寒邪与血搏结成瘀。清代钱秀昌《伤科补要·卷二·受伤着寒及怀孕而伤》曰："血得寒而凝结，寒得血而入深。"其临床表现，如清代程杏轩《医述·卷六·杂证汇参·血证》所述："血寒者，其证麻木痿软，皮肤不泽，手足清冷，心腹怕寒，腹有块痛，得热则止，女子则月事后期而至，脉细而缓。"治疗上，《灵枢·禁服》曰："血寒，故宜灸之。"《灵枢·阴阳二十五人》曰："凝涩者，致气以温之，血和乃止。"《素问·调经论》曰："血气者，喜温而恶寒，寒则泣不能流，温则消而去之。"该证多由患者禀赋不耐，素体阳虚而来，若肾阳虚则温煦失职，阴寒内生，气化无力，水饮自生；或过用寒凉，或嗜食生冷，损伤脾阳，脾阳虚则运化失调，水湿内生。若复感风寒之邪，客于肌肤，为寒所郁，外不宣透，阻滞脉络，寒湿相兼则可为寒湿证，常见冬季复发或加重。且寒、湿皆为阴邪，可以耗损脾肾阳气，易使病程缠绵不愈发展为慢性湿疹，表现为皮疹增厚浸润，颜色暗红或灰褐色，表面粗糙，覆盖少许细碎鳞屑，常因搔抓而呈苔藓样变，或因抓破而结痂；或素体阳虚，正气不足，或初期一味地内服大量寒凉克伐药物，常使正气内伤，气血凝滞而毒聚不散，表现为红斑、丘疹、渗液、结痂，颜色暗淡，多发于下肢，渗出不多，瘙痒，常冬重夏轻，伴有畏寒肢冷，便溏，舌淡苔白或微腻，脉沉细或细滑。

**（4）血瘀和湿疹**

血瘀证，即血行不畅，停而为瘀，阻滞经络，使气机不能畅达，气血不能濡养，故而为病。血瘀常因久病病邪入络脉，脏腑功能失调，以致邪气内蕴，气血失和，毒邪蕴结，瘀血阻络发于肌肤所致。慢性湿疹其临床表现为病情迁延，反复的炎症损伤，导致气血运行受阻，可见皮损粗糙，肥厚浸润，

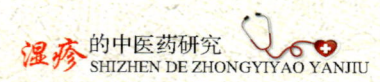
或呈苔藓样变、颜色暗红等，亦可见肌肤甲错，皮下紫斑，瘙痒部位固定等，舌质紫黯，脉细涩。故宋代陈自明《妇人良方大全》中提出"活血止痒，血行风自灭"，便是指出慢性湿疹久病致瘀，当活血散瘀方可止痒消疹。

## 五、湿疹与五脏

### （一）心与湿疹的关系

中医认为：心为君主之官、五脏六腑之大主、精神之所舍，心主血脉、主神志。《素问·至真要大论》云"诸痛痒疮，皆属于心"，这是中医最早对疮疡病因、病机的认识。《诸病源候论·浸淫疮候》的"粟疮作痒，属心火内郁，外感风邪"，指出了湿疮的发病是由于内有心火，外有风邪所致。《素问·玉机真藏论》中"黄帝曰：夏脉太过与不及，其病皆如何？岐伯曰：太过则令人身热而肤痛，为浸淫"，指出了皮肤疮疡的发病缘于心火太过，浸淫于肌肤造成的。金元四大家的刘元素认为"诸痛痒疮，皆属于心火"，着重指出了心火与痒疮的关系。《证治准绳》："心有风热，生浸淫疮遍体"，指出皮肤瘙痒、浸淫疮的发病与心火有关。"皮者脉之部也"，心和脉直接相连，互相沟通，生理状况下心气推动血液在脉中流动，血的运行靠心气推动；心气将水谷精微通过汗的形式来营养肌肤、腠里，也将机体的代谢产物通过汗的形式排出体外。此外，心主神志的功能失调与湿疹皮肤瘙痒的发病息息相关，瘙痒是湿疹的主要症状，而瘙痒、疼痛等感觉均由心之神明所感知。心为神之所，是精神活动的发源地，承担着身体内、外的感觉活动。湿疹虽然是表现于外的皮肤疾患，但其发病反映了心的部分生理、病理功能。心的功能失调在湿疹的发病中具有重要意义，心火是湿疹发病的病因之一，血脉失调是其发病的前提，心神失养是其瘙痒的重要病机，这三者贯穿于整个湿疹的发病过程。因此，在湿疹的辨治过程中，要应用清心解毒、养血止痒的药物，改善皮损，调整全身情况，达到解毒、止痒的目的。

## （二）脾与湿疹的关系

湿疹发病中"湿邪"是贯穿始末的关键致病因素，也是湿疹反复发作、缠绵难愈的根源所在，而湿邪的产生与脾密切相关。脾主运化、主四肢肌肉，为气血生化之源。脾运化功能正常，水谷精微上承，湿气方能运化。如脾气亏虚，或饮食不节，伤及脾脏，或木旺克脾土，使脾失健运，水湿内停，蕴于肌肤，浸淫不止，导致湿疮反复；湿邪蕴久，郁而化热，则皮损红肿、瘙痒不休。高锦庭在《疡科心得集·辨诸疮总论》中云："诸痛痒疮，皆属于心；诸湿肿满，皆属于脾。心主血，脾主肉，血热而肉湿，湿热相合，浸淫不休，溃败肌扶，而诸疮生矣"，指出了湿疮的发病与心火、脾湿的关系。另外，《秘传眼科龙木论》中"风赤生于脾脏家，疮生面睑似朱砂，乌珠洁净未为事"指出眼睑湿疹是脾经风热所致。脾胃为后天之本，百病皆由脾胃生，若素体禀赋差异，食物不能耐受，加之饮食不节，恣食肥甘，导致脾失健运，湿邪内生，遇上体内有热之人，湿热交织，蕴于肌肤则生湿疮。《疡科心得集》："湿毒疮此因脾胃亏损，湿热下注，以致肌肉不仁而成。"所以脾与湿邪的产生关系密切，治疗湿疹健脾除湿是关键，只有脾胃运化功能正常，湿邪得除，湿疹易治，在湿疹治疗中要时时考虑健脾气、除湿邪、安肌肤。

## （三）肝与湿疹的关系

肝主疏泄、藏血、主升、主动，肝为刚脏，舒通一身气机，使气机疏通、畅达、升发，调和气血，通利经络。肝为人体气机调节的枢纽，气机升降正常，脏腑器官的活动维持正常。《读医随笔》云："肝者，贯阴阳，统血气，居贞元之间，握升降之枢者也，世谓脾为升降之本，非也，脾者，升降所由之径，肝者，升降发始之根也。"脾的运化功能，肺的宣发、肃降功能，胃受纳水谷功能，都依赖肝主疏泄、调畅气机的功能。肝属木、脾

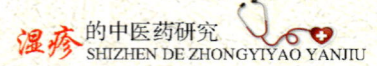

属土，肝火太旺克脾土，致使脾失健运，水湿内生，浸淫肌肤而致湿疮。如《医宗金鉴·血风疮》指出："浸淫疮此证由肝、脾二经湿热，外受风邪，致遍身生疮。"此外，肝主藏血，肝阴不足，血不营肤，血虚风燥，肌肤失养，见皮损干燥、肥厚、瘙痒。《丹溪心法》："诸痒为虚，血不荣于肌腠，所以痒也。"一些湿疹长期的瘙痒、反复地搔抓易致情志失调引起肝失疏泄，气郁不畅，肝气不舒，横逆犯脾，脾虚不运，气血化生不足，导致肝血不足，病久化火损伤阴血，不能外达濡养肌肤，二者相互影响。大量研究表明，心理因素对于慢性湿疹的发生、发展以及预后具有重要影响，特别是抑郁、焦虑等情绪因素，极容易引起慢性湿疹反复发作。

### （四）肺与湿疹的关系

肺主气，司呼吸，主宣发、肃降，主皮毛。《素问·五脏生成》："诸气者，皆属于肺。"肺主气的功能对机体气机运行、水液代谢起着重要的调节作用。肺主治节、朝百脉，助心行血，只有肺主治节的功能正常，气血才能在血脉中正常运行，各脏腑组织才能得其温养。肺对水液的输布与排泄，依靠肺气的宣发、肃降来完成；如果肺的宣发与肃降功能受损，水液代谢功能紊乱，就会水湿内盛，浸淫肌肤，发生湿疮。肺主皮毛，肺气布散卫气运行于体表，固护机体、抵御外邪，皮毛靠肺输布卫气温养才能保持腠理功能正常；肺对皮肤的影响是通过肺的宣发功能以及调节营卫的功能来维护皮肤的疏泄与润泽作用的。皮毛通过其作为"玄府"作用，辅助肺调节水液代谢和体温。《明医指掌·咳嗽论》："夫肺居至高之上，主持诸气……外主皮毛，司腠理开合，卫护一身。"因此，肺与湿疹的发病也相关。

### （五）肾与湿疹的关系

肾主藏精，主水液，主纳气，为人体脏腑阴阳之本。藏精者，五脏之精生于斯而复长于斯，肾之藏精即是五脏四肢百骸肌肤皮毛生长之源，同时脏腑气盛亦反濡养之。若五脏功能受损，则久必及肾。故《折肱漫录》说："脾胃肾湿热盛，则克伤肾水。"湿邪久踞脾胃，日久化热耗损肾阴，津精不足，失于濡养，皮毛不荣，则使湿疹瘙痒进一步加重，可表现为皮疹泛发全身，其中以肘窝、腘窝为甚，局部局限性肥厚与轻度糜烂渗出交替出现，丘疹扁平或高处皮面，瘙痒剧烈至搔抓不止，皮肤干燥而似皮革，纹理加深，肤色苍白或暗红。故肾在湿疹的传变中也起到了重要作用。

小儿脏腑娇弱，五脏六腑，成而未全，全而未壮，稚阴未充，稚阳未长，而其关键，是肾气未充，阴精不足，因为"肾为五脏六腑之大主"，其他脏腑没有得到肾精气的充实，所以均显得柔弱，容易引起经络、津液运行变化而导致湿疹。另外，"肾者主水，受五脏六腑之精而调之"，肾为水脏，肾气本身不足，容易导致水湿运行障碍。湿疹的治疗关键，必须紧紧抓住"湿"这个本质，湿的产生、输布、排泄等和肾气密切相关。临床上，对于慢性湿疹的缓解期，往往需要"补肾健脾"，才能截断病源，避免复发。

（彭长恩）

---

### 参考资料

［1］张学军. 皮肤性病学［M］. 北京：人民卫生出版社，2013.

［2］赵辩. 中国临床皮肤病学［M］. 南京：江苏科学技术出版社，2010.

［3］杨志波，周小勇. 湿疹中西医诊疗指南［M］. 北京：人民军医出版社，2011.

［4］顾伯华. 实用中医外科学［M］. 上海：上海科学技术出版社，1995.

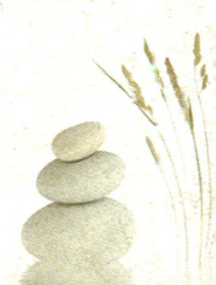

第二章

湿疹的临床表现及西医诊断

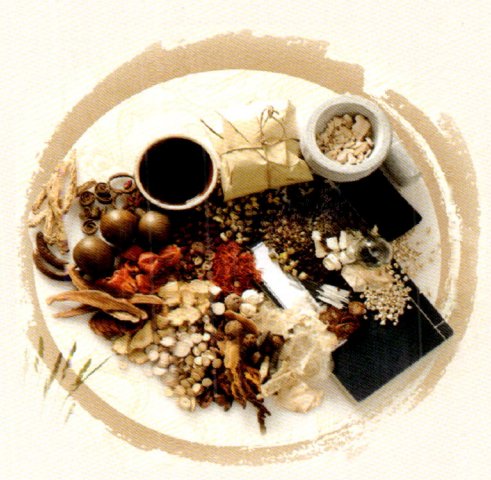

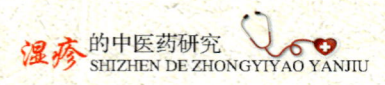

# 一、湿疹的症状体征

瘙痒（itching）：是皮肤病常见的一种自觉症状。目前临床上多用视觉模拟评分法（visual analogue scale，简称 VAS）来判定患者瘙痒程度。VAS 法以往多用于类风湿病患者及麻醉时疼痛程度的评价。近年来，山田等将其引入皮肤科领域，用于评价特应性皮炎及其他皮肤疾患的瘙痒程度。VAS 是一个类似尺子的测量工具，尺子的正面从左至右涂有由淡到浓的颜色，尺子的左端表示无瘙痒，右端表示剧烈瘙痒、无法入睡，中间表示不同程度的瘙痒。尺子的反面与正面相对应部位标有 0~10 的刻度，"0" 表示无瘙痒，"10" 表示剧烈瘙痒、无法入睡，中间亦表示有不同程度的瘙痒。测定时，让患者指定自己认为瘙痒程度在尺子正面上所处的位置，医生则可读取、记录患者所指定位置尺子反面的相应刻度，此刻度即为该患者的瘙痒记分（itching score，IS），定期测定 IS 以比较治疗期间瘙痒程度的变化，群体研究时则取平均数进行统计学分析。

红斑（erythema）：是皮肤局限性的颜色改变，与周围皮肤平齐，大小不一，形态不规则，直径一般小于 2 cm。直径达到或超过 2 cm 时，称为斑片（图 2-1）。湿疹临床表现的红斑是由局部真皮毛细血管扩张、充血所致，称为炎症性红斑。临床上根据红斑的严重度以 0~3 分计分，0＝无，1＝轻，2＝中，3＝重。各种症状分值之间可记半级分，即 0.5 分。

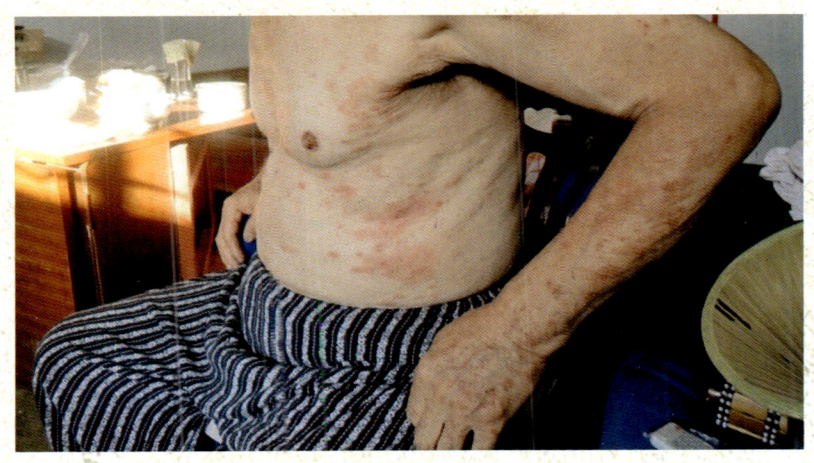

图 2-1　躯干红斑

丘疹（papules）：是局限性、实质性、直径小于 1 cm 的表浅隆起性皮损（图 2-2），可由炎细胞浸润引起。临床上根据丘疹的严重度以 0~3 分计分，0＝无，1＝轻，2＝中，3＝重。各种症状分值之间可直接记 0.5 分。

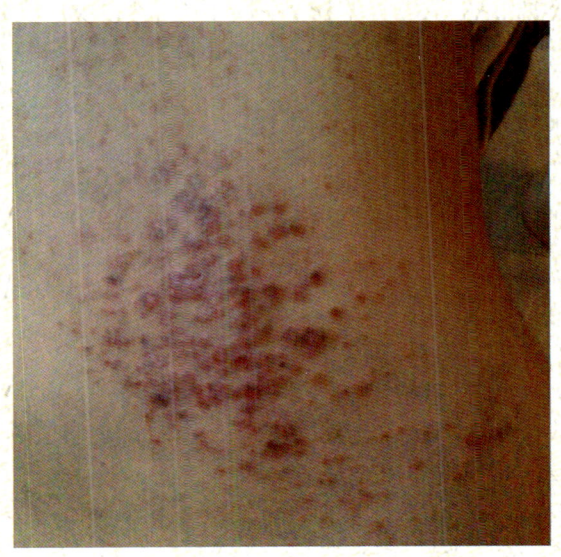

图 2-2　丘疹

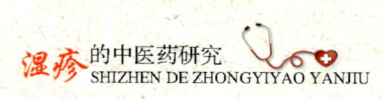

水疱（vesicles）：是局限性、隆起性、内含液体的腔隙性皮损，直径一般小于 1 cm（图 2-3），大于 1 cm 者称大疱，内容物含血液者称血疱。

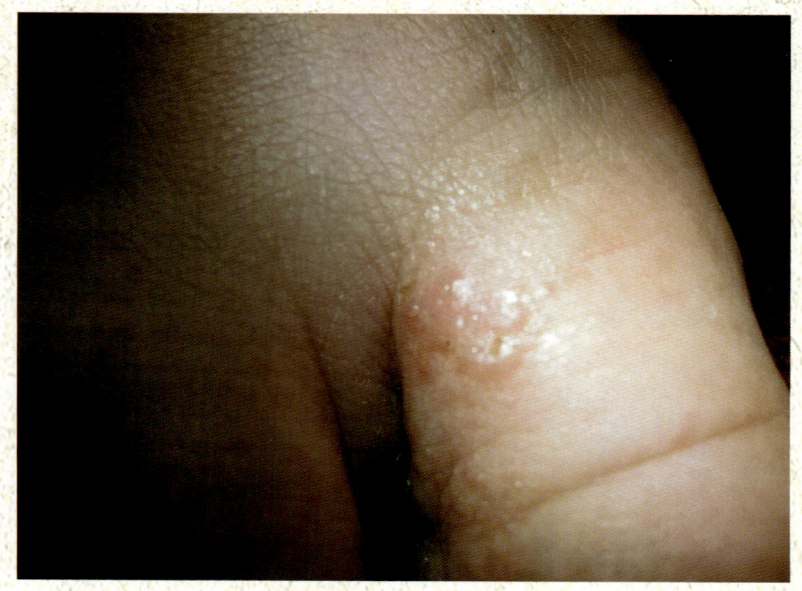

图 2-3　水疱

苔藓样变（lichenification）：是因反复搔抓、不断摩擦导致的皮肤局限性粗糙肥厚，表现为皮嵴隆起，皮沟加深，皮损界限清楚（图 2-4），常伴剧痒。临床上根据苔藓化的严重度以 0~3 分计分，0=无，1=轻，2=中，3=重。各种症状分值之间可记 0.5 分。

表皮剥脱（epidermolysis）：也称抓痕，是线状或点状的表皮或深达真皮浅层的剥脱性缺损，其表面可有渗出、血痂或脱屑（图 2-5）。临床上根据表皮剥脱的严重度以 0~3 分计分，0=无，1=轻，2=中，3=重。各种症状分值之间可记 0.5 分。

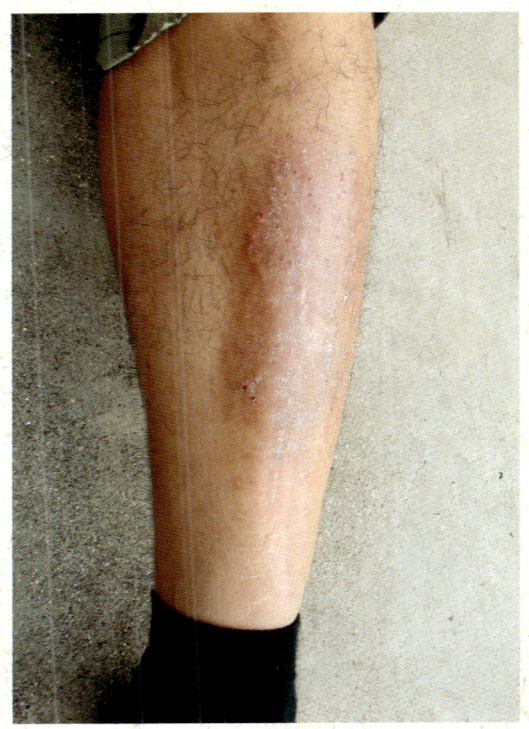

图 2-4　苔藓样变

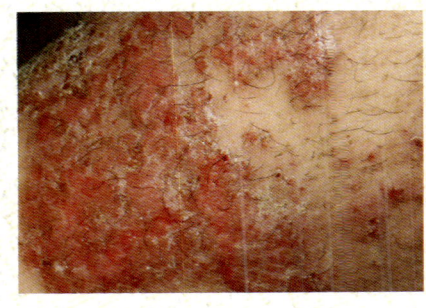

（1）

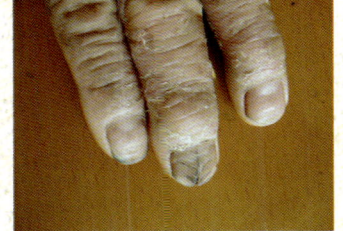

（2）

图 2-5　表皮剥脱

025

临床表现面积大小评分：①将全身分为四个部位，即：头/颈（H）、上肢（UL）、躯干（T）、下肢（LL）。上肢包括腋外侧和手。躯干包括腋中部和腹股沟部。下肢包括臀和足部。②皮损面积大小计算用患者手掌为1%估算，易于掌握。但在记分时需按中国新九分法换算成所占该部位的比例计分。③皮损面积占各部位面积的比例分值为0～6，即：0为无皮疹，1为<10%，2为10%～19%，3为20%～49%，4为50%～69%，5为70%～89%，6为90%～100%。

根据湿疹的症状体征、皮损面积和各部位面积比例形成皮损症状严重程度总评分（即EASI），以方便对疾病的描述。如8岁以上患者，头/颈部为（$E+I+Ex+L$）×面积×0.1，上肢为（$E+I+Ex+L$）×面积×0.2，躯干为（$E+I+Ex+L$）×面积×0.3，下肢为（$E+I+Ex+L$）×面积×0.4。如0～7岁患儿，则头/颈部为（$E+I+Ex+L$）×面积×0.2，下肢为（$E+I+Ex+L$）×面积×0.3，其中$E$为红斑，$I$为丘疹或硬肿，$Ex$为表皮剥脱，$L$为苔藓化，每一项分4级，即：0=无，1=轻，2=中，3=重。各部位分值相加即为EASI皮损症状严重程度的总分。

## 二 疾病病名

### （一）国际学术界对湿疹的命名方式

根据虞瑞尧、孔令占《皮类湿疹诊治彩色图谱》，整理如下：

**1. 以病期命名**

分急性湿疹（acute eczema）、亚急性湿疹（subacute eczema）、慢性湿疹（chronic eczema）、复出性湿疹（eczema redivans）。

**2. 以年龄命名**

分儿童湿疹（childhood eczema）、婴儿湿疹（infantile eczema）。

**3. 以部位命名**

分肛门湿疹（aral eczema）、联接处湿疹（articulorum eczema）、乳房湿

疹（breast eczema）、头皮湿疹（capitis eczema）、回肠造口术周围湿疹（circumileostomy eczema）、耳廓湿疹（eczemaear）、肢体湿疹（extremity eczema）、须部湿疹（barbae eczema）、颈部湿疹（neck eczema）、屈位湿疹（flexural eczema）、全身性湿疹（geneval eczema）、手部湿疹（hands eczema）、眼睑湿疹（eyelid eczema）、躯干湿疹（trunk eczema）、面部湿疹（face eczema）、阴囊湿疹（scrotum eczema）、女阴湿疹（valva eczema）。

### 4. 以损害形态命名

分潮湿性湿疹（humidum eczema）、干性湿疹（dry eczema）、湿性湿疹（moist eczema）、钱币状湿疹（nummular eczema）、圆形湿疹（orbicular eczema）、丘疹性湿疹（eczema papulosum）、轮廓形湿疹（eczema marginatum）、脱毛性湿疹（eczema epizootica）、裂隙性湿疹（cvackled eczema）、出汗不良性湿疹（dyshidrotic eczema）、多汗性湿疹（eczema sudorale）、剥脱性湿疹（eczema exforiativum）、裂纹性湿疹（eczema fissum）、干燥性湿疹（xerotic eczema）、鳞屑性湿疹（eczema squamosum）、郁积性湿疹（stasis eczema）、须疮样湿疹（eczema sycosforme）、线状湿疹（linear eczema）。

### 5. 以皮损损害命名

分胼胝性湿疹（tyloticum eczema）、结痂性湿疹（eczema crustosum）、红皮病性湿疹（eczema erythroderma）、静脉曲张性湿疹（eczema varicose）、疣状湿疹（eczema verrucosum）、水疱性湿疹（eczema vesiculosum）、水疱大疱性手部湿疹（vesiculobullous hand eczema）、慢性水疱大疱性手部湿疹（chronic vesiculobullous hand eczema）、疱疹样湿疹（eczema herperticum）、肥大性湿疹（hypertrophic eczema）、坠积性湿疹（hypostatic eczema）、脓疱病样湿疹（eczcma impetiginosum）、擦烂性湿疹（eczema intertrigo）、角化性湿疹（keratotic eczema）、苔藓样湿疹（eczema lichenoides）、痒疹性光激性湿疹（eczema photogelicum pruriginosum）、脓疱性湿疹（eczema pustulosum）、皲裂性湿疹（eczema rhagadiforme）、红湿疹（eczema rubum）、硬化性湿疹（eczema sclerosum）、脂溢性湿疹（seborrheic eczema）。

### 6. 以病因命名

分变应性湿疹（allergic eczema）、皮脂缺乏性湿疹（astesatotic eczema）、特应性湿疹（atopic eczema）、自身敏感性湿疹（autosensitization eczema）、接触性湿疹（contact eczema）、日光性湿疹（solar eczema）、光敏性湿疹（eczema photosensitivity）、营养缺乏性湿疹（eczema nutritimal deficiency）、神经性湿疹（eczema neuroticum）、种痘性湿疹（eczema vaccination）、微生物性湿疹（microbic eczema）、应力性湿疹（eczema stress）、柯萨奇湿疹（Coxsackium eczema）、糖尿病性湿疹（eczema diabeticorum）、寄生虫性湿疹（eczema parasiticum）、刺激性手部湿疹（irritant hand eczema）。

### 7. 以职业命名

分面包师湿疹（baker's eczema）、理发师湿疹（barber eczema）、主妇湿疹（housewife eczema）、摄影师湿疹（photographer's eczema）。

## （二）多数专家倾向的湿疹分类

国内外多数专家将湿疹按照病情轻重缓急分为急性、亚急性、慢性三种。也有少数专家认为，亚急性是急性和慢性之间的过渡期，不必要划分。

### 1. 急性湿疹

急性湿疹，在病程的早期或急性加重期，病变区域可有显著的红斑水肿，皮疹颜色鲜红，表面有粟粒大的丘疹、丘疱疹或水疱，群集分布，边缘弥漫不清。由于搔抓，丘疹、丘疱疹或水疱顶端抓破后呈明显点状渗出及小糜烂面，并有淡黄色浆液渗出，浆液干燥后形成痂、屑。皮疹可局限于肢体的某一部位，也可泛发，多呈对称性分布，自觉瘙痒或灼热感（图2-6）。

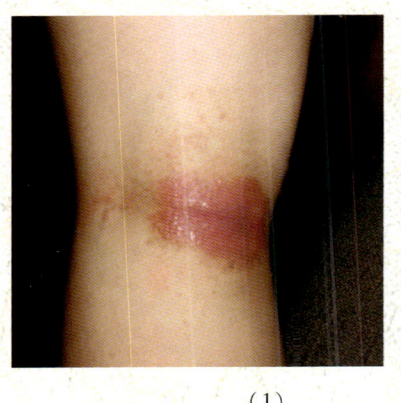　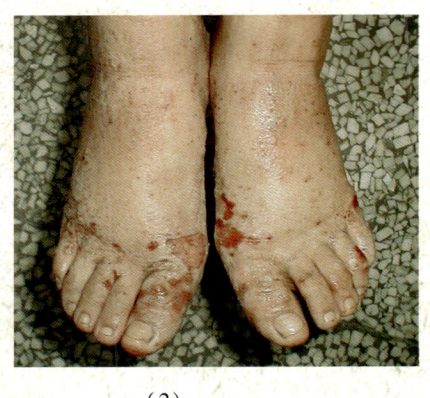

（1）　　　　　　　　　　　　　（2）

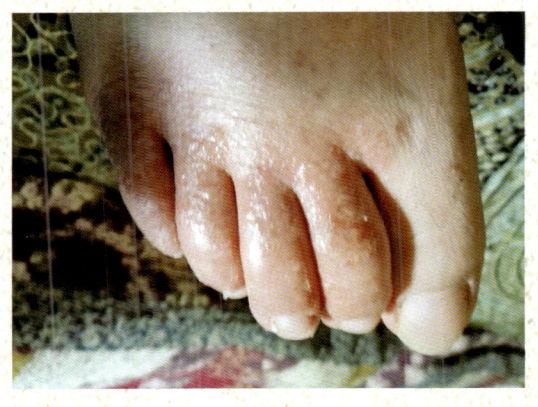

（3）

图 2-6　急性湿疹

## 2. 亚急性湿疹

　　亚急性湿疹，常是急性湿疹缓解的过程或是向慢性期过渡的表现。皮损表现以小丘疹、鳞屑和结痂为三，仅有少量丘疱疹或小水疱及糜烂，皮疹色泽变为暗红色，可有轻度浸润。皮损边缘较清楚，皮疹也从全身开始逐渐局限化。自觉症状为阵发性剧痒。亚急性期皮疹如遇新的刺激或处理不当可呈急性发作，转化为急性湿疹，经久不愈则发展为慢性湿疹（图 2-7）。

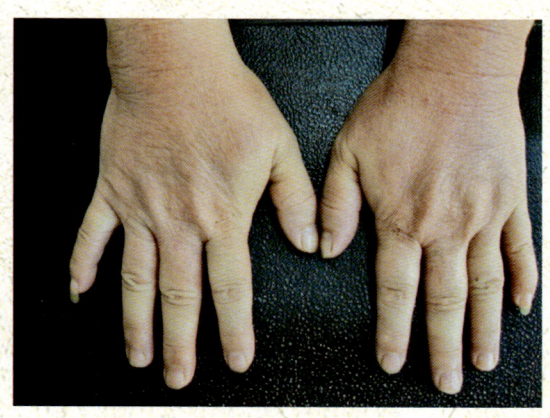

图 2-7　亚急性湿疹

### 3. 慢性湿疹

慢性湿疹，常由急性湿疹和亚急期湿疹反复发作、迁延不愈转化而来，亦可一开始即呈现慢性炎症。皮疹完全局限，边缘清楚，颜色为棕红或暗红色，皮疹形态以浸润性、苔藓样斑块为主，可有抓痕、血痂、色素沉着或色素减退，外周可散在丘疹、丘疱疹。自觉症状亦为明显瘙痒，常呈阵发性。慢性湿疹如过度刺激或处理不当也可急性发作（图2-8）。

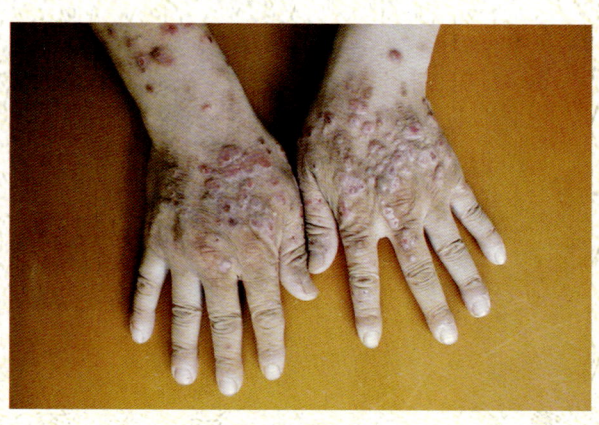

图 2-8　慢性湿疹

### （三）按病变部位分类

按部位分类湿疹的方法，仅仅是根据发病部位的不同，给湿疹分别取名而已，临床还是需要根据病情，按照急性、亚急性、慢性进行分类，以便治疗。

#### 1. 耳部湿疹

耳部湿疹多发生于耳后皱襞处，表现为红斑、渗液，有皲裂和结痂。有时呈脂溢性（图2-9），常两侧对称分布。外耳道湿疹可由污染的真菌刺激引起，或由于中耳炎引起的继发性感染性湿疹。

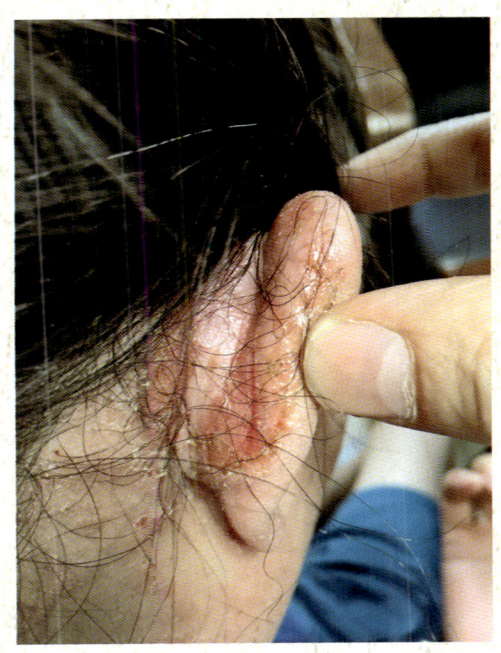

图 2-9　耳部湿疹

#### 2. 乳房湿疹

乳房湿疹多见于哺乳期妇女。好发于乳头、乳晕及周围皮肤，边界清楚，表现为局部红斑、糜烂、渗液、结痂（图2-10），自觉瘙痒兼有疼痛。

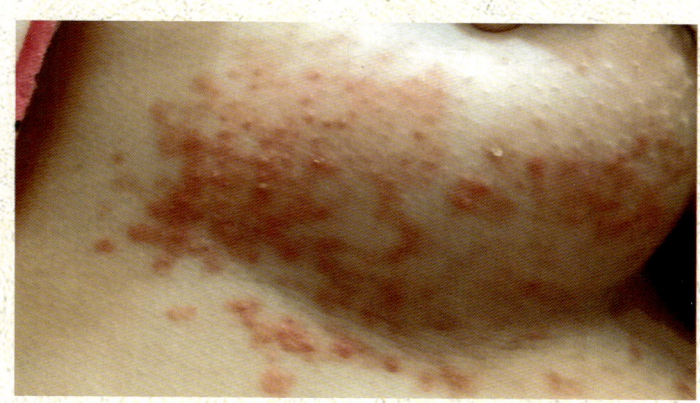

图 2-10　乳房湿疹

### 3. 脐窝湿疹

脐窝湿疹表现为鲜红或暗红色斑，有渗液及结痂，表面湿润，边缘清楚（图2-11），很少波及脐周皮肤，病程慢性。

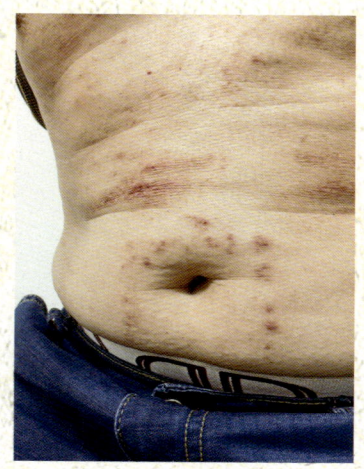

图 2-11　脐周湿疹

### 4. 阴囊湿疹

阴囊是湿疹的好发部位。皮损多呈慢性湿疹症状，表现为阴囊皮肤皱纹深阔、浸润肥厚，大多干燥，上覆薄痂和鳞屑，色素增加，间或部分有色素脱失（图2-12）。若有渗出时，则见局部肿胀、结痂和皲裂。阴囊湿疹病因较多，如局部的温暖、潮湿、不清洁，穿太紧的内裤，局部过度的清洗等。

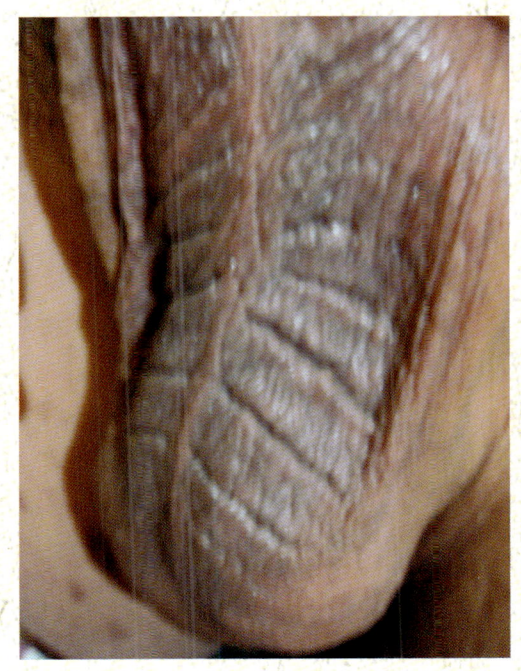

图 2-12　阴囊湿疹

### 5. 女阴湿疹

女阴湿疹是女性常见的一种湿疹，累及大小阴唇及其附近皮肤。皮损浸润肥厚，境界清楚。因奇痒而经常搔抓，可见糜烂抓痕（图2-13）。月经及分泌物的刺激可使病程慢性难愈。本病可继发色素减退，易被误诊为女阴白斑，应予注意。

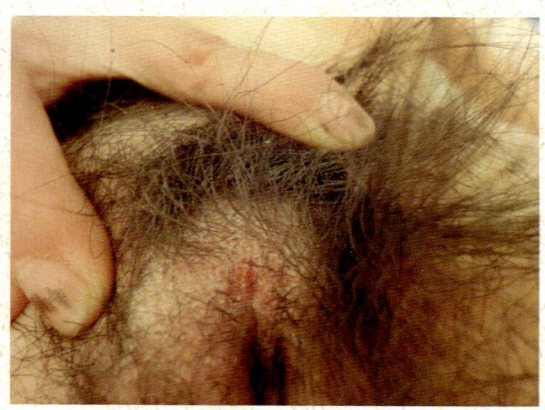

图 2-13　女阴湿疹

### 6. 肛周湿疹

肛周湿疹男女皆可发生，表现为肛周的红斑、浸润肥厚，可发生皲裂（图 2-14）。肛周湿疹的主要原因与局部潮湿、不清洁有关。

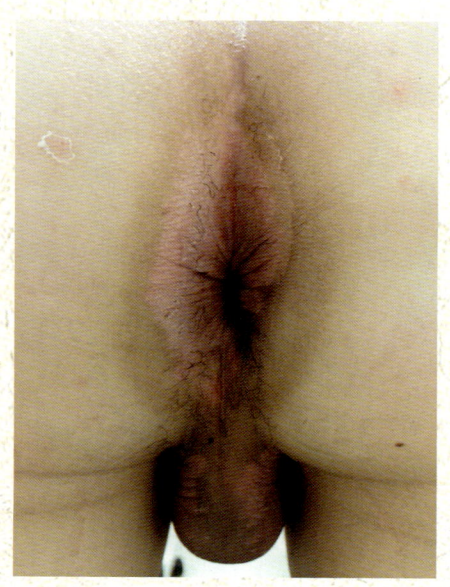

图 2-14　肛周湿疹

### 7. 手部湿疹

手部是湿疹的好发部位，多发生于指背及指端掌面，可蔓延至手背、手腕。皮损呈亚急性或慢性湿疹表现，呈境界不清或小片状皮损。慢性时浸润肥厚、皲裂（图2-15）。甲周皮肤肿胀，指甲可变厚而不规则。亦可发生于掌侧，呈局限性，其边缘可不甚清楚，多粗糙，有小丘疱疹、疱疹、浸润肥厚，冬季易皲裂。

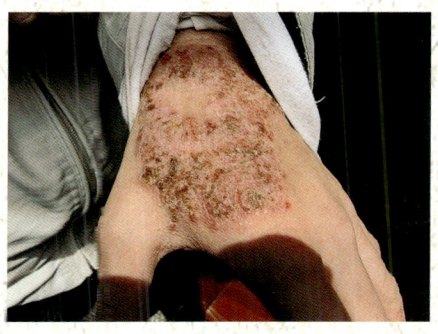

图 2-15　手部湿疹

### 8. 足部湿疹

足部湿疹的表现类似手部湿疹，好发于足背和足底（图2-16）。足部湿疹有时不容易和足癣区别，需要真菌检查助诊。

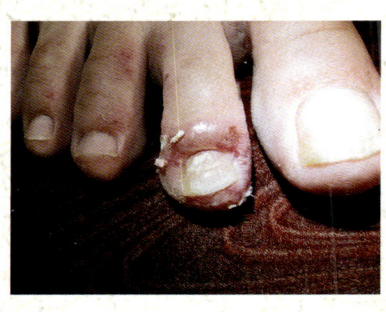

（1）　　　　　　　　　　　　　　　　　（2）

图 2-16　足部湿疹

### 9. 小腿湿疹

小腿湿疹多发生于胫前或侧面，常对称，呈亚急性或慢性湿疹表现。表现为局部的红斑、丘疹、糜烂（图 2-17）。小腿湿疹在老年患者中，有部分是属于静脉曲张性湿疹。

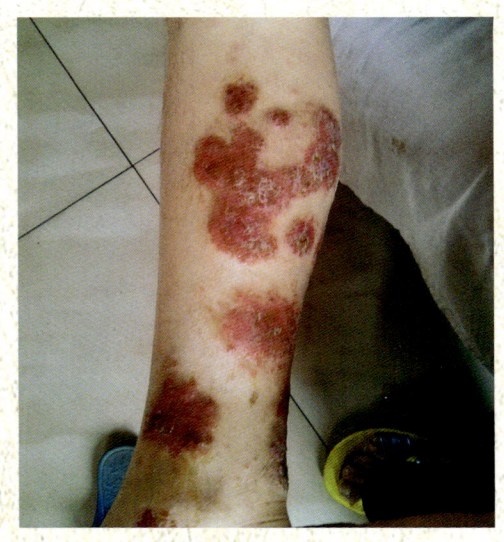

图 2-17　小腿湿疹

### 10. 钱币状湿疹

钱币状湿疹又称盘状湿疹，病变范围局限，皮损表现为境界清楚，1～3 cm大小的圆形损害，好发于手背和手指（图 2-18），也可累及前臂伸侧和肩部。急性期有密集的丘疱疹、水肿、渗液和结痂；慢性期皮肤肥厚，上覆干燥鳞屑，自觉瘙痒。多发于冬季。

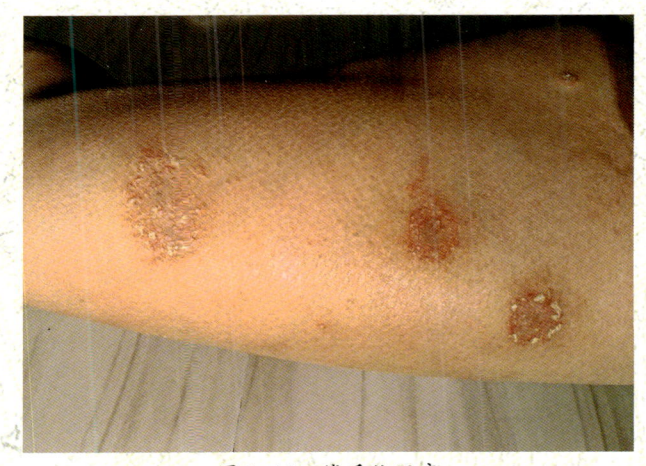

图 2-18　钱币状湿疹

## （四）按照病因分类

### 1. 静脉曲张性湿疹

静脉曲张性湿疹是静脉曲张综合征中常见的皮肤表现之一。静脉曲张造成静脉瘀血，血液含氧量及营养成分减少，毛细血管通透性增加，液体、蛋白质、红细胞及代谢产物进入组织，形成水肿。加上局部因瘙痒而搔抓或外伤等刺激因素，则易诱发本病。临床表现为小腿下 1/3 轻度水肿，胫前下 1/3 及两踝附近出现暗褐色色素沉着，并有红斑，其由红细胞外渗，含铁血黄素沉着所致。继则可有丘疹、丘疱疹、渗出、糜烂、结痂等急性湿疹表现或干燥、脱屑、皲裂、肥厚乃至苔藓样变等慢性湿疹表现（图 2-19）。最后，皮肤及皮下可因进行性纤维化而呈瘢痕疙瘩样硬度。常因外伤和感染而发生经久不愈的溃疡。

### 2. 感染性湿疹

感染性湿疹曾称传染性湿疹样皮炎。是一种环绕病灶或位于皱褶部位的感染性皮炎。常见于有较多分泌物的溃疡、窦道、慢性化脓性中耳炎及腹腔瘘口周围皮肤，可能与分泌物及其感染细菌毒素或不适当外用治疗的刺激及接触变

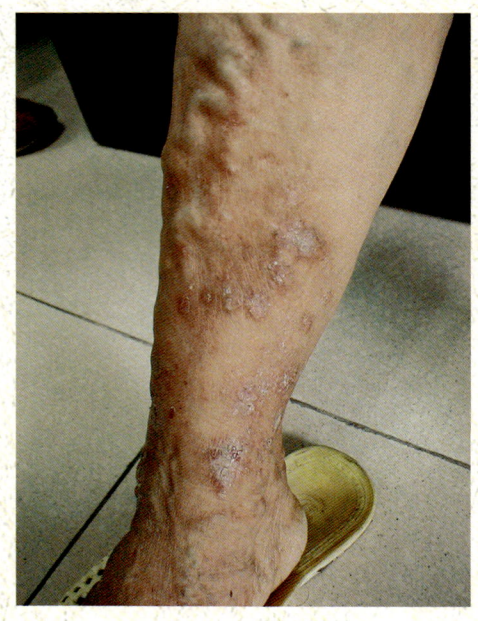

图 2-19　静脉曲张性湿疹

应原等混合因素有关。临床主要表现为上述病灶周围的红斑、密集小丘疹、水疱、脓疱、结痂和鳞屑等，并可随搔抓方向呈线状播散。局部淋巴结可有肿大压痛。自觉瘙痒。如能清洁创面，控制感染，病情可较快好转。

### 3. 乏脂性湿疹

乏脂性湿疹又称裂纹性湿疹。常见于冬季，主要发生在老年人，好发于小腿、臂和手部。引起皮脂缺乏的因素很多，如老年人皮脂分泌减少，常用热水肥皂洗涤，环境低湿干燥，某些内科疾病等。皮脂缺乏将导致皮肤水分大量丢失，使皮肤干燥而引发皮炎。其临床表现为红斑、干燥脱屑、表皮或角质层有细小裂纹，裂纹处有线状红斑，如同碎瓷状。因瘙痒而反复搔抓可发生湿疹，以斑丘疹为主，水疱、糜烂或渗液少见。

## （五）特应性皮炎

特应性皮炎，又称遗传过敏性皮炎，是一种与遗传关系密切的特殊类型的湿疹。临床表现上常分为三期，婴儿期（2岁以前）、儿童期（2~10岁）和青年及成人期，各期皆有其特定的表现，但皮肤干燥、剧烈瘙痒是其共有的特征。

### 1. 婴儿期特应性皮炎

婴儿期特应性皮炎亦称婴儿湿疹，但常较普通的婴儿湿疹症状重（图2-20）。

大部分婴儿期特应性皮炎在出生后一年内发病，但多见于2个月后。开始为颊部瘙痒性红斑，红斑中有针头大丘疹、水疱，密集成片，境界不清，水疱破裂后有浆液渗出，干后结痂。严重时可累及到头皮、颈、前额、手腕和四肢伸侧等身体其他部位。皮疹呈多形性，瘙痒剧烈。搔抓可引起继发感染而出现脓疱，也可出现苔藓样外观的浸渍性斑片。皮肤症状随婴

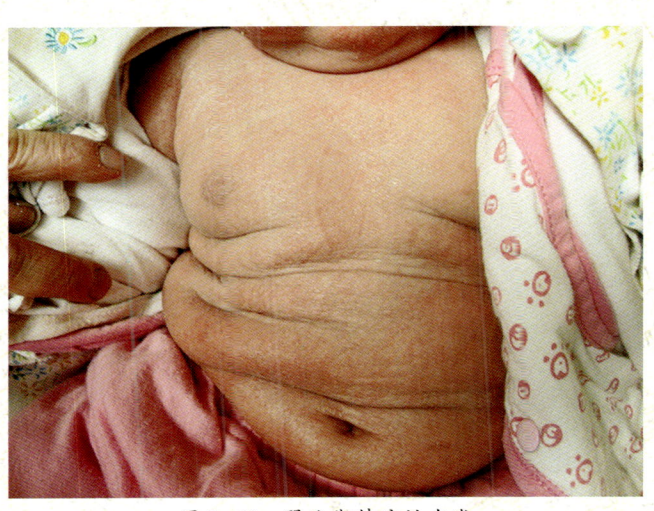

图2-20　婴儿期特应性皮炎

儿长大渐减轻，2岁前大多症状可缓解。病情通常在夏季部分或完全缓解，而在冬季复发。

### 2. 儿童期特应性皮炎

儿童期特应性皮炎可由婴儿期迁延不愈发展而来，也可在婴儿期缓解1~2年再开始发病。

皮疹渗出已明显减少，较干燥，以丘疹多见，表现相当于湿疹的亚急性期至慢性期（图2-21）。部位也多局限在腘窝和肘窝，腕屈侧、眼睑、面部和颈部。病程后期，皮肤肥厚呈苔藓样变，少数可呈痒疹样损害。瘙痒仍较剧烈，皮肤的许多病变如苔藓样变和继发感染都是因搔抓引起的。

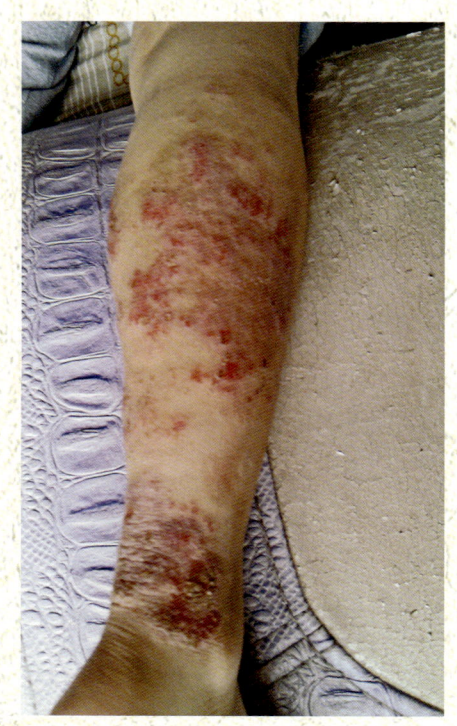

图2-21　儿童期特应性皮炎

### 3. 青年及成人期特应性皮炎

青年及成人期特应性皮炎见于 12 岁以上的儿童，可从儿童期发展而来或成年人直接发生。

皮疹为局限性红斑、脱屑、丘疹或水疱，或苔藓样斑片。青年期皮疹局限在肘窝和腘窝（图 2-22）、颈前和颈侧、眼周围。成人期皮疹少有特征性。有时皮疹泛发，以屈侧最重。通常为苔藓样皮疹，典型皮损为干燥的稍微隆起的扁平丘疹融合成苔藓样、轻度脱屑的斑片，因搔抓而常有表皮剥脱、渗出或感染。常伴全身皮肤干燥、增厚。瘙痒剧烈，以傍晚和夜晚最重。在青年乃至成年早期，本病仍可自愈，中年后本病相对较少见。

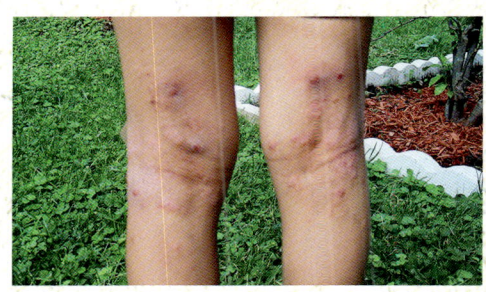 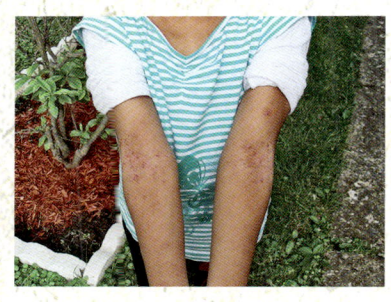

（1）　　　　　　　　　　　　（2）

图 2-22　青年及成人期特应性皮炎

### 4. 和特应性皮炎有关联的症状和疾病

皮肤干燥：皮肤干燥，可有糠秕状细屑。尽管角层增厚，但经表皮水丧失增加，皮肤水屏障作用减弱，痒阈减低，表明皮肤即便外观正常，也常处于亚临床炎症状态。其代表轻度的皮炎。

鱼鳞病：约半数的寻常性鱼鳞病患者有特应性皮炎的个人史或家族史。

掌纹症：两掌特别在大鱼际、小鱼际处和指掌面皮纹加宽、增深。这是寻常性鱼鳞病的一种表现，30%~40%伴发特应性皮炎。

血管特征：① 鼻周和眶周苍白，也可是广泛苍白。② 白色皮肤划痕征，用钝头棒划痕后皮肤苍白（正常发红），尤其见于成人眉部皮肤。苍白

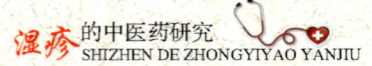
是由于局部水肿遮盖了下面血管的颜色所致。③ 皮内注射 0.1 ml 1 : 10 000 的乙酰胆碱，在 70% 的患者中将产生迟发性皮肤变白，持续约 20 分钟。

### （六）自身敏感性皮炎

自身敏感性皮炎指患者对自身所患皮肤病变经刺激形成的某种物质吸收后发生过敏所引起的皮肤炎症反应。发病前，患者皮肤某处（以下肢多见）先有一原发灶，多为湿疹病变。由于过度搔抓、外用药刺激或并发感染，使湿疹恶化，红肿、糜烂和渗液。病灶处自身组织蛋白与药物、细菌产物等结合形成特殊的自身抗原，被机体吸收而产生过敏反应，在其附近或全身出现继发疹，此过程一般需 7~10 天。继发疹起病突然，表现为多数散在的丘疹、丘疱疹及小水疱，群集，可相互融合。以四肢尤其是上肢为主，也见于躯干，常对称。也可见沿搔抓部呈线形的丘疹和在掌指部位的类似汗疱疹样损害。自觉瘙痒剧烈。原发灶痊愈后，继发灶随之减轻或消退。

## 三 诊断

病理诊断本身是客观的诊断依据，湿疹的病理和接触性皮炎相同，但是由于种种原因，国内多数医院没有使用病理特征诊断湿疹，所以，关于湿疹的诊断，仍然凭借临床医生的经验。

湿疹有多形皮损、对称分布、弥漫损害、瘙痒为主的临床特点，结合急性湿疹有渗出，慢性湿疹有肥厚；病程不规则，容易反复发作等特点，凭临床医生的实践经验是容易诊断的。

手掌、脚掌部位的皲裂性湿疹，皮肤损害特点和手足癣相似，仅凭临床经验有时不好区分，需要借助实验室真菌检查。

慢性湿疹和神经性皮炎也容易混淆，需要鉴别。

## 四 鉴别诊断

### （一） 接触性皮炎

急性湿疹应与接触性皮炎鉴别，后者病因主要为外界接触物，病因较明确。主要限于接触部位、暴露部位多见。皮疹多为单一形态，边界清楚，可有大疱，局部灼痒（图2-23）、疼痛不适，病程短，去除病因后，多易治愈。除非再接触，一般不复发。

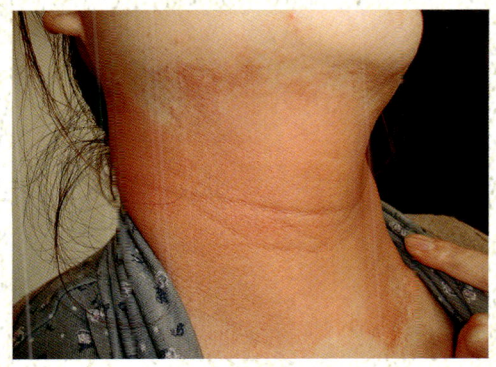

（1）

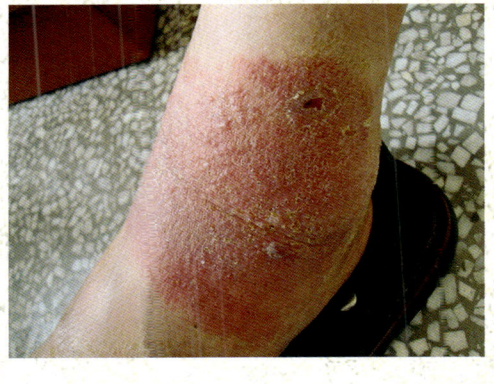

（2）

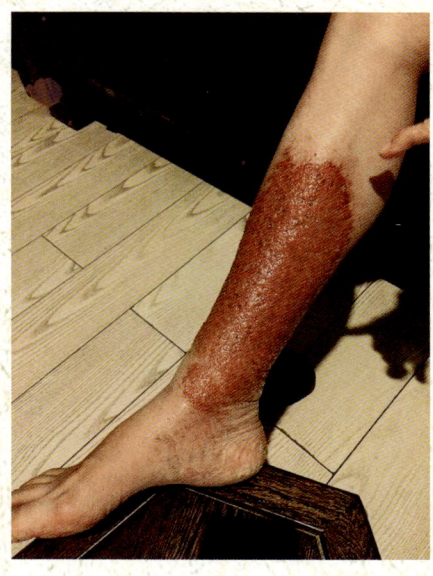

（3）

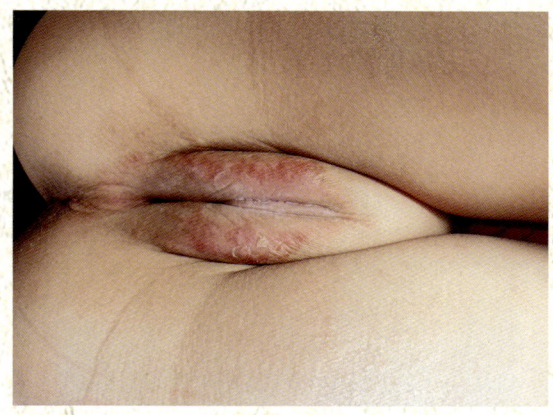

（4）

图 2-23　接触性皮炎

## （二）神经性皮炎

慢性湿疹需与神经性皮炎鉴别，后者皮损为圆形或多角形扁平丘疹形成苔藓样变，边缘常有散在扁平丘疹，无多形性皮疹，无渗出表现（图2-24）。好发于颈、肘、膝、尾骶部等，易于复发。

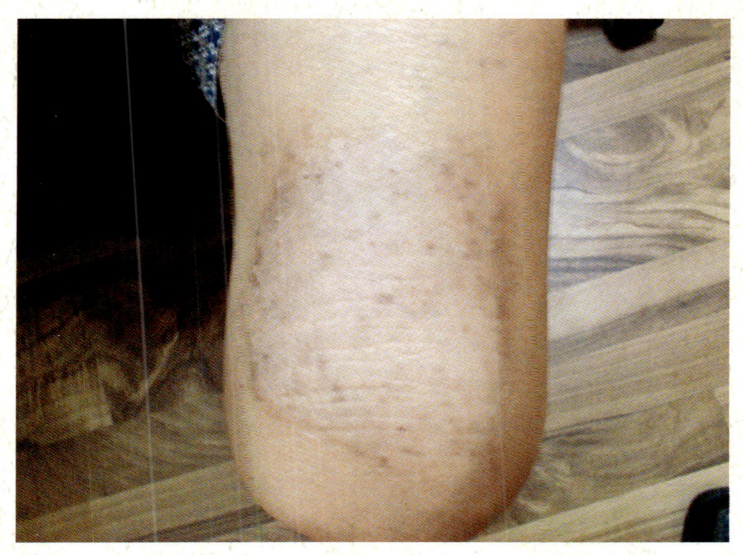

图 2-24　神经性皮炎

## （三）手足癣

手足部位的湿疹一定要与手足癣鉴别。手足癣可相互传染，相继发病，也可仅侵犯一处。足癣大多数累及双侧，而手癣则多见于单侧。常反复发作，和个体易感性有关。病变好发于趾间、足底及侧缘（图2-25）。

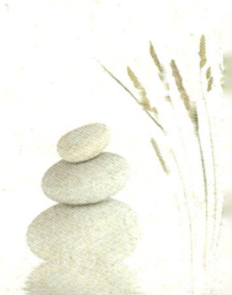

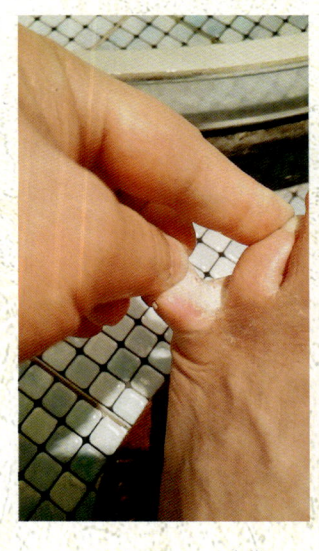
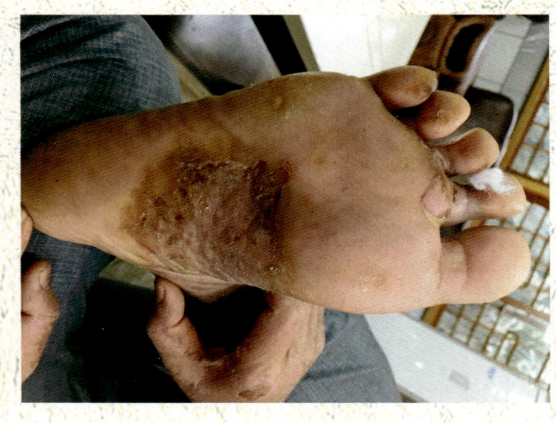

（1）               （2）

图 2-25 足癣

### （四）手部慢性刺激性接触性皮炎

手部慢性刺激性接触性皮炎病需与手部慢性湿疹相鉴别。前者多见于家庭主妇，也见于从事餐饮业的厨师及服务人员、医务人员、理发师等需要长时间浸泡或经常要洗手的人群。与过多接触肥皂、清洁剂和水有关。摩擦、寒冷、干燥也是手部慢性刺激性接触性皮炎的易患因素。皮疹开始常表现为手指干燥发红，指尖部干燥脱屑，手背可见皲裂，随着病情发展，手掌潮红变硬。

### （五）脂溢性皮炎

脂溢性皮炎需与脂溢部位的湿疹相鉴别。前者主要发生于头部、前胸、背部、腋窝、阴部等皮脂分泌较多的部位。常先自头部开始发病，向下蔓延，损害主要表现为黄红或鲜红色斑，上覆油腻性鳞屑或痂皮，灼痒（图 2-26）。

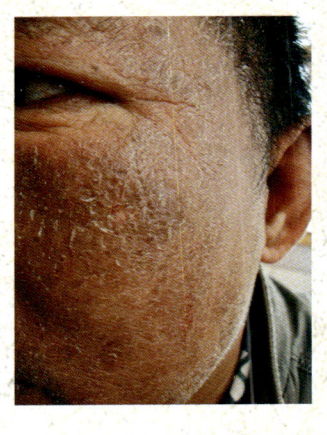
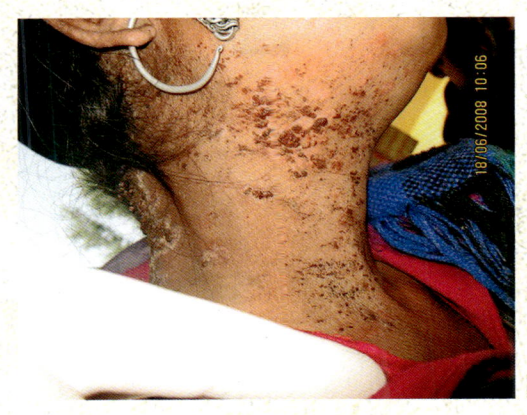

（1）　　　　　　　　　　　　　　（2）

图 2-26　脂溢性皮炎

## （六）掌跖脓疱病

掌跖脓疱病是脓疱型银屑病的局限型，为一种无菌性脓疱性皮肤病。皮损限于掌跖部位，对称分布，侵犯大、小鱼际或足弓部，表现为红色鳞屑性斑块基础上，成簇出现针头至粟粒大小淡黄色脓疱，早期皮疹也常见水疱（图 2-27）。脓疱渐结痂、脱屑而脱落，继之又可出现新的脓疱，如此周而复始，时轻时重，经久不愈。掌跖脓疱病常被误诊为手足湿疹。

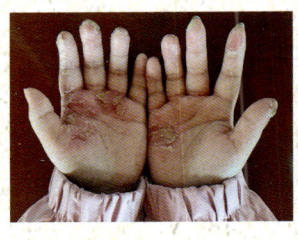
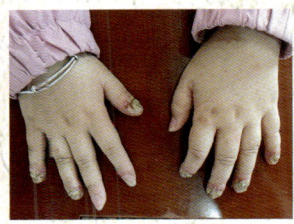
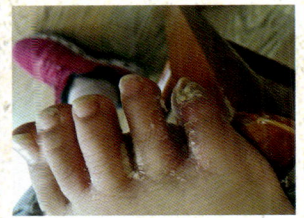

（1）手曲侧　　　　　　（2）手伸侧　　　　　　（3）足

图 2-27　掌跖脓疱病

### （七）银屑病

发生在小腿的慢性肥厚性银屑病，应与慢性湿疹相鉴别。前者皮损表现为炎性丘疹，斑块上可见多层银白色鳞屑（图2-28），刮除鳞屑后可见点状出血和薄膜现象，部分患者伴不同程度的瘙痒。

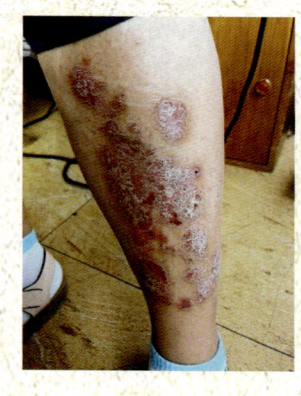 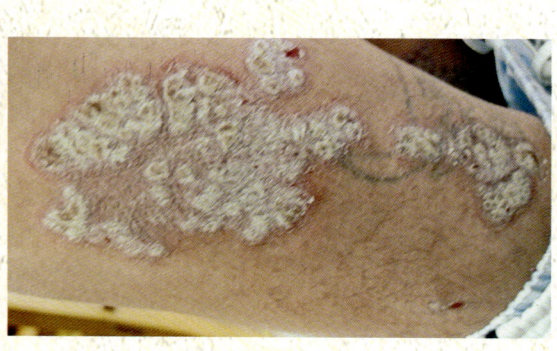

（1）                                （2）

图 2-28　小腿银屑病

### （八）剥脱性角质松解症

剥脱性角质松解症又称板层状出汗不良，需与手足湿疹鉴别。前者皮损表现为掌指轻度脱屑（图2-29），患者常有多汗，多无异常症状。

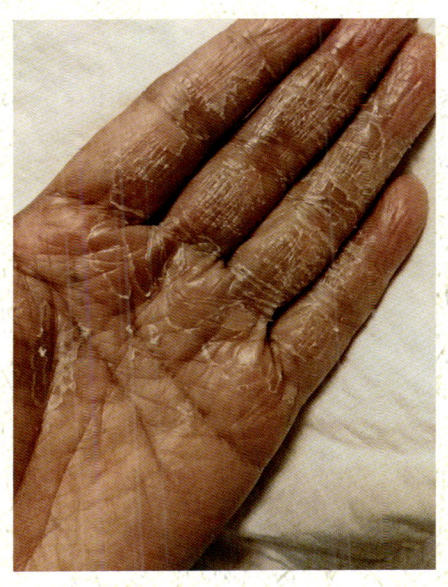

图 2-29　剥脱性角质松解症

## （九）药疹

药疹需与泛发性湿疹相鉴别。前者亦称药物性皮炎，是药物通过各种途径进入人体后引起的皮肤黏膜的炎症反应。药疹的表现多种多样，有红斑、丘疹、水疱、大疱，但同一患者的皮疹形态则相对单一，症状有轻有重，可局限，可泛发（图 2-30，图 2-31），轻者停药后可自行消退，重者则有生命危险。药疹常在用药后突然发病，病程相对较短。

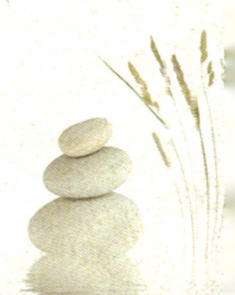

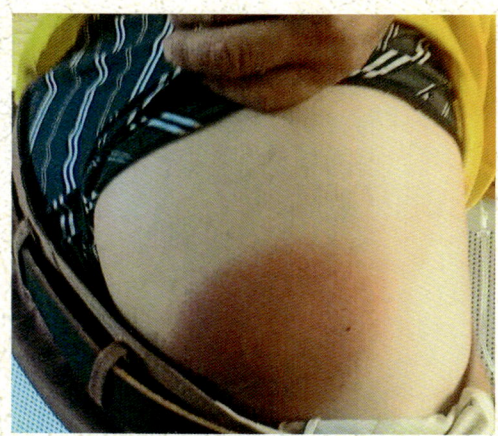

图 2-30　固定性药疹

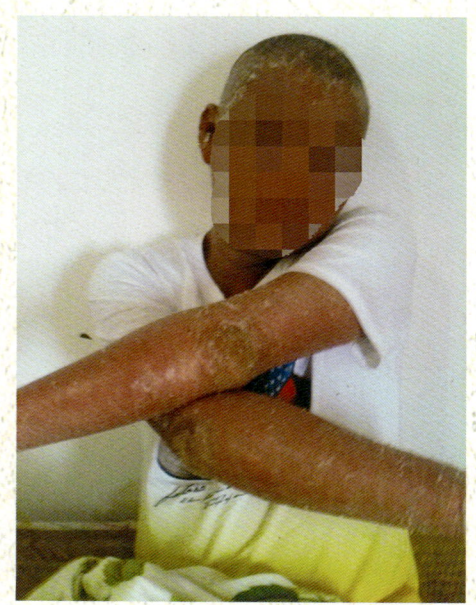

图 2-31　剥脱性皮炎型药疹

## 十、多形性日光疹

多形性日光疹是一种发生于曝光部位的光敏性皮肤病，主要是对长波紫外线过敏，但也可以是中波紫外线引起。春夏多见，女性明显多于男性。皮疹常在日晒后数小时或数天发生，在日光暴露部位，尤其颜面部出现红斑、丘疹、丘疱疹、水疱、斑块，颈部、前臂伸侧、手背等也可发疹（图2-32），伴有明显的瘙痒。不同患者的皮疹呈多形性，但临床常以某一类型皮疹为主。避免日晒后皮疹可逐渐缓解。根据明确的病史及发病部位，多形性日光疹与湿疹的鉴别并不难。

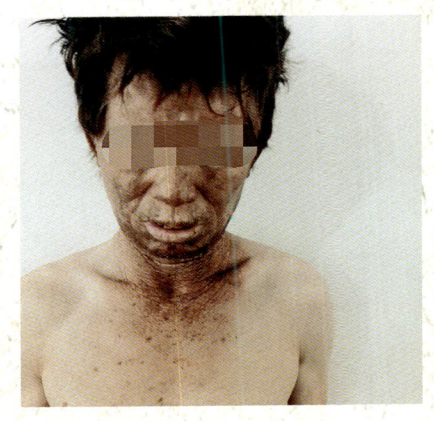
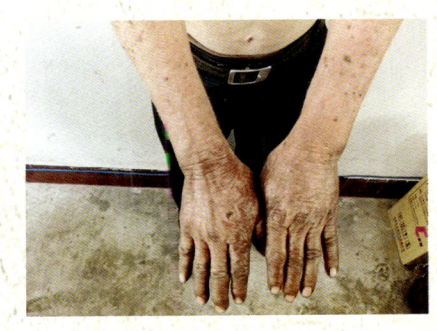

（1）　　　　　　　　　　　　　　　（2）

图 2-32　多形性日光疹

### （十一）湿疹样癌（Paget 病）及乳房外湿疹样癌（乳房外 Paget 病）

本病需与慢性反复发作的湿疹相鉴别。如果是发生于乳头乳晕部位经久不愈的湿疹应警惕湿疹样癌的可能。阴囊及外阴其他部位难治性湿疹也要高度警惕乳房外湿疹样癌。鉴别诊断主要依赖于组织病理学检查。

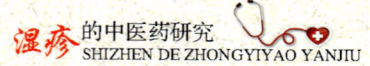
## 参考文献

[1] 张学军. 皮肤性病学 [M]. 北京：人民卫生出版社，2013.

[2] 赵辨. 中国临床皮肤病学 [M]. 南京：江苏科学技术出版社，2010.

[3] 顾伯华. 实用中医外科学 [M]. 上海：上海科学技术出版社，1995.

[4] 杨志波，周小勇. 湿疹中西医诊疗指南 [M]. 北京：人民军医出版社，2011.

[5] Wahlgreen CF. Measurement ofitch [J]. Semin Dermato，1995，14：277-284.

[6] 赵辨. 湿疹面积及严重度指数评分法 [J]. 中华皮肤科杂志，2004，37（1）：3-4.

[7] 罗汉超，吴军. 中西医结合皮肤性病学手册 [M]. 成都：四川科学技术出版社，2002.

[8] 虞瑞尧，孔令占. 皮炎湿疹诊治彩色图谱 [M]. 北京：人民军医出版社，2006.

# 第三章

# 湿疹的中医病名及诊断

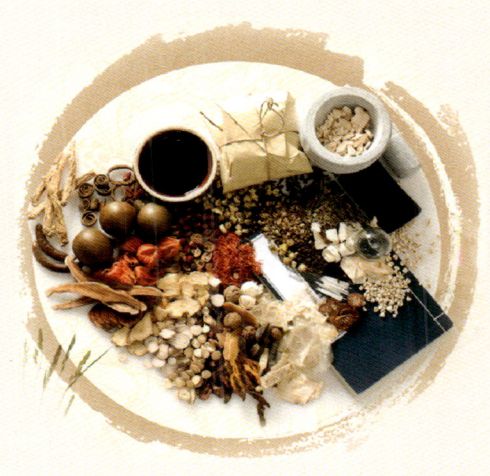

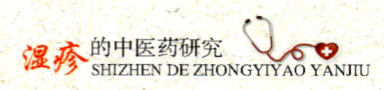

　　中医的病名，向来不统一，但是对于西医的湿疹类疾病，中医界在病名的命名和内涵的定义上差别不大。作者认为，没有标准就没有规范，各说各的，别人就无法接受，所以中医应该逐渐规范。国家中医药管理局、国家技术标准局已经做了大量卓有成效的工作，本书遵循国家标准，呼吁行业使用统一的标准，以方便世界接受。所以，在湿疹类疾病的中医命名上，本书采用国家标准。

　　国家中医药管理局 1994-06-28 发布的中华人民共和国行业标准《中医病证诊断疗效标准》（ZY/T001.1～001.9-94），国家技术标准局 1995 年发布了《中医病证分类代码》（GB/T15657-1995），国家技术标准局 1997 年 3 月 4 日发布了《中医临床诊疗术语》（GB/T16751-1997），为中医药行业制定了部分国家标准和行业标准。今天，随着时代的进步，技术标准的不断完善，有些标准目前已经只能作为参考了，比如《中医病证诊断疗效标准》（ZY/T001.1～001.9-94）中的"疗效评定"标准，已经落后。现在一般按照各种西医的诊疗规范，将疾病的疗效标准分为"临床痊愈、显效、有效、无效"四级。科学研究、发表论文、教材书写、引用标准等，也不再采用三级标准。而对临床症状比如瘙痒的标准，更多地采用数字评分法等多种引进的新方法。但是，中医行业 20 多年前的标准，总是给了行业一个技术规范、一个准绳、一个标准，结束了有些中医概念长期没有统一标准的状况，为中医界开了一个好头，也给现在正在制定的中医药国际标准摸索了经验。

# 一、湿疮

《中医大辞典》没有湿疮的记载，而有现代湿疹的病名。

"湿疮"最早出现于唐代的《本草图经》下卷，该节引载的"刘禹锡著其方云：余少年曾患癣，初在颈项间，后延上左耳，遂成湿疮，用斑猫、狗胆、桃根等诸药，徒令蜇蠚，其疮转盛"。

《中医病证诊断疗效标准》确定了"湿疮的诊断依据、证候分类、疗效评定"，将湿疹定义为"湿疮是禀赋不耐，风湿热邪客于肌肤而成。皮疹呈多种形态，发无定位，易于湿烂流津的瘙痒性渗出性皮肤病。相当于湿疹"。并仿照多数西医专家的意见，将湿疮分为'急性湿疮，亚急性湿疮，慢性湿疮'。提出了"湿热浸淫，脾虚湿蕴，血虚风燥"三个证型，并公布了"疗效评定"标准。

《中医临床诊疗术语》将湿疮和湿疡合并为同义术语，"湿疮（疡），因禀赋不耐，风湿热邪客于肌肤所致。以皮肤呈多型性皮疹、渗液、结痂、瘙痒为主要表现的一类皮肤疾病"。《中医临床诊疗术语》将一些类型的湿疮（疡）又分为"眉敛疮（恋眉疮）、旋耳疮（月蚀疮）、瘑疮、四弯风"，本书将分别论述。

# 二、四弯风

《中医大辞典》病名，发于肘窝、腘窝的一种湿疮。出《医宗金鉴》："四弯风生腿脚弯，每月一发最缠绵，形如风癣风邪袭，搔破成疮痒难堪。"由于风邪袭入腠理，兼夹湿热所致。常见于儿童。好发于对称的肘窝、腘窝、踝侧等处。患处皮肤初起红斑，继起丘疹，水疱，瘙痒，搔破糜烂浸淫，时轻时重，日久皮肤粗糙肥厚，迁延难愈。

《中医临床诊疗术语》将四弯风定义为"发生于四肢弯曲处的湿疮类疾

病"。《中医病证诊断疗效标准》描述稍为详细："四弯风是因禀赋不耐或脾虚湿甚所致。好发于四肢弯曲处，以皮肤干燥肥厚，抓破流津，瘙痒无度为特征的一种慢性皮肤病。相当于特应性皮炎。"（图3-1）

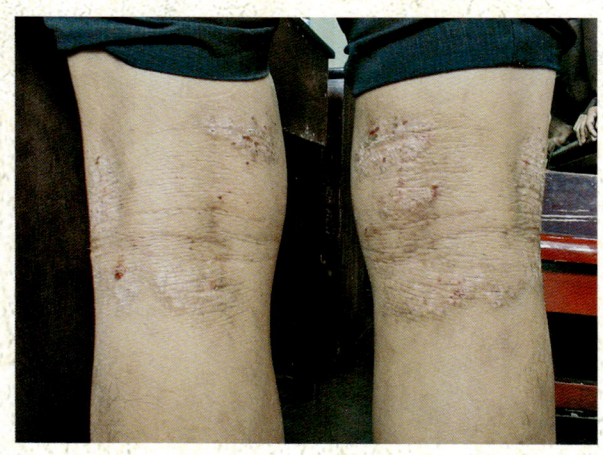

（1）

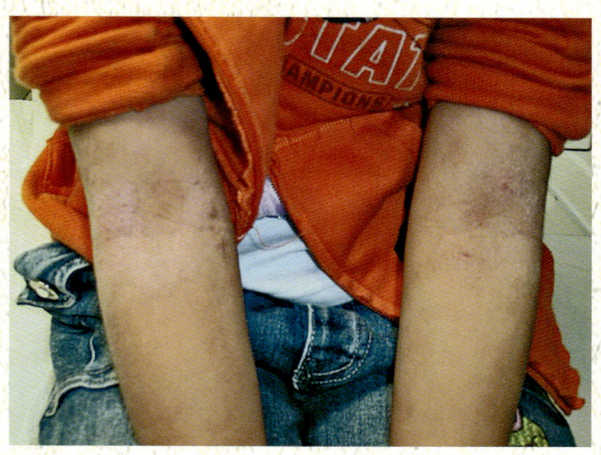

（2）

图3-1　四弯风

虽然《中医病证诊断疗效标准》提出，四弯风相当于异位性皮炎，但是，由于中医主要依据临床特征对疾病命名，所以，中医的四弯风仅是异位性皮炎的代名词，这在临床需要注意。

## 三 绣球风

绣球风又名肾囊风。肾囊风出自《医宗金鉴》："肾囊风发属肝经，证由风湿外袭成，麻痒搔破流脂水，甚起疙瘩火燎疼。"指阴囊皮肤瘙痒溃烂的一类病症。临床见阴囊皮肤红斑、丘疹、水疱、糜烂、结痂，甚至皮肤增厚或脱屑等，常伴有瘙痒或灼痛。重证可使阴囊皮屑大部剥脱，称为脱囊。类似于湿疹、皮炎或核黄素缺乏症等病（图3-2）。

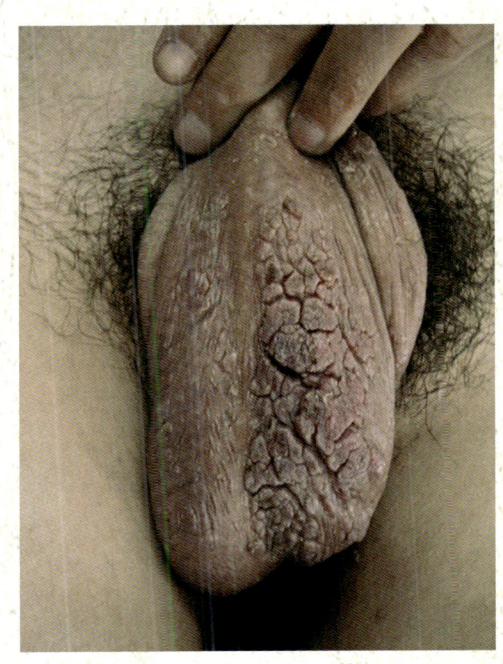

图3-2　绣球风

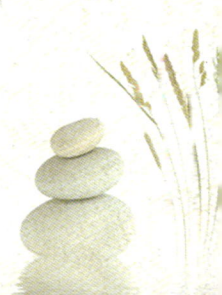

# 四 旋耳疮

旋耳疮见于《医宗金鉴》："旋耳疮生耳后缝，疮延上下连耳疼，状如刀裂因湿热，穿粉散搽即成功。""旋耳疮生于耳后缝间，延及耳折，上下如刀裂之状，色红，时津黄水，由胆脾湿热所致……又名月蚀疮。"（图3-3）

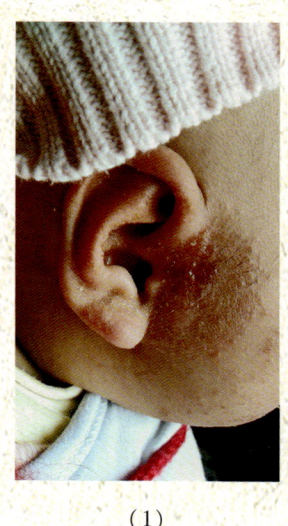
（1）

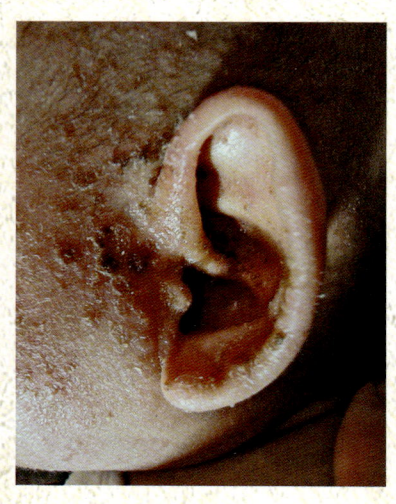
（2）

图3-3　旋耳疮

隋代巢元方《诸病源候论》："月蚀疮，生于两耳及鼻面间，并下部诸孔窍侧。侵食乃至筋骨，月初则疮盛，月末则疮衰，以其随月生，因名之为月食疮也。"因风热湿邪犯耳或血虚生风化燥所致。皮损见于外耳道或耳周（图3-4）。急性者多见于婴幼儿，黄水淋漓，浸淫成疮。

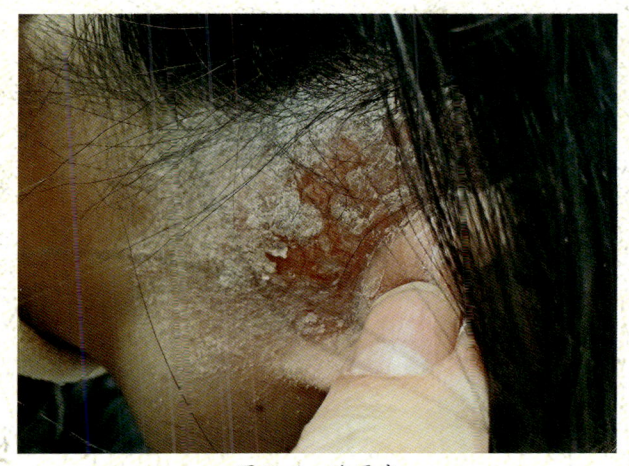

图 3-4　旋耳疮

《中医临床诊疗术语》将"旋耳疮"和"月蚀疮"列为同义术语，指"发生于耳根部的湿疮类疾病。"

## 五、浸淫疮

浸淫疮病名出自《金匮要略·疮痈肠痈浸淫病脉证并治》："浸淫疮，从口流向四肢者，可治；从四肢流来入口者，不可治。"其病因多因风、湿、热客于肌肤而成。症见初起形如粟米，瘙痒剧烈，搔破流黄水，浸淫成片，常伴见大便秘或干结、尿赤、舌质或红，苔黄腻或厚腻等，急性泛发性湿疹多见。隋《诸病源候论》浸淫疮候："浸淫疮，是心家有风热，发于肌肤。初生甚小，先痒后痛而成疮，汁出侵溃肌肉，浸淫渐阔乃遍体……以其渐渐增长，因名浸淫也。"《备急千金要方》卷二十二描述此病："浅搔之蔓延长不止，搔痒者，初如疥，搔之转生汁相连是也。"宋《圣济总录》浸淫疮曰："风热蕴于心经，则神志躁郁，气血鼓作，发于肌肤而为浸淫疮也，其状初生甚微，痒痛汁出，渐以周体，若水之浸渍，淫泆不止，故曰浸淫。"可以看出，张仲景后，对浸淫疮注释不一。若从口腔亦发病而说，似指天疱疮；若以黄连粉主之，则治法简单，亦可能指黄水疮。本病延及遍体，痒痛伴见分泌物，所以可以肯定西医的泛发性湿疹是浸淫疮之一。

## 六 瘑疮

瘑疮最早见于《本草纲目》："瘑疮生手足间，相对生，如茱萸子，疼痒浸淫，久则生虫。"《医宗金鉴》："瘑疮每发指掌中，两手对生茱萸形，风湿痒痛津汁水，时好时发久生虫。"此病生于指掌之中，形如茱萸，对称发生，亦有成攒者。起黄白脓疱，痒痛无时，破津黄汁水，时好时发，极其疲顽，由风湿克于肌腠而成。若日久不愈，其痒倍增，内必生虫，治以杀虫为主。记载类似手部湿疹，汗疱疹（图3-5）。

《中医临床诊疗术语》"瘑疮"指"发生于手背指端掌面或脚背脚踝的湿疮类疾病。"

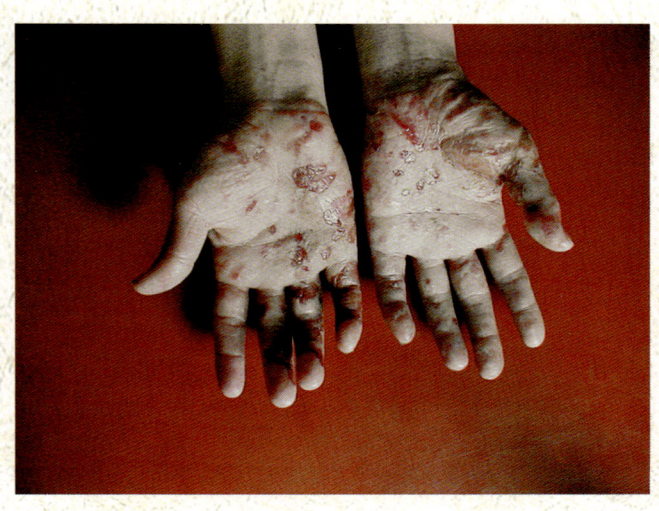

图3-5 瘑疮

## 七、恋眉疮

出自《外科启玄》，又名炼眉疮。指生于婴儿眉部的湿疮。症见出生不久，眉间皮肤出现糜烂、流水、结痂、脱屑，其状如癣，瘙痒不止，时轻时重，缠绵不愈。多由婴儿禀受遗毒所致。相当于现代的婴儿脂溢性湿疹，外治为主。

《中医临床诊疗术语》将"恋眉疮"和"眉敛疮"列为同义术语，指"发生于眉棱部位的湿疮类疾病。"

## 八、脐疮

脐疮，病名。出自《诸病源候论》："脐疮，由初生断脐，洗浴不即拭燥，湿气在脐中，因解脱遇风，风湿相搏，故脐疮久不瘥也。"又称脐中生疮。多在脐湿的基础上皮肤破损，复感毒邪，壅郁局部不散而发。症见脐部红肿，轻者局限于脐部，重者可向周围蔓延，甚则糜烂，脓水外溢，兼有发热，烦躁，唇红口干。

## 九、血风疮

血风疮，病名。出自《疮疡经验全书》。《中医大辞典》指某些瘙痒性皮肤病。该病多因肝经血热，脾经湿热，肺经风热交感而成。本病遍身可生，初起形如粟米，瘙痒无度，日轻夜重，抓破则流脂水，浸淫成片；病久风邪郁于肌肤，则耗血生火，瘙痒倍增，破流血水，心烦不眠，咽干不渴，大便燥结（图3-6）。相似于多种皮肤疾病，如丘疹性湿疹、瘙痒症、紫癜性色素性皮炎等。古人的描述，也许可见一斑。

《济阳纲目》："血风疮，乃三阴经风热郁火血燥所致，初发疙瘩如丹，瘙痒不常，抓破成疮，脓水淋沥，内证晡热，盗汗恶寒，少食体倦，所以

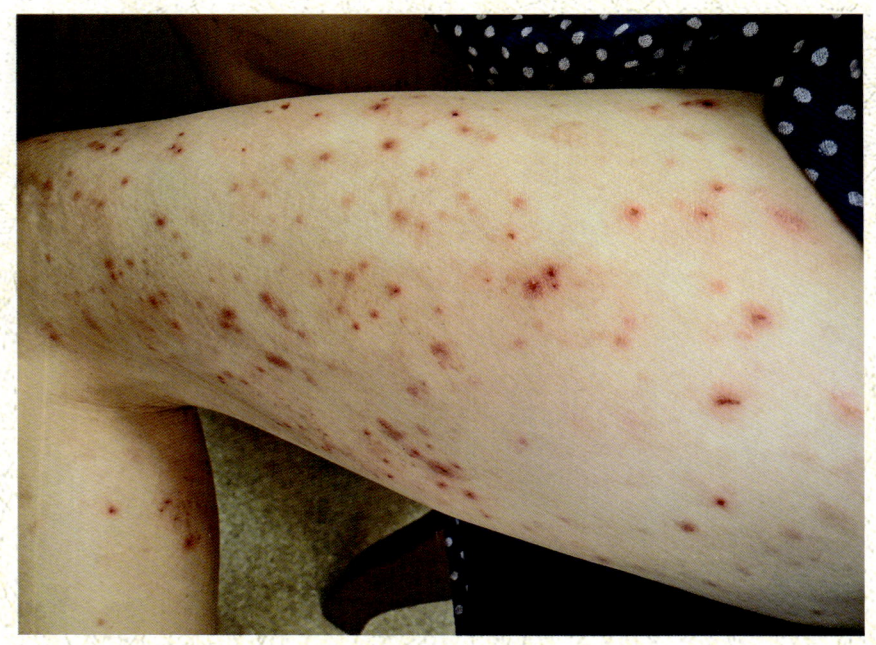

图 3-6　血风疮

不敢妄用风药。"《医宗金鉴·外科心法要诀》："血风疮证生遍身，粟形搔痒脂水淫，肝肺脾经风湿热，久郁燥痒抓血津。"《彤园医书·外科》："血风疮，发于遍身，形如粟米，瘙痒无度，抓破时津脂水，浸淫成片，令人烦躁、口渴，其痒日轻夜甚，由肝脾二经湿热，外受风邪和袭入皮肤，郁于肺经而成。"《洞天奥旨》："血风疮，多生在两腿里外之臁，上至膝，下至踝骨，前人谓是血受风邪而生也。"

## 十、纽扣风

纽扣风出自《外科正宗》："纽扣风，皆原风湿凝聚生疮，久则瘙痒如癣，不治则沿漫项背。"由汗出受风，与湿相搏，风湿郁滞肌肤而成。初起形如粟米，瘙痒无度，破流脂水；甚则疮面湿烂，浸淫成片，延及项背。《中医大辞典》认为，本疾相当于脂溢性湿疹。

## 十一、乳头风

《疡科心得集》辨乳痈乳疽论首先记载："乳头风，乳头干燥而裂，痛如刀刺，或揩之出血，或流粘水，或结黄脂。"《外科证治秘要》："乳头碎烂，且痒且痛，名乳头风，属湿热。""乳头风，乳头干燥裂痛，或出血，或流水。"《环溪草堂医案》："乳头风得郁则痒，吮乳则痛，漫无愈期。"本病多由肝火不能疏泄，肝胃湿热蕴结而成。临床见乳头、乳颈及乳晕部裂口，疼痛，揩之流血或流黏水，或结黄痂，病程较长（图3-7）。

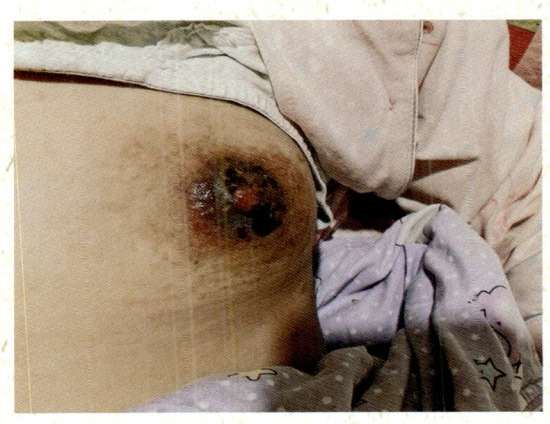

图3-7　乳头风

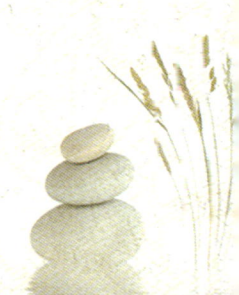

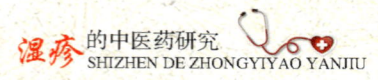

## 十二、干癣

干癣见于《诸病源候论》："干癣但有匡郭，皮枯索痒，搔之白屑出也。"为风湿毒邪克于肌肤而成。患处皮肤境界清楚、肥厚、干燥、裂口、瘙痒、搔之则有白屑脱落。这个描述，和慢性湿疹临床表现一致。

## 十三、湿癣

湿癣，皮肤湿疡之一。见于《诸病源候论》："湿癣者，亦有匡郭，如虫行，浸淫色赤湿痒，搔之多汁成疮……其里亦有虫。"由风湿热邪浸入肌肤而成。临床见皮肤患处潮红，糜烂，瘙痒不止，搔破滋水淋漓，浸淫不断扩大，皮内似虫行。这个记述和急性湿疹临床表现一致。

## 十四、鹅掌风

鹅掌风古代医疗书籍记载颇多，其临床表现和手掌的慢性湿疹很相像，古人的记载，包括了手掌的慢性湿疹（图3-8）、手癣、剥脱性角质松解症、掌跖角化病等的某些临床表现。

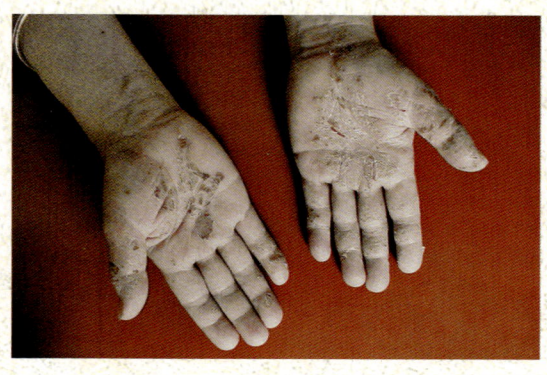

（1）

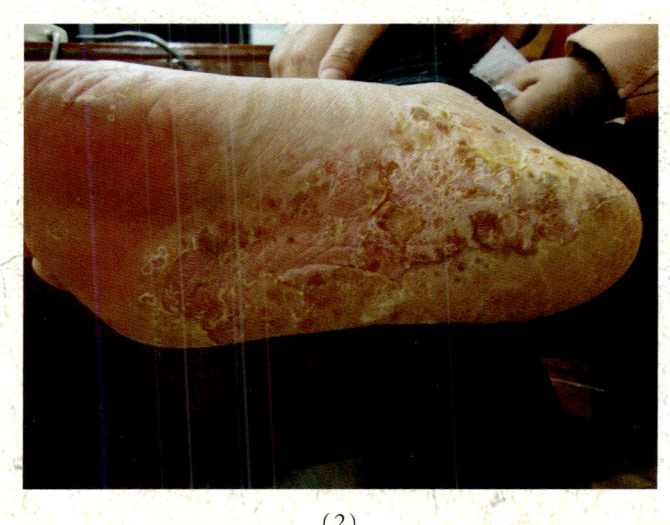

（2）

图 3-8　鹅掌风

　　现代的技术标准均将鹅掌风定义为癣类疾病，如《中医临床诊疗术语》："鹅掌风因风湿蕴肤，或血虚风燥所致。以手掌水疱脱屑、粗糙、变厚、干燥皲裂，自觉痒痛为三要表现的癣病类疾病。"《中医病证诊断疗效标准》认为："鹅掌风是一种发生在手掌部的皮肤病，以皮肤粗糙、变厚、干裂为特征。相当于手癣。"

　　所以，关于鹅掌风的治疗，读者在研究古医学书籍时参考便可。

## 十五、奶癣

　　奶癣，顾名思义，是发生于婴儿哺乳期间（出生 2~3 个月发病，一般2 岁以后自然减轻）的一种疾病。病名出自《外科正宗》卷四。又名胎敛疮、胎癣、乳癣，好发于婴幼儿头面部，或可延展于其他部位。《圣济总录》论曰：小儿体有风热，脾肺不利，或湿邪搏于皮肤，壅滞血气，皮肤

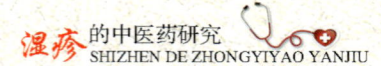

顽厚，则变诸癣。或斜或圆，渐渐长大，得寒则稍减，暖则痒闷，搔之即黄汁出，又或在面上，皮如甲错干燥，谓之奶癣（图3-8）。

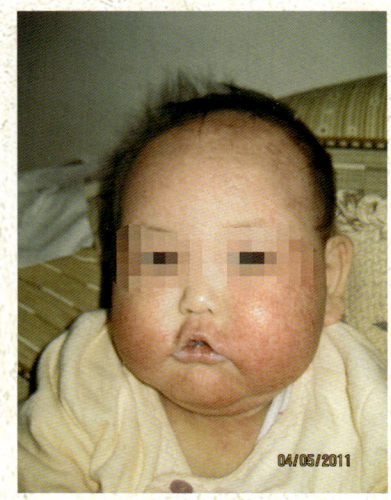

图 3-8　奶癣

需要注意的是：民间将妇女乳晕湿疹也叫奶癣。

（张尧　张毅）

**参考资料**

[1] 陈实功. 外科正宗 [M]. 北京：人民卫生出版社，1964.

[2] 浙江中医学院. 医宗金鉴外科心法要诀白话解 [M]. 北京：人民卫生出版社，1965.

[3] 国家中医药管理局. 中医病证诊断疗效标准 [M]. 南京：南京大学出版社，1994.

# 第四章

## 湿疹的证候及内治

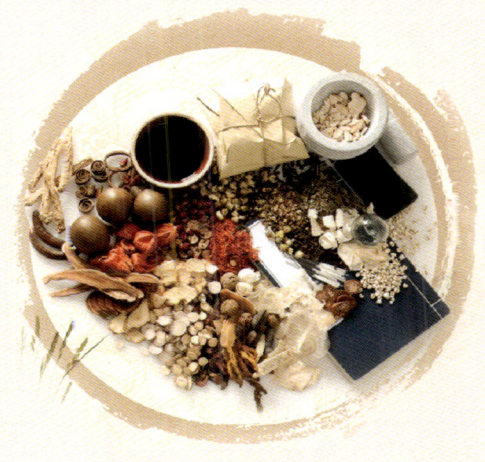

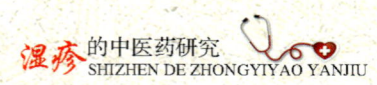

　　证候治疗是中医的特长，符合当代精准治疗的医疗发展趋势，针对湿疹的证候辨别及治疗，中医证候多样，辨别容易，方剂繁多，疗效显著，临床上遇见湿疹，完全可以大胆首先选择中医药治疗。

　　局限性湿疹，证候容易辨别，但是内治比较困难，相对泛发的湿疹而言，临床见效比较缓慢，其原因是局限的湿疹面积比较小，内服药物不容易通过口服吸收进入血液发挥作用，所以，辨证治疗，用于非局限性湿疹疗效更加容易显现；而局限性湿疹，首先考虑使用外治方法，比如慢性局限性湿疹、钱币状湿疹等；火针的疗效既快又好；外用蛇黄软膏、复方青黛散疗效也不错。临床应该首先根据病势决策，为患者选择具有优势、节约费用、缩短病程的治疗方案和方法。

## 一　证候辨治

### 1. 风热蕴肤证

　　临床表现：常见于急性湿疹初发病时，发病迅速，皮损以红斑、丘疹、皮肤灼热、肿胀为主，严重可泛发全身，自觉瘙痒，抓破出血，渗液不多。舌边尖红或舌质红，苔薄黄，脉浮。可伴见心烦、口干、大便干，小便正常（图4-1）。

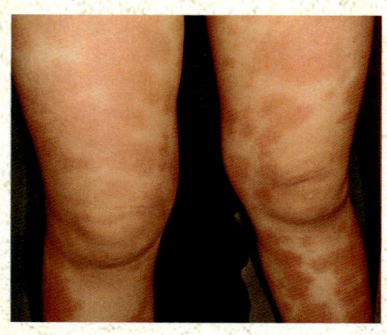

图 4-1　风热蕴肤

证候分析：因禀赋不耐，摄生不慎，外感风热，蕴结肌肤，发为红斑、丘疹。热郁肌肤，则见红斑、丘疹，皮肤灼热。风盛则痒，故瘙痒不适，湿不盛，故未见丘疱疹、水疱，抓破出血，渗液不多。舌质红苔薄黄，脉浮为风热蕴肤之征象。

辨证要点：以皮肤红赤、灼热、丘疹为主，可因咽喉感染诱发；感冒后加重或复发。

治则：祛邪为主。

治法：疏风清热，佐以利湿。

内治方药：消风散加减（荆芥 10 g，防风 10 g，牛蒡子 15 g，刺蒺藜 15 g，蝉蜕 10 g，胡麻仁 10 g，苦参 5～10 g，石膏 15～30 g，知母 10 g，当归 10 g，木通 10 g，连翘 10 g）。

瘙痒严重者，加白鲜皮 10 g，地肤子 10 g；皮损鲜红者，加生地 20～30 g，牡丹皮 10 g，赤芍 10 g；大便干者，加大胡麻仁用量至 30 g，或加生大黄 5 g。咽喉不适明显者，加射干 10 g，山豆根 5 g。

治疗要点：此期患者机体处于敏感状态，所以，应忌口。除了明确过敏的食物外，还应该对有可能引起过敏的食物如香菜、韭菜、芹菜、海鲜、咖啡、酒类等忌口。治疗上，应力争一次将风热去除，所以，要说服患者坚持治疗，病程在 2～3 周。咽喉不适加山豆根，有人使用后对胃肠有刺激，出现上腹部不适，恶心欲呕的不良反应，可以在煎药时加生姜 5～10 g。

## 2. 湿热蕴结证（热重于湿证）

临床表现：急性湿疹多见此证。一般病程短，起病急，皮肤潮红，灼热，轻度肿胀，丘疹密集，伴小水疱，疱破后渗液较多，瘙痒严重。可伴身热口渴，心烦，大便秘结，小便黄，舌质红，舌苔薄黄或黄腻，脉弦滑或弦数（图 4-2）。

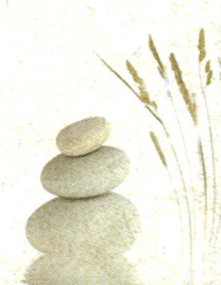

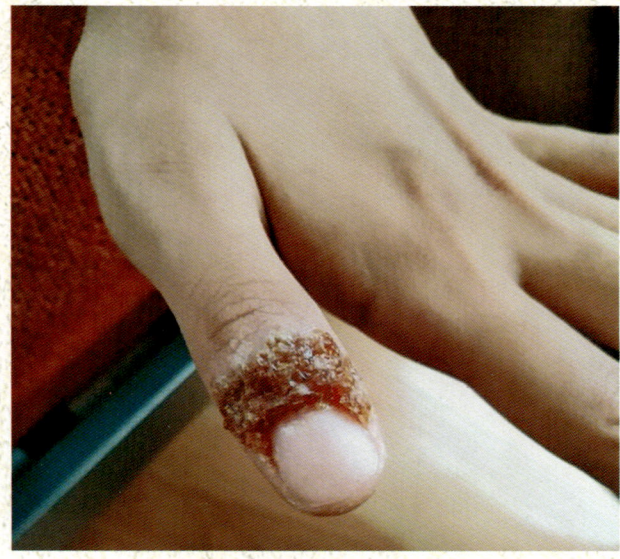

（1）

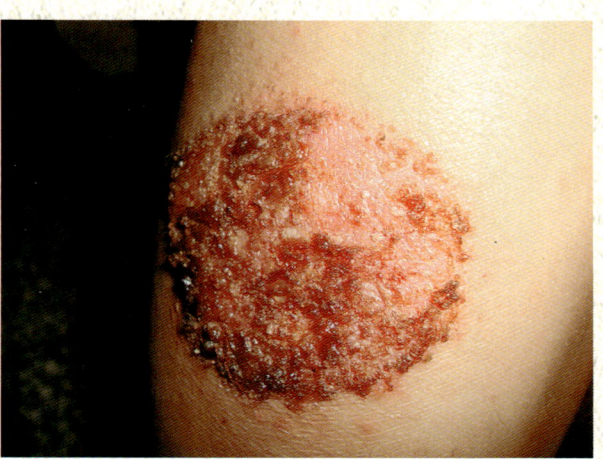

（2）

图 4-2　湿热蕴结

证候分析：因水湿内生，蕴久化热或外感湿热，内外湿相合，湿热互结，热不得越，湿不得泄，湿蕴不解或外溢肌肤，呈水疱、肿胀。热邪蕴肤，则见皮肤潮红、红斑、灼热。因热重于湿，故皮肤潮红灼热，可见小水疱，但渗液不多。身热口渴，心烦，大便秘结，小便黄，舌质红，舌苔薄黄或黄腻，脉弦滑或弦数为热偏盛之征象。

辨证要点：红斑严重、灼热明显，分泌物或水疱少。

治则：祛邪为主。

治法：清热解毒，利湿止痒。

内治方药：龙胆泻肝汤加减（龙胆草 6 g，连翘 10 g，栀子 10 g，黄芩 15 g，柴胡 10 g，生地 20 g，当归 10 g，车前子 15 g，泽泻 10 g，生甘草 6 g，牡丹皮 10 g，钩藤 15 g）。

瘙痒严重者，加白鲜皮 10 g，地肤子 10 g，苦参 5 g；身热者，加青蒿 10 g，地骨皮 15 g。

治疗要点：本证多见于湿疹急性期，瘙痒明显，首先要解决患者瘙痒症状，因病情在急性期，多数患者处于高敏状态，在选择止痒中药时应避免使用虫类药物，避免异型蛋白致敏加重病情。止痒主要使用祛风燥湿止痒的药物，如白鲜皮、地肤子、蛇床子、苦参等。蝉蜕有疏风止痒作用，不同于其他虫类药物，可考虑使用。注意避免使用大剂苦寒之品，龙胆草剂量不能过大，恐其冰伏中焦，湿遏热阻，更难化解；苦燥伤阴，中病即止。原方中生地、当归滋阴养血，驱邪而不伤正，可防伤阴，处方时不宜删减。饮食宜忌辛辣肥甘厚味。

### 3. 湿热蕴结证（湿重热轻证）

临床表现：急性湿疹、慢性湿疹急性发作、亚急性湿疹多见，发病较慢或已有一定病程，热势已渐去。皮疹表现为丘疹、丘疱疹及小水疱，潮红不重，渗出多，滋水淋漓，浸淫四窜，糜烂。或伴饮食减少，胸闷、腹胀，大便不爽，身体倦怠。舌质红、苔黄白腻，脉滑或濡（图 4-3）。

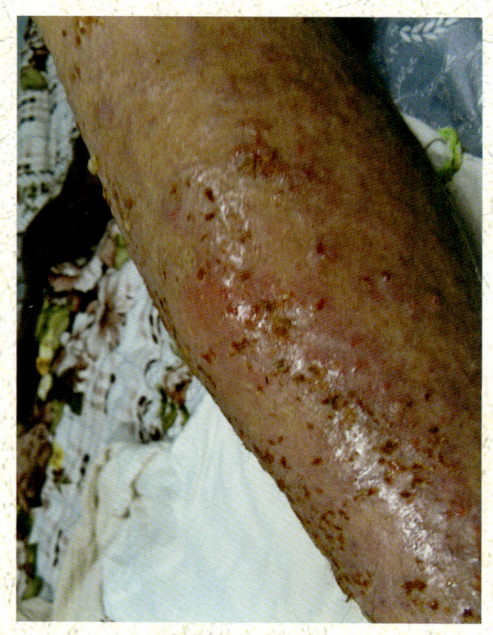

图 4-3　湿重热轻

证候分析：湿热蕴蒸肌肤，见丘疹、丘疱疹及小水疱，湿重于热，故皮肤潮红不重，渗出多，滋水淋漓，浸淫四窜，糜烂。湿困脾胃，运化失司，故可伴饮食减少，胸闷、腹胀，大便不爽，身体倦怠。舌质红、苔黄白腻，脉滑或濡为湿热盛之征象。

辨证要点：潮红不重，渗出多，滋水淋漓，糜烂水疱或分泌物明显。

治则：祛邪为主。

治法：利湿清热，祛风止痒。

内治方药：萆薢渗湿汤加减（萆薢 10 g，黄柏 6 g，牡丹皮 10 g，薏苡仁 30 g，茯苓 15 g，白芍 15 g，川芎 10 g，刺蒺藜 15 g，滑石 30 g，川木通 10 g，泽泻 10 g，炙甘草 6 g）。

脘腹胀满、舌苔厚腻者加草豆蔻 10 g，厚朴 10 g，或用三仁汤（杏仁 10 g，滑石 20 g，通草 10 g，白蔻仁 6 g，淡竹叶 10 g，厚朴 10 g，薏苡仁

30 g，法半夏 10 g）宣畅气机，清利湿热；身体困倦者，加大豆黄卷 20 g。瘙痒明显者白鲜皮 10 g，地肤子 10 g，苦参 5 g，瘙痒影响睡眠者加牡蛎 30 g，珍珠母 30 g。

治疗要点：本型湿疹的治疗重点在"收水"，减少皮损局部渗出。要因势利导，给邪以出路，可采用利湿清热法，使邪（湿热）从小便而解。注意避免利湿伤阴，中病即止。如素有湿热，又感风寒的湿疹，可用麻黄连翘赤小豆汤加味，辛温宣散，除湿清热，使邪从表出。如用药后小便量无明显增多者，可用"提壶揭盖"法，配合宣肺之品，如紫苏叶、枇杷叶、桔梗。如服药后湿热已除仍滋水不止者，要考虑气虚，收敛无力，故在清解余邪的同时，可适当用收涩药，如龙骨、牡蛎、乌梅，既可收涩又可止痒。此型湿疹配合中药湿敷法为佳，同时应避免搔抓、洗、烫等不良刺激。

### 4. 湿热浸淫证

临床表现：可见于本病各年龄段。发病迅速，病程短，以急性发作性皮损为主，皮损潮红，焮热肿胀，可见红色丘疹或丘疱疹，滋水淋漓，味腥而黏或结黄痂，或沿表皮糜烂，瘙痒剧烈，舌红苔薄黄腻、脉滑（图4-4）。

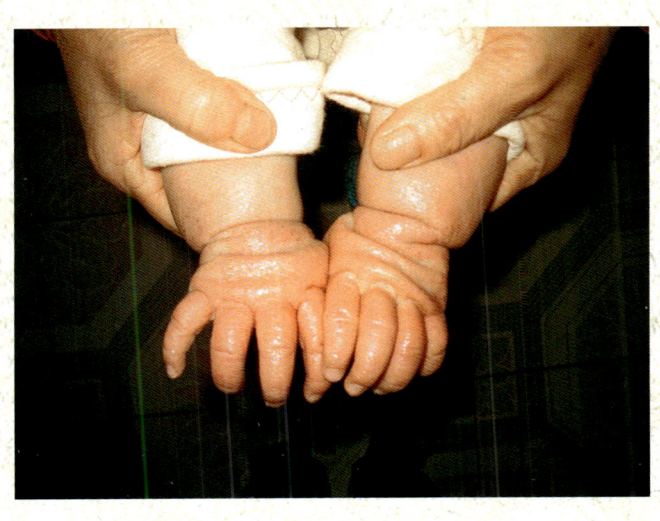

（1）

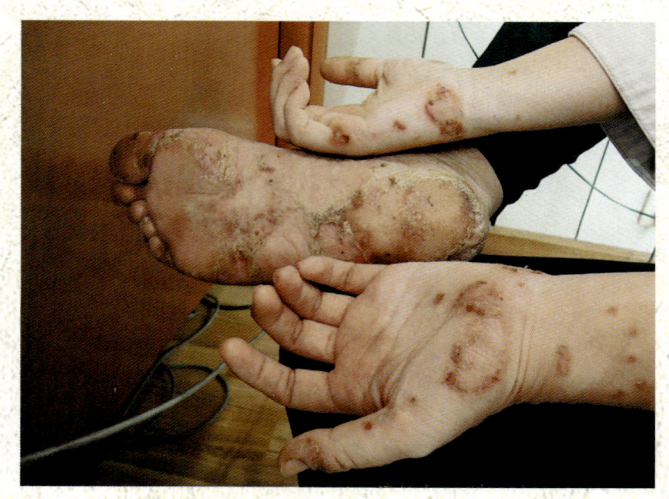

（2）

图 4-4 湿热浸淫

证候分析：湿热互结，热不得越，湿不得泄，湿热相搏，蕴蒸肌肤，充于肌肤腠理，浸淫肌肤而发病。皮损潮红，焮热肿胀，可见红色丘疹、丘疱疹及小水疱，滋水淋漓，味腥而黏，或沿表皮糜烂，湿热浸淫肌肤则瘙痒无休，渗液流汁，舌红苔薄黄腻、脉滑为湿热之征象。

辨证要点：潮红灼热，渗液流滋，瘙痒无休。

治则：祛邪为主。

治法：清热利湿，祛风止痒。

内治方药：龙胆泻肝汤合萆薢渗湿汤加减（龙胆草 6 g，连翘 10 g，栀子 10 g，黄芩 10 g，柴胡 10 g，生地 20 g，车前子 15 g，泽泻 10 g，生甘草 10 g，萆薢 10 g，黄柏 6 g，牡丹皮 10 g，茯苓 30 g，刺蒺藜 15 g，川木通 10 g）。

瘙痒严重者，加白鲜皮 10 g，地肤子 10 g，苦参 10 g，蝉蜕 10 g。

治疗要点：此型渗液明显，表皮易破溃糜烂，容易导致自身敏感性湿疹，其治疗一方面要清热，另外一方面要利湿，减少局部渗出，双管齐下。此型湿疹易合并感染，如辨证为湿热蕴毒，治宜清热解毒除湿，可在上述辨证的基础上，适当配合银花、连翘、野菊花、蒲公英、土茯苓等解毒之品，或加减使用五味消毒饮或黄连解毒汤。可配合湿敷法，及时祛除皮损表面黄痂壳。同时应避免搔抓、热水洗烫等不良刺激。

### 5. 湿热下注证

临床表现：发病快，局部红斑或伴局部发热、瘙痒、水疱、渗液、糜烂、结痂，甚至黄水淋漓。皮疹好发于阴囊、膝关节以下。舌质红，苔黄腻，脉滑数（图4-5）。

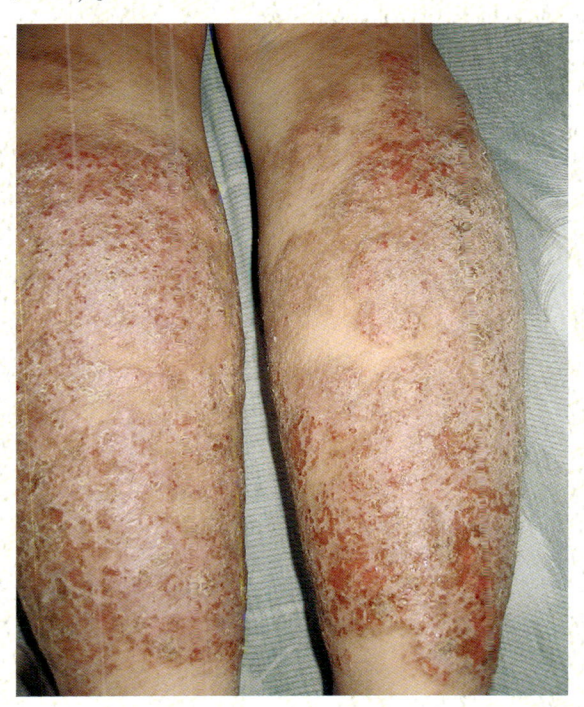

图4-5 湿热下注

证候分析：饮食不节，脾失健运，湿热内生。湿性趋下，下注肌肤经络，皮疹以身体偏下部位明显。湿热蕴结肌肤以红斑、灼热渗液、糜烂为

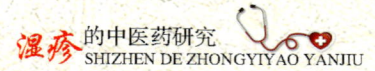

主要表现。舌质红，苔黄腻，脉滑，为湿热盛之征象。

辨证要点：发病部位在阴囊、膝以下，分泌物多。

治则：祛邪为主。

治法：清热解毒，利湿止痒。

内治方药：四妙勇安汤合二妙散加减（玄参 10 g，银花 15 g，当归 10 g，生甘草 6 g，川牛膝 10 g，连翘 30 g，蒲公英 15 g，苍术 10 g，黄柏 6 g，薏苡仁 30 g）。或根据热、湿偏盛，可使用龙胆泻肝汤或萆薢渗湿汤。

毒热盛者，加大银花、连翘剂量；小便不利者，加车前草 30 g；下肢肿胀明显者，加槟榔 10 g，青木香 10 g；皮色紫黯者，加桃仁 10 g，红花 10 g，丹参 20 g。

治疗要点：病位在下，湿性趋下，注意使用利湿药物；同时注意用引经药物，如下肢皮损加木瓜、牛膝，阴部皮损加龙胆草。阴囊潮湿明显者，加黄芪 10 g，泽泻 30 g 配伍，注意连续使用不超过 5 天，以免利湿太过伤阴。

### 6. 湿毒蕴结证

临床表现：久病患者，下肢皮损出现溃疡，迁延难愈，渗出污黑或暗黑色，舌质暗淡，苔薄腻或厚腻，脉弦滑（图 4-6）。

证候分析：多由脾胃湿热，湿伤气血，而致经络不畅，蕴久化毒而入营血，气血运行不畅而壅滞或复由外感毒邪，湿毒之邪和壅滞气血相合而发于腠理之间，出现溃疡，渗出污黑，舌质暗淡，苔薄腻或厚腻，脉弦滑为湿毒蕴结之征象。

辨证要点：皮肤溃疡，渗出污黑，颜色不鲜明，有臭味。

治则：祛邪为主，辅以扶正。

治法：利湿解毒，祛腐敛疮。

内治方药：化毒除湿汤（当归尾 10 g，泽兰 10 g，薏苡仁 30 g，牡丹皮 10 g，赤芍 10 g，金银花 10 g，枳壳 10 g，通草 15 g，土茯苓 30 g，血竭 3 g）、四妙勇安汤（玄参 10 g，银花 15 g，当归 10 g，生甘草 6 g）合三妙散

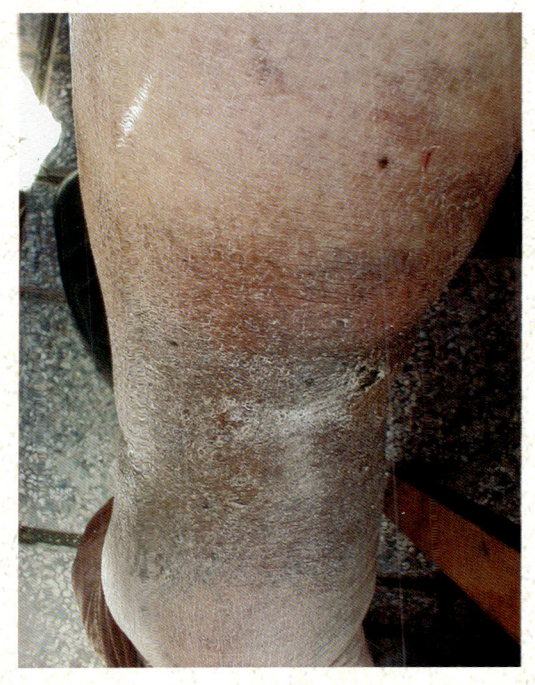

图 4-6　湿毒蕴结

（槟榔 10 g，苍术 10 g，黄柏 5 g）加土茯苓 15 g，地龙 10 g，黄芪 30 g。

局部灼热明显者，加蒲公英 30 g，川牛膝 10 g；渗出物较多者，去通草，加赤小豆 30 g；肿胀明显者，加汉防己 10 g，槟榔 10 g，丹参 20 g。

治疗要点：首先应祛除湿毒，截断病势发展，同时兼顾气血，待湿毒祛除后以补益气血为主，药用鸡血藤、当归、黄芪、党参等，促使疮面肉芽生长，久溃不愈者，适当加用桂枝等温通之药。

### 7. 脾虚湿盛证

临床表现：以平素脾虚的患者继发慢性湿疹多见。局部皮肤粗糙无弹性，颜色黯淡，轻度浸润，散在分布丘疹、丘疱疹、渗出少，瘙痒。或伴便秘，疲倦乏力，饮食差，舌质淡红苔白腻，脉缓无力（图 4-7）。

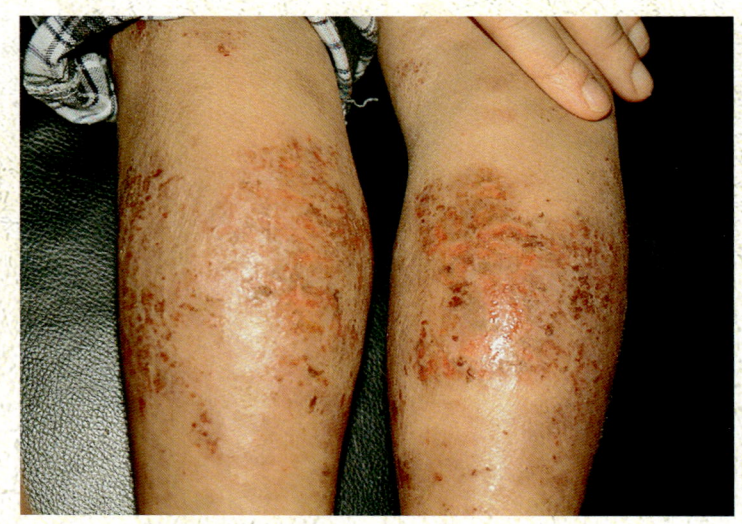

图 4-7  脾虚湿盛

证候分析：素体脾虚，运化失司，湿浊阻滞，肌肤失濡养，故皮肤粗糙，颜色黯淡。脾虚致脾运障碍，水湿代谢异常，外溢肌肤，发为丘疹。便秘，疲倦乏力，饮食差，舌苔白腻，舌质淡红，脉缓无力为脾虚的表现。

辨证要点：皮肤颜色黯淡，皮肤粗糙，渗出少，乏力，纳差。

治则：祛邪扶正。

治法：除湿健脾，利湿止痒。

内治方药：除湿胃苓汤加减（苍术 10 g，黄柏 6 g，牡丹皮 10 g，陈皮 10 g，炒白术 15 g，泽泻 10 g，猪苓 15 g，茯苓 20 g，桔梗 10 g，茵陈 10 g，扁豆 10 g）。

胸闷腹胀者，加草豆蔻 10 g，厚朴 10 g；身体困倦者，加砂仁 5 g，大豆黄卷 20 g；倦怠乏力者，加党参 30 g；分泌物多者，苍术重用至 15 g；气虚甚者，加黄芪 30 g；食积明显者，加陈皮 10 g，焦三仙各 30 g；瘙痒重者，加蛇床子 10 g，苦参 10 g，白鲜皮 10 g。

治疗要点：先天禀赋不足，脾胃虚弱，除湿须兼顾健脾。除湿止痒缓解急性症状，健脾解决"湿"的来源。健脾防滋腻太过，要配伍砂仁、鸡内金、陈皮、麦芽、山楂之类健脾化湿、消食和中。即使皮疹消退后，仍要坚持服用一段时间的健脾益胃之品，防止复发。饮食禁忌不多，但应避免过度皮肤清洁，忌热水烫洗，避免过度搔抓，可配合润肤剂。

### 8. 脾虚湿停血弱

临床表现：以平素脾虚的患者继发慢性湿疹多见。局部皮肤颜色淡，瘙痒不严重，丘疹密集成片，渗出少，皮肤粗糙无弹性。口唇爪甲色淡或伴大便秘结，疲倦乏力，饮食差，舌质淡而不红苔白腻，脉弱。

证候分析：素体脾虚，脾气不足，不能正常运化，运化失司，水谷精微代谢障碍，气血化生无源，久则血虚，肌肤失濡养，故皮肤颜色淡。脾运障碍，水湿代谢异常，外溢肌肤，发为丘疹，湿不重，故渗出少。

辨证要点：局部颜色黯淡、乏力纳差，口唇爪甲色淡。

治则：扶正为主，兼顾祛邪。

治法：健脾养血，化湿止痒。

内治方药：平胃散合四物汤加减（苍术 10 g，厚朴 10 g，陈皮 10 g，生晒参 5 g，炒白术 15 g，熟地黄 10 g，川芎 10 g，当归 10 g，炙甘草 6 g，珍珠母 20 g，乌梢蛇 10 g）。

纳差者，加焦三仙（炒麦芽 30 g，焦山楂 10 g，建曲 20 g），陈皮 10 g，山药 20 g；睡眠差者，加夜交藤 30 g，炒枣仁 15 g。

治疗要点：健脾养血，要防滋腻太过生湿或滋腻恋邪（湿）。对于兼夹的湿邪，可用苦温燥湿法，脾胃中焦得治，则湿自化，可选用半夏、砂仁、厚朴等。

### 9. 血热风盛证

临床表现：急性慢性均可见，青年患者多见。以皮肤基底红赤，皮肤瘙痒剧烈，遇热或夜间瘙痒更甚，皮肤抓破后有血痂；伴心烦，口干，小便黄，大便干结；舌红，苔薄黄，脉滑数（图4-8）。

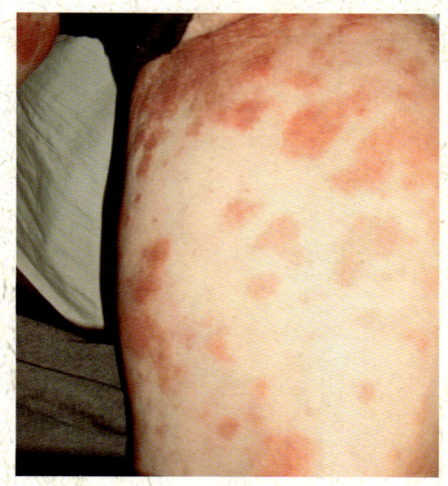

图 4-8　血热风盛

证候分析：素体血热，风热外袭，或血热生风，风盛阻于肌肤，故皮肤瘙痒剧烈，因于热邪，故遇热痒甚；血热风盛，基底红赤，肌肤灼热，夜间瘙痒明显。血热生风则皮肤抓破后有血痂；热扰心神则心烦；热邪伤津，津不上承而口干，肠道津亏则大便干结；热移小肠则小便色黄；舌淡红苔薄黄、脉数为血热风热之象。

辨证要点：皮损基底红赤、瘙痒遇热或夜间重。

治则：祛邪为主。

治法：清热凉血，息风止痒。

内治方药：凉血消风散加味（生地 30 g，当归 9 g，荆芥 10 g，蝉衣 6 g，苦参 9 g，刺蒺藜 9 g，知母 9 g，生石膏 30 g，生甘草 6 g）。

瘙痒明显者，加地肤子 10 g，白鲜皮 10 g；红斑严重者，加水牛角粉 30 g；皮疹灼热明显，加牡丹皮 10 g，紫草 10 g，赤芍 10 g 等清热凉血。

治疗要点：此期患者机体仍处于敏感状态，因此最好忌口。除了明确过敏的食品外，还应该对有可能引起过敏的食物如香菜、韭菜、芹菜；海鲜，咖啡，酒类等忌口。及时使用清热凉血之剂除去血热，以防伤阴，转为慢性。服药后腹痛，便稀者，宜加用健脾燥湿之苍术、半夏、陈皮等。

### 10. 血虚肤燥证

临床表现：多见于慢性湿疹，病情反复发作后，红斑不明显，皮肤干燥，脱屑，丘疹为主，皮损色黯，瘙痒严重，伴爪痕血痂。或皮损颜色暗淡，浸润肥厚，苔藓样变，色素沉着。舌苔薄白，舌质淡，脉细。口唇爪甲色淡，口唇干燥（图4-9）。

证候分析：慢性湿疹，长期瘙痒，寝食不安引起脾胃不和，运化失司，气血化生无源，致血虚，血虚不能荣养肌肤，肌肤失养，生风生燥，故见皮肤干燥不荣，瘙痒剧烈。口唇爪甲色淡，口唇干燥，舌苔薄白，舌质淡，脉细为血虚之候。

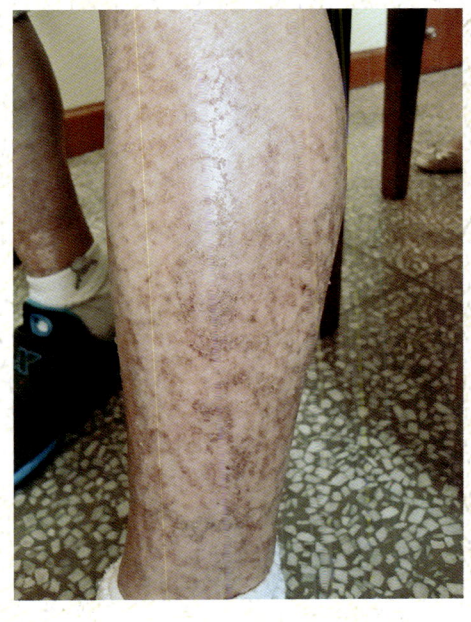 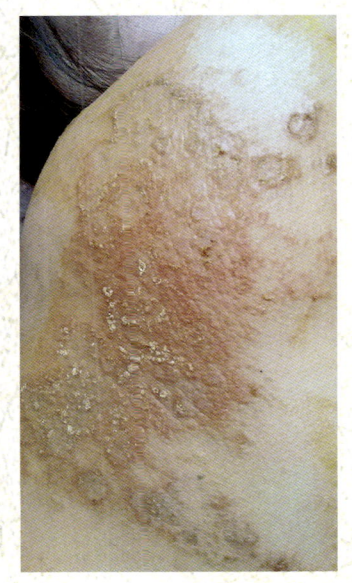

（1）　　　　　　　　　　　（2）

图4-9　血虚肤燥

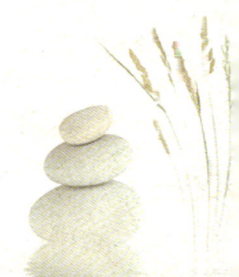

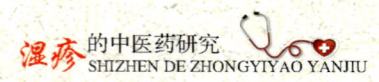

辨证要点：局部色黯淡，皮损以"厚"为突出特点。

治则：扶正为主。

治法：养血润燥，祛风止痒。

内治方药：当归饮子加减（当归10g，生地15g，荆芥10g，防风10g，白芍15g，川芎10g，刺蒺藜15g，黄芪15g，制首乌15g，炙甘草10g）。

瘙痒影响睡眠者，加炒枣仁30g，龙骨30g，珍珠母30g或夜交藤30g，钩藤30g（分次后下）；瘙痒剧烈者，加蜈蚣2条，乌梢蛇10g；皮疹苔藓样变，明显增厚者，加牡蛎30g，玄参10g，浙贝10g。

治疗要点：慢性期，饮食禁忌除了明确的致敏食物不作特殊要求，清淡饮食。首先要解决患者的瘙痒，久病需用搜风止痒药物，如乌梢蛇、蜈蚣、僵蚕、地龙，服用时最好研粉冲服或使用配方颗粒冲服，便于掌握剂量及利于吸收。除了药物外，皮肤干燥，必须配合润肤剂润肤止痒。避免过度皮肤清洁，忌热水烫洗，避免过度搔抓。

## 11. 血虚肝郁证

临床表现：瘙痒受情绪影响而加重或减轻，皮肤色黯淡，粗糙肥厚，丘疹密集，或伴胸闷腹胀、两胁作胀、胁痛，舌边尖红苔薄黄，脉弦细。可伴情志抑郁或心烦易怒，多梦健忘，四肢倦怠。

证候分析：肝失疏泄，气机阻滞，淫气四溢，木旺克土，脾失健运，气血失调，肌肤失养；气血虚弱，不能推动肝气，会更加重血虚肝郁的症状。肝失疏泄，肝气郁结，可出现胸胁、乳房或少腹胀痛。血虚肌肤失养，故瘙痒不适。肝郁加重血虚，肝风内动，故瘙痒受情绪影响。

辨证要点：瘙痒与情绪相关，性情不好，脾气急躁。

治则：扶正祛邪。

治法：养血疏肝，健脾止痒。

内治方药：丹栀逍遥散加减（牡丹皮10g，栀子10g，柴胡10g，白芍15g，当归10g，茯苓15g，炙甘草10g，薄荷10g，生白术15g，钩藤15g，鸡血藤 20 g，川芎 10 g）。

瘙痒剧烈，心神不宁，夜不能眠者，可加酸枣仁 30 g，合欢皮 15 个，或珍珠母 30 g、龙骨 30 g，重镇安神止痒。

治疗要点：防"木旺克土"，加重病情，在养血疏肝的同时，注意健脾，配合使用健脾之药，如太子参、沙参、白术、山药等，使"脾旺不受邪"，可控制湿疹的复发。止痒多用镇静安神、平肝熄风之品，如生龙骨、生牡蛎、珍珠母、磁石、石决明、酸枣仁、柏子仁、合欢皮、夜交藤等。除了药物治疗，应注重心理疏导，避免七情不遂及过度劳累。

## 12. 阴虚肤燥证

临床表现：小儿多见，见于反复发作者。以局部皮肤干燥、肥厚、苔藓样变，上覆白色鳞屑，有色素沉着，皮疹易出现在肘、膝及颈部，夜间瘙痒，舌红或瘦小，苔少或花剥苔，脉细或弦细。

证候分析：小儿常"阳常有余，阴常不足"，稚阴稚阳之体，易生热化燥，反复发作，耗伤阴血，血不养肤，内风引动，肌肤失养，则皮肤干燥，夜间瘙痒，舌红苔少或花剥苔，脉细或弦细为阴虚肤燥之征象。

辨证要点：体型偏瘦的小儿多见。

治则：扶正祛邪。

治法：滋阴润燥，熄风止痒。

内治方药：滋阴除湿汤加味（川芎 10 g，当归 10 g，白芍 15 g，生地 15 g，黄芩 10 g，陈皮 10 g，知母 6 g，柴胡 10 g，泽泻 10 g，浙贝母 10 g，黑芝麻 20 g）。

汗出明显者，可加用乌梅 10 g，五味子 5 g；纳差者，注意调理脾胃，用健脾之品，加山楂、薏苡仁各 10 g，鸡内金 6 g，山药 20 g；舌尖红者，加淡竹叶 10 g，灯芯草 10 g，莲子心 5 g。

治疗要点：小儿要重视脾胃的调理，在滋阴的同时，多加用消食导滞之品。同时，小儿多"脾常不足，心常有余，"因脾胃虚弱，气血生化乏

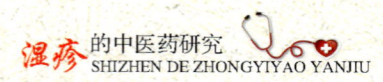

源，心失所养，易致心火亢盛。故治疗时要兼顾清心火，如用灯芯草、淡竹叶、莲子心等，滋阴的同时辅以健脾清心之法。

### 13. 脾肾两虚证

临床表现：急性者，皮损色淡，见淡红斑，散在淡红或皮色丘疹、丘疱疹，抓破有渗液。慢性湿疹，表现为冬季复发或加重。皮损表现为增厚浸润，颜色暗红或灰褐色，表面粗糙，覆盖少许细碎鳞屑，常因搔抓而呈苔藓样变，或因抓破而结痂；多发于下肢，渗出不多，瘙痒，常冬重夏轻。伴面色晦暗或萎黄，无光泽，形体偏胖，或有浮肿，容易疲倦，畏寒喜温，四肢发凉，或腰以下冷。大便偏溏，小便清长。舌淡嫩，苔白或白腻，脉沉细。

证候分析：素体阳虚，若温煦失职，阴寒内生，气化无力，水饮自生；或过用寒凉，或生嗜冷食，损伤脾阳，运化失调，水湿内生，走串肌肤，浸淫成疮。或复感风寒之邪，客于肌肤，为寒所郁，外不宣透，阻滞经络，寒湿相兼则可为寒湿证。先天不足，后天失调，生化乏源，脾失健运，脾虚日久，累及肾阳，肾阳不足，命门火衰，火不生土则脾阳失健运，成为脾肾两脏阳气俱虚的证候，同时寒湿之邪易耗损脾肾阳气，易致病程缠绵不愈，发为慢性湿疹。多伴见面色晦暗或萎黄，无光泽，形体偏胖，或有浮肿，容易疲倦，畏寒喜温，四肢发凉，或腰以下凉冷。大便偏溏，小便清长。舌淡嫩，苔白或白腻，脉沉细。

辨证要点：面色无华，形寒肢冷，精神萎靡，食冷或遇冷皮疹、瘙痒加重。

治则：扶正为主，兼以祛邪。

治法：补脾益肾，温阳化湿。

内治方药：升阳除湿防风汤加减（苍术10g，白术10g，青皮10g，法半夏15g，防风10g，川芎10g，乌药、小茴香、吴茱萸各6~10g，茯苓20g）。附子理中丸加减（制附片10g，党参15g，干姜10g，炙甘草10g，苍术 10 g，炒白术 15 g，茯苓 30 g）。

伴纳差、腹胀者，加焦三仙、陈皮、山药健脾运中，行气化湿；瘙痒明显者，加刺蒺藜 15 g，地肤子 15 g，蛇床子 15 g；伴气急而喘者，加麻黄 10 g，白果 10 g，桑白皮 10 g。

治疗要点：首先分清寒湿的来源，外感寒湿明显者，重点在散寒除湿，兼以祛风止痒，方用升阳除湿防风汤。减轻皮疹及瘙痒后，温补脾肾，方用附子理中丸，扶助正气，改善体质。注意保暖，忌食生冷。

## 三　辨病与辨证结合的治疗

湿疹的治疗，临床需辨病辨证相结合，力求"西医诊断明确，中医辨证准确"，由此遣方用药，有的放矢，才能达到好的疗效。参照《中医病证诊断疗效标准》的观点，首先要明确诊断，即中医所谓的"辨病"。同时可参考西医将湿疹根据病情、病程分期的方法辨证。如湿热内蕴，热盛于湿，多见于急性湿疹或慢性湿疹急性发作期。湿热内蕴，湿重于热，多见于亚急性湿疹。脾虚血燥，肌肤失养，多见于慢性湿疹。这也是符合中医诊断标准，临床简洁有效的分型方法。针对一些特殊类型的湿疹，更需要辨病辨证相结合，才能对疾病有正确认识。

下面列出的湿疹，有些是中医的一个证候，如裂纹性湿疹、钱币状湿疹，根据临床表现和体征分析，是中医的血虚肤燥，或者兼夹血瘀，所以，如果临床对中医的辨证不熟悉，可以直接辨病施治，或者按照文中提出的治疗、用药要点、临床特点，在基本处方的基础上加减药物，体现辨证施治的精神。

### 1. 自身敏感性湿疹

自身敏感性湿疹是患者对自身所患湿疹经刺激后产生的对某种物质过敏所引起的全身性炎症反应。患者原有皮肤病多数为湿疹病灶，经外用药或不适当的处理后，局部炎症加剧，出现渗出或细菌感染，患者对其自身皮肤组织所产生的蛋白质或自体组织蛋白质合并脓性渗液中的细菌毒素和组织的化学物质发生过敏所致。此时机体呈现自体敏感状态或自体湿疹化状态。本病常突然发生，在原有皮损附近及全身泛发，多见散在丘疹、丘疱疹及小水疱，呈群集性，可互相融合，泛发或对称分布。以前臂屈侧、手背、大腿伸侧常见，进一步蔓延全身，伴有明显的瘙痒，可见沿搔抓部位呈线状分布的皮损，伴烧灼感，附属淋巴结肿大，甚至低热和全身不适。从原发皮损至发生全身泛发皮疹，一般需经 7~10 天。病程经过视原发损害而定，原发损害减轻或消退，该病亦随之减轻或消退。病程短者 10 天左右，长者可迁延数月。反之损害加重，继续扩大。根据发病前先有原发性病损，经不适当处理或继发感染，随后随着原发灶病变恶化而四肢和躯干发生丘疱疹改变，自觉瘙痒，不难做出诊断。

中医认为，本病多因湿热内蕴，外感风邪，风湿热邪相搏而发，或因禀性不耐，毒热炽盛而促其泛发。急性期大多数患者属于风热证或热入营血证，可采用消风散或凉血消风散治疗。待症状缓解后，辨证使用参苓白术散、半夏泻心汤、紫苏生姜黄连饮，调理脾胃，改善体质。

## 2. 传染性湿疹样皮炎

传染性湿疹样皮炎多发生在有传染性分泌物的病灶周围，其脓性分泌物或渗出物引起周围皮肤出现湿疹样改变。本病发生前其附近已先有慢性细菌性感染病灶，如中耳炎、褥疮、溃疡及瘘管等。从这些病灶中排出大量的分泌物，使周围皮肤受到刺激，致敏而发病。表现为病灶周围皮肤潮红或鲜红，边界清楚，可见密集小丘疹、水疱，表面覆有脓性或浆液性分泌物和痂皮，皮损周围炎症显著，向周围扩大蔓延，有时周围出现一圈即将剥脱的鳞屑或鳞痂，其下常有积脓，附近淋巴结肿大。具有自家接种的特点，搔抓可使皮损呈线状分布。自觉瘙痒但较湿疹为轻。

本病应积极治疗原发病，注意解毒类药物的使用，如忍冬藤、野菊花，千里光。可根据湿热的偏甚，辨证使用银翘散、消风散、龙胆泻肝汤和除湿胃苓汤。

### 3. 钱币状湿疹

钱币状湿疹常见于冬季皮肤干燥时，病因不清。精神因素、饮酒、药物、肥皂、热水刺激等均可使本病加重。也有认为是异位性皮炎的一种。表现为直径1~3 cm边界较清楚的圆形损害，为密集的红色小丘疹或丘疱疹，多有渗液。慢性者皮损肥厚，表面有结痂及鳞屑。损害的周围散在丘疹、水疱，常呈卫星状分布。多发于手足背、四肢伸侧、肩、臀、乳房等处，有患者自觉剧烈瘙痒。该型湿疹多为慢性，一般不需要内服药物。如果瘙痒影响生活，可用当归饮子加味（主要是除湿的木通、薏苡仁；软坚的夏枯草、牡蛎、鸡内金；活血的鸡血藤）内服，疗程一般一月以上。

### 4. 裂纹性湿疹

裂纹性湿疹，老年多发，多见于冬季，好发于下肢胫前，皮肤脱水干燥所致，临床见红斑、干燥鳞屑、细小裂纹，辨证多因血虚肤燥，可用当归饮子加减，养血润肤。

### 5. 婴儿湿疹

婴儿湿疹俗称"奶癣"，好发于婴儿头面部，急性或亚急性湿疹。轻者：轻度的红斑、小丘疹；重者：大片红斑、丘疹、丘疱疹。中医认为，"母食五辛，遗热于儿"或"胎中血热，落草受风"的遗热、遗毒、血热生风等致病。婴儿服药困难，治疗首先选择外治法：如湿敷法、外用油剂。如皮疹较重或泛发性婴儿湿疹，宜选用中医辨证治疗，可采用清热利湿、健脾渗湿、清心泻火、祛风止痒之法。要重视小儿脾胃，在健脾的基础上祛风、清热、利湿、解毒，才能取得良效。方药力求精简，处方宜轻巧灵活。

### 6. 耳部湿疹

耳部湿疹又称"旋耳疮"，好发于耳窝、耳后皱襞及耳前部，皮损以潮红、糜烂、流滋、结痂及裂隙，耳根裂开，如刀割之状，痒而不痛，多对称发生。自觉瘙痒灼热。

辨证属风热湿邪浸渍，治宜清热利湿，疏风止痒。若风邪偏重，可选消风散（《外科正宗》）加减；若湿邪偏重，可选萆薢渗湿汤（《疡科心得集》）加减；若湿热蕴结，可选龙胆泻肝汤（《医方集解》）加减。

### 7. 眼睑湿疹

眼睑湿疹，初起眼睑皮肤灼痒红肿，继之可红赤如涂朱砂，起水疱，渗出黏液，甚或为脓疱，破后则糜烂，胶黏结痂。

辨证属湿热内蕴，当治以清热除湿，方可选泻黄散（《小儿药证直诀》）加减。以石膏、山栀子清泻脾胃积热，藿香、防风升散郁热，甘草甘缓和中。湿热毒盛者，加土茯苓、金银花、蒲公英；瘙痒重者，加苍耳子、蝉衣、地肤子；赤痛重者，加赤芍、生地、牡丹皮。

### 8. 乳房湿疹

乳房湿疹又称"乳头风"，主要发生在女性，表现为皮肤潮红或暗红斑、丘疹、丘疱疹、糜烂、流滋，上覆以鳞屑，或结黄色痂壳，自觉瘙痒，或因皲裂而引起疼痛。属中医学乳头风范畴，多见于哺乳期妇女，皮损发于乳头、乳晕及其周围，呈棕红色，边界清楚，潮湿、糜烂、流滋，间覆以黄色薄痂或鳞屑，自觉瘙痒，或兼有疼痛。辨证属湿热蕴结，治宜清热除湿，女子乳房属胃、乳头属肝，故可从胃或肝论治，以清泻脾胃湿热或肝胆湿热之法，方选清胃散（《脾胃论》）加逍遥散或龙胆泻肝汤（《医方集解》）加减。

### 9. 脐部湿疹

脐部湿疹又称"脐疮"，皮损在脐部或脐周，表现为鲜红斑或暗红斑、糜烂、渗出、结痂、易感染而有臭味。染毒易出现红肿热痛，伴发热、畏寒、便秘、溲赤。边界清楚，少波及周围皮肤，由于多发于脐窝之处，易于藏污纳垢，复由洗浴汗出，更衣不勤，或尿液秽浊，沾湿浸渍，或由局部瘙痒，抠抓不洁，久则湿热秽浊，侵袭肤表而成本病。属中医学脐湿疮范畴，辨证属湿热蕴结，治宜清热解毒，除湿止痒，方可选除湿胃苓汤（《医宗金鉴·外科心法要诀》）、黄连解毒汤（《肘后备急方》）加减。

### 10. 手部湿疹

手部湿疹属中医学痛疮范畴，皮损主要发生于手足掌跖及指（趾）间等，由于手部易接触各种致病因素而易发生湿疹。发病率高，起病缓慢，皮损形态多样，边界不清，急性期表现为手足部潮红、丘疹、丘疱疹、水疱、糜烂、流滋、结痂，痒甚。反复发作者，可致皮肤肥厚粗糙，冬季可见裂隙。

中医辨证为湿热蕴结，为湿热久留气分不解，郁蒸于肌表而成。治宜清泄湿热、透邪外达，方选薏苡竹叶散（《温病条辨》）加减。以连翘、竹叶辛凉疏表，薏苡仁、白蔻仁、滑石、茯苓、通草淡渗利湿清热，使热从气化而散，湿从小便而去，可加桑枝、桂枝。

### 11. 外阴湿疹

外阴湿疹，急性者红肿、渗出、糜烂；慢性时呈苔藓样变，皮损主要发生在男性阴囊、女性外阴、肛周区域。多因内有湿热，外感风邪，内外两邪相合浸淫肌肤而成。

急性者多为湿热下注，聚于外阴，局部有湿润（像抹过猪油一样）感觉，肿胀明显，轻度糜烂、渗出、结痂和明显浸润、肥厚、皮肤局部发亮及色素加深，根据瘙痒轻重不同，可以有抓痕。使用龙胆泻肝汤加减：苦参 10 g，当归 5 g，龙胆草 5 g，黄芩 10 g，蛇床子 10 g，黄芪 10 g，泽泻

10 g，蝉蜕 10 g，柴胡 10 g，地肤子 10 g，苍术 10 g，白蒺藜 15 g。阴部潮湿者，黄芪 10 g，泽泻 30 g，注意连续使用不超过五天，以免里湿太过伤阴。因湿性下趋，应随时注意使用利湿药物。

慢性者水肿不明显，阴囊皮肤上有薄痂和鳞屑，呈灰色，皮肤浸润变厚，可以有裂缝，常因瘙痒有不规则色素减退。肛周可见辐射状皲裂。阴部干燥，应养血祛风止痒。药用生地黄 15 g，当归 5 g，川芎 5 g，白芍 10 g，珍珠母 20 g，荆芥 10 g，防风 10 g，蝉蜕 10 g，薄荷 10 g，柴胡 10 g，地肤子 10 g，泽泻 10 g，苦参 10 g，炒酸枣仁 20 g。

不管是潮湿还是干燥，局部要避免过热的水刺激，只需使用温水清洗即可。

### 12. 头面部湿疹

头面部湿疹，发于头皮者，边界不清的红斑、上有鳞屑，多有糜烂、流滋、结黄色厚痂，呈"焦头烂额"状。有时头发黏集成束，易染毒流脓成痂引起脱发。发于面部者，多有淡红色斑片，上覆以细薄的鳞屑，自觉瘙痒。病因复杂，常因某种诱因加重。头部可用《医宗金鉴》消风散加桑枝、白芷、藁本。面部可用《温病条辨》桑菊饮加刺蒺藜、蝉蜕治疗。

### 13. 瘀积性湿疹

瘀积性湿疹是下肢静脉曲张所致的湿疹，因风湿毒邪日久入络，邪瘀阻滞的病证。表现为下肢胫前见紫红或紫黑色斑片，间杂丘疹、丘疱疹、渗液、糜烂、结痂、肥厚、粗糙、苔藓样变，下肢静脉曲张明显，自觉肿胀瘙痒，伴有下肢沉重乏力不适。舌质暗红，苔白腻，脉沉细等。可参照前面辨证分型的湿热下注证、湿毒蕴结证、血虚肤燥证治疗。

### 14. 光敏性湿疹

光敏性湿疹，部分患者有明显的光敏感，现多认为光敏性湿疹系禀性不耐，湿热内蕴，再外受风湿热邪，复感光毒，引动血热，毒热入血而致病。应采用凉血解毒，清热除湿之法治疗。药物可选用青蒿宣化湿热，透发血分伏热，茵陈、地骨皮清热利湿凉血，另以苦参、秦艽、栀子、茅根、生地、槐花、丹参、赤芍、紫草等共奏清热利湿，凉血解毒的功效。

（黄时燕）

**参考文献**

[1] 罗汉超，吴军. 中西医结合皮肤性病手册［M］. 成都：四川科学技术出版社，2007.

[2] 杨志波，范瑞强，邓丙戌. 中医皮肤性病学［M］. 北京：中国中医药出版社，2010.

[3] 中医研究院广安门医院. 朱仁康临床经验集［M］. 北京：人民卫生出版社，1979.

[4] 杨素清，苗钱森. 当代中医皮肤科临床家丛书（王玉玺）［M］. 北京：中国医药科技出版社，2014.

[5] 陈勇，安家丰，姜燕生，等. 中医药治疗光敏性皮肤病 89 例疗效观察［J］. 北京中医，2002，3：20.

[6] 冯国强. 中药治疗 30 例光敏性皮肤病临床观察［J］. 中国中西医结合皮肤性病学杂志，2003，2（1）：43.

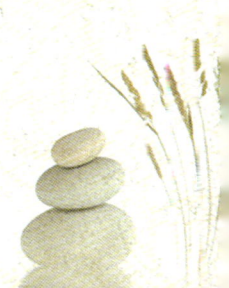

第五章

湿疹的其他治疗方法

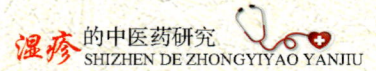

# 一　上市中成药

## （一）内服中成药

### 1. 湿毒清胶囊

组成：地黄、当归、丹参、蝉蜕、苦参、白鲜皮、甘草、黄芩、土茯苓。

功效：养血润肤，祛风止痒。

适应证：用于血虚风燥所致的风瘙痒，症见皮肤干燥、脱屑、瘙痒伴有抓痕、血痂、色素沉着；皮肤瘙痒症见上述证候者。

用法：口服，每次3~4粒，每日3次。

禁忌证：孕妇及过敏体质者慎服。

其他注意事项及评价：①忌烟酒、辛辣、油腻及腥发食物。②用药期间不宜同时服用温热性药物。③儿童、老年、哺乳期患者及患有其他疾病者应在医师指导下服用。④因糖尿病、肾病、肝病、肿瘤等疾病引起的皮肤瘙痒，不属本品适应范围。⑤患处不宜用热水洗烫。⑥服药7天症状无缓解，应去医院就诊。⑦对本品过敏者禁用，过敏体质者慎用。⑧皮肤科常用于亚急性、慢性湿疹无明显渗液，皮肤干燥脱屑，瘙痒剧烈等患者的治疗。

### 2. 当归苦参丸

组成：当归、苦参。辅料为蜂蜜、玉米朊。

功效：凉血，祛湿。

适应证：用于血燥湿热引起的头面生疮，粉刺疙瘩，湿疹刺痒，酒糟鼻赤。

用法：口服，每次1袋（6 g），每日2次。

禁忌证：尚不明确。

治疗湿疹其他的注意事项及评价：①忌烟酒、辛辣、油腻及腥发食物。②切忌以手挤压患处。③用药期间不宜同时服用温热性药物。④孕妇或哺乳期妇女慎用。儿童、年老体弱者或患有其他疾病者应在医师指导下服用。⑤不宜滥用化妆品及外涂药物，必要时应在医师指导下使用。⑥如有多量结节、囊肿、脓疱等应去医院就诊。⑦服药两周症状无缓解，应去医院就诊。⑧对本品过敏者禁用，过敏体质者慎用。

### 3. 消风止痒颗粒

组成：防风、蝉蜕、地骨皮、苍术、亚麻子、当归、地黄、关木通、荆芥、石膏、甘草。

功效：消风清热，除湿止痒。

适应证：丘疹样荨麻疹，也用于湿疹、皮肤瘙痒症。

用法：口服，每日3次，每次12g或遵医嘱。

禁忌证：孕妇忌服。

其他注意事项及评价：①忌生冷、油腻食物。②有高血压、心脏病、肝病、糖尿病、肾病等慢性病严重者应在医师指导下服用。③儿童、经期及哺乳期妇女、年老体弱者应在医师指导下服用。④消化道溃疡、肾性高血压患者慎服或遵医嘱。⑤如有感冒、发热、鼻咽痛等患者，应暂停服用。⑥对本品过敏者禁用，过敏体质者慎用。⑦本品性状发生改变时禁止使用。⑧儿童必须在成人监护下使用。

### 4. 润燥止痒胶囊

组成：何首乌、制何首乌、生地黄、桑叶、苦参、红活麻。

功效：养血滋阴，祛风止痒，润肠通便。

适应证：用于血虚风燥所致的皮肤瘙痒，痤疮，便秘。

用法：口服，每次4粒，每日3次。

禁忌证：尚不明确。

其他注意事项及评价：①忌烟酒、辛辣、油腻及腥发食物。②用药期间不宜同时服用温热性药物。③患处不宜用热水洗烫。④孕妇慎用，儿童、年老体弱及患有其他疾病者应在医师指导下服用。⑤因糖尿病、肾病、肝病、肿瘤等疾病引起的皮肤瘙痒，不属本品适应范围。⑥切忌用手挤压患处，如有多个结节、囊肿、脓疱等应去医院就诊。⑦不宜滥用化妆品及外涂药物，必要时应在医师指导下使用。⑧服药七天症状无缓解，应去医院就诊。⑨对本品过敏者禁用，过敏体质者慎用。⑩皮肤科常用于血虚风燥型湿疹所致皮肤瘙痒。

### 5. 金蝉止痒胶囊

组成：金银花、栀子、黄芩、苦参、黄柏、龙胆、白芷、白鲜皮、蛇床子、蝉蜕、连翘、地肤子、地黄、青蒿、广藿香、甘草。

功效：清热解毒，燥湿止痒。

适应证：用于湿热内蕴所引起的丘疹性荨麻疹，夏季皮炎等皮肤瘙痒症状。

用法：口服，每次6粒，每日3次，饭后服用。

禁忌证：孕妇禁用。

其他注意事项及评价：婴幼儿、脾胃虚寒者慎用。如与其他药物同时使用可能会发生药物相互作用，详情请咨询医师或药师。本药用于湿热内蕴所致湿疹皮肤瘙痒，效可。

### 6. 防风通圣颗粒

组成：防风、荆芥、麻黄、薄荷、生石膏、桔梗、连翘、黄芩、大黄、芒硝、栀子、当归、川芎、白芍、白术、甘草。

功效：解表通里，清热解毒。

适应证：用于外寒内热，表里俱实，恶寒壮热，头痛咽干，小便短赤，大便秘结，瘰疬初起，风疹湿疮。

用法：每日2次，每次1袋（3g）。

禁忌证：脾虚便溏者忌用。

其他注意事项及评价：偶见腹泻。孕妇慎用；运动员慎用。

### 7. 玉屏风颗粒

组成：黄芪、白术、防风。

功效：益气，固表，止汗。

适应证：用于表虚不固，自汗恶风，面色㿠白，或体虚易感风邪者。

用法：开水冲服，每次 5 g，每日 3 次。

禁忌证：尚不明确。

其他注意事项及评价：①忌油腻食物。②本品宜饭前服用。③按照用法用量服用，小儿、孕妇、高血压、糖尿病患者应在医师指导下服用。④服药两周症状无明显改善，或症状加重者，应立即停药并去医院就诊。⑤对本品过敏者禁用，过敏体质者慎用。⑥作者用本药治疗舌淡，苔白，脉细，伴气短乏力虚证型湿疹，效可。

### 8. 龙胆泻肝丸

组成：龙胆、黄芩、泽泻、盐车前子、地黄、柴胡、栀子（炒）、木通、酒当归、炙甘草。

功效：清肝胆，利湿热。

适应证：用于肝胆湿热，头晕目赤，耳鸣耳聋，耳肿疼痛，胁痛口苦，尿赤涩痛，湿热带下。

用法：口服，每次 3~6 g，每日 2 次。

禁忌证：孕妇慎用。

其他注意事项及评价：①忌烟、酒及辛辣食物。②不宜在服药期间同时服用滋补性中药。③有高血压、心脏病、肝病、糖尿病、肾病等慢性病严重者应在医师指导下服用。④服药后大便次数增多且不成形者，应酌情减量。⑤孕妇慎用。儿童、哺乳期妇女、年老体弱及脾虚便溏者应在医师指导下服用。⑥服药三天症状无缓解，应去医院就诊。⑦对本品过敏者禁用，过敏体质者慎用。

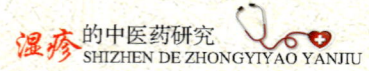

### 9. 参苓白术颗粒

组成：人参、麸炒白术、茯苓、山药、薏苡仁、莲子、白扁豆、砂仁、桔梗、甘草。

功效：健脾、益气。

适应证：用于体倦乏力，食少便溏。

用法：口服，每次 6 g，每日 3 次。

禁忌证：尚不明确。

其他注意事项及评价：①泄泻兼有大便不通畅，肛门有下坠感者忌服。②服本药时不宜同时服用藜芦、五灵脂、皂荚或其制剂。③不宜喝茶和吃萝卜，以免影响药效。④不宜和感冒类药同时服用。⑤高血压、心脏病、肾脏病、糖尿病严重患者及孕妇应在医师指导下服用。⑥本品宜饭前服用或进食同时服。⑦按照用法用量服用，小儿应在医师指导下服用。⑧服药两周后症状未改善，应去医院就诊。⑨对本品过敏者禁用，过敏体质者慎用。⑩本药与玉屏风颗粒效果有相似，都用于虚证型湿疹，但本药多用于气虚合并食少，大便稀溏，伴舌淡胖大有齿痕等湿疹者。

## （二）外用中成药

### 1. 青鹏软膏

组成：棘豆、亚大黄、铁棒锤、诃子（去核）、毛诃子、余甘子、安息香、宽筋藤、人工麝香。

功效：活血化瘀，消炎止痛。

适应证：皮肤瘙痒，湿疹。

用法：外用，每日 2 次，涂抹于患处。

禁忌证及注意事项：请勿口服，放在儿童触及不到之处；破损皮肤禁用；孕妇禁用。

**2. 除湿止痒软膏**

组成：蛇床子、黄连、黄柏、白鲜皮、苦参、虎杖、紫花地丁、地肤子、萹蓄、茵陈、苍术、花椒、冰片。

功效：清热除湿，祛风止痒。

适应证：用于急性、亚急性湿疹证属湿热或湿阻型的辅助治疗。

用法：外用，每日3~4次，涂抹于患处。

禁忌证及注意事项：使用时可出现瘙痒、皮损加重、刺痛等局部刺激症状。

**3. 消炎癣湿药膏**

组成：升药底、蛇床子、升华硫、樟脑、冰片、苯酚。

功效：杀菌，收湿，止痒。

适应证：用于头癣、体癣、足癣、慢性湿疹、滋水瘙痒、疥疮等。

用法：外用，每日2~3次，涂抹于患处。

禁忌证及注意事项：本品仅供外用。不得口服。本品含毒性药，不宜大面积使用。

**4. 丹皮酚软膏**

组成：主要成分为丹皮酚、丁香油。

功效：消炎止痒。

适应证：用于各种湿疹、皮炎、皮肤瘙痒及蚊虫叮咬红肿等各种皮肤疾患。

用法：外用，每日2~3次，涂抹于患处。

禁忌证及注意事项：偶见皮肤刺激如烧灼感，或过敏反应如皮疹、瘙痒等。

**5. 蜈黛软膏**

组成：蜈蚣、蛇床子、硫黄、白矾、浙贝母、青黛、黄柏、山慈菇、

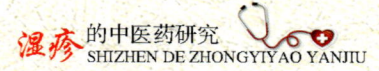

五倍子、冰片。

功效：清热燥湿，祛风止痒。

适应证：用于风湿热邪所致亚急性、慢性湿疹的辅助治疗。

用法：外用，每日2次，涂抹于患处。

禁忌证及注意事项：局部皮肤糜烂、红肿、灼热、疼痛及渗出严重者慎用。

### 6. 肤舒止痒膏

组成：苦参、土茯苓、淫羊藿、人参、天冬、麦冬、玉竹、黑芝麻、冰片。

功效：清热燥湿，养血止痒。

适应证：用于血热风燥所致的皮肤瘙痒症。

用法：外用，取本品5~10 g于温毛巾上抹擦皮肤，揉摩5~10分钟，用清水冲净即可，每日1次。

禁忌证及注意事项：①本品为外用药，禁止内服。②忌烟酒、辛辣、油腻及腥发食物。③切勿接触眼睛、口腔等黏膜处。皮肤破溃处禁用。④患处不宜用热水洗烫。⑤孕妇慎用。⑥因糖尿病、肾病、肝病、肿瘤等疾病引起的皮肤瘙痒，不属本品适应范围。

## 三 药物外治

### （一）溶液

### 1. 中药塌渍

中药塌渍治疗相当于现代湿敷法，是用大小与病损相当的6~8层纱布或浅色纯棉毛巾浸入新鲜配制的中药液中，待纱布吸透药液后，拧至不滴水为度，随即敷于患处，保证纱布与皮肤紧密接触，每隔10分钟更换一次，连用 3 次，每日可重复 2~3 次（见图 5-1）。

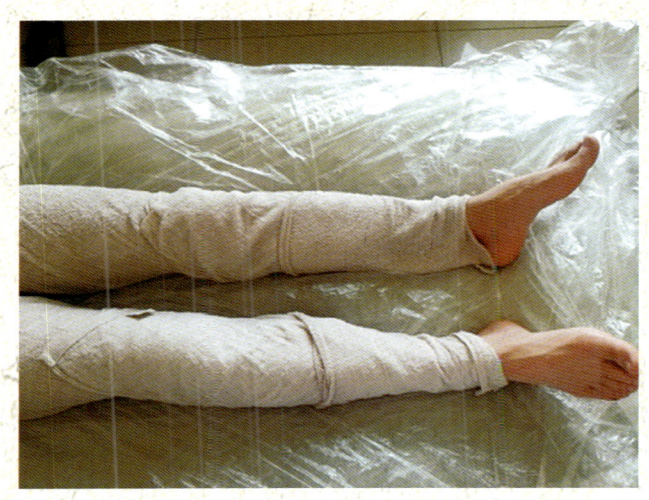

图 5-1　中药塌渍

方剂组成：选用黄柏、生地榆、马齿苋、苦参等煎汤；或选用 10% 黄柏溶液。

功效：清热燥湿止痒。

适应证：用于炎症较重、渗出明显的皮损。

用法：采用中药溶液浸湿消毒纱布 4~6 层后，拧至不滴水对皮损进行冷湿敷，每次 30 分钟，每日 2~3 次或遵医嘱。

禁忌证：年老体弱、恶病质者，或外感发热者慎用。

其他注意事项：①每次塌渍的溶液必须新鲜配制。②塌渍材料必须密切接触皮损面，尤其在耳后、肛周、指趾间等部位。③塌渍面积较大时，注意保暖，防止感冒等，尤其老人小孩。在冬季，颈胸部位最好不用冷法塌渍。④塌渍垫不能滴水，但亦不可过干。⑤热塌渍温度不可过高，避免引起烫伤。⑥每次塌渍完毕后应将塌渍垫洗净，煮沸消毒后方可再用。

101

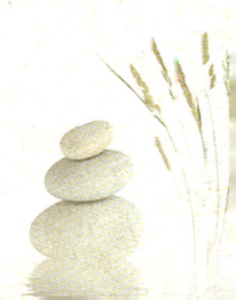

## 2. 中药熏洗疗法

中药熏洗疗法是以中医基本理论为指导，用中草药煎汤熏洗局部或全身，利用药物和水的特性，达到防治疾病目的的一种外治技法（见图5-2，图5-3）。

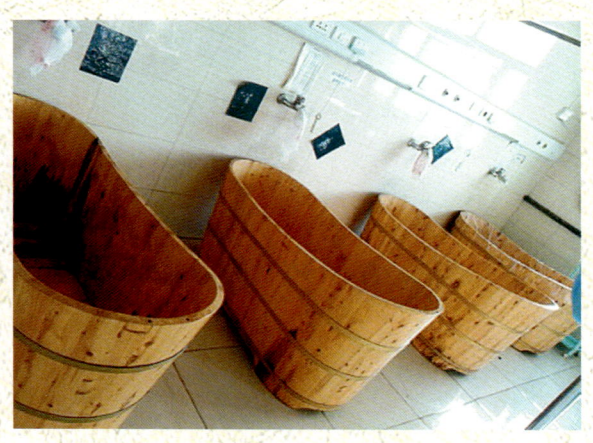

图 5-2　熏洗木桶

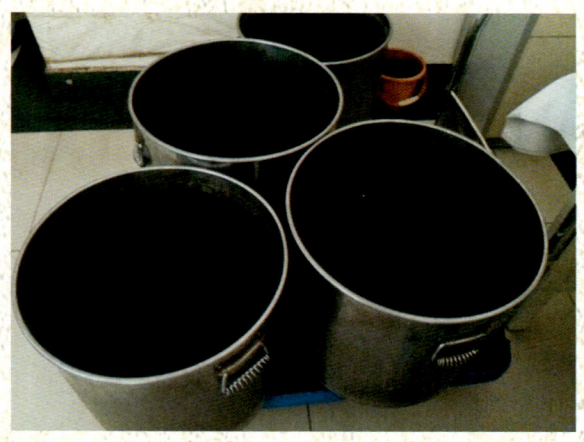

图 5-3　熏洗用的中药液

方剂组成：急性期可选用苦参、白鲜皮、地肤子、马齿苋、黄柏、地榆、千里光等药物；慢性湿疹可选用当归、桃仁、生地、鸡血藤、蛇床子、土荆皮。

功效：急性期清热燥湿、凉血止痒；慢性期滋阴养血、润燥止痒。

适应证：用于急性、亚急性和慢性湿疹皮损无明显渗出者。

用法：病变范围小的，可局部洗浴，每日 1~2 次；病变范围大的，可全身洗浴，每日 1 次，每次 20 分钟。

禁忌证：皮疹有糜烂渗液者，发热患者忌用。

其他注意事项：根据不同疾病选用适当中药煎剂，掌握好药物浓度，室温不低于 20 ℃，中药熏洗药物温度直接影响治疗效果，最佳温度在 38~40 ℃，根据患者耐受性及病症的不同，选择合适的温度。

### （二）洗剂

洗剂，是水和粉剂混合在一起的制剂，久置后一些不溶于水的药粉沉淀于水底，使用前需要上下摇晃。

方剂组成：三黄洗剂（大黄、黄柏、黄芩、苦参）。

功效：清热止痒，保护收敛。

适应证：急性无渗出性湿疹。

用法：摇匀，以棉签蘸取药液涂擦患处，每日 3~5 次。

禁忌证：糜烂渗液明显时忌用。

其他注意事项：①本剂型适用于无渗出性皮疹，一旦糜烂渗液加重，应选用溶液湿敷为宜，皮疹转向肥厚干燥，宜选用油膏或软膏外用。②同时注意药物不良反应，一旦出现药物过敏、刺激现象，请立即停用。

### （三）散剂

散剂，是用单味药或复方药物研磨成细或极细粉末而成的制剂，又称粉剂（见图 5-4）。

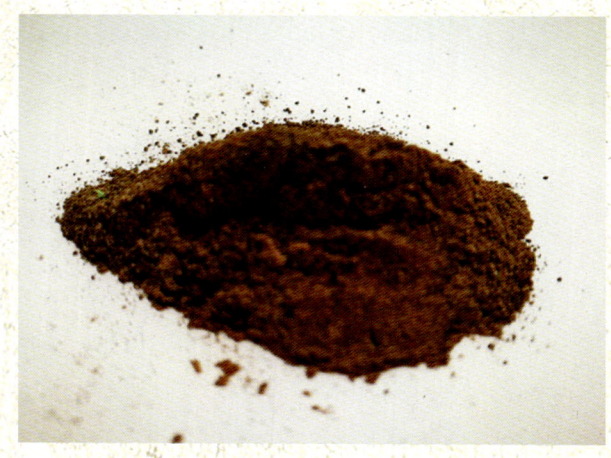

图 5-4　中药散

方剂组成：青黛散（青黛、石膏、滑石、黄柏等）。

功效：收涩止痒，清热解毒。

适应证：适用于无渗出的急性、亚急性湿疹。

用法：扑患处，每天 3~5 次。

禁忌证：急性期渗液、糜烂严重者忌用。

其他注意事项：毛发、皱褶皮肤慎用，以免汗液与散剂混合后继发感染。

## （四）油剂

油剂，是将药物浸泡在植物油中，煎炸或蒸制后去渣得到的制剂（见图 5-5）。常用的植物油有麻油、花生油等。

方剂组成：黄连锌氧油（黄连、氧化锌、芝麻油）。

功效：清热解毒，燥湿收敛止痒。

适应证：用于湿疹，婴儿湿疹。

用法：涂抹患处，每日 3 次。

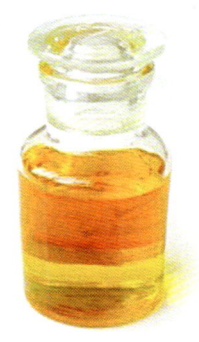

图 5-5　中药油

禁忌证：急性渗出明显或慢性肥厚性皮疹不宜用。

其他注意事项：每次涂药前，先用植物油擦去旧药痂。

## (五) 乳膏剂

乳膏剂，是将药物研细末与油性基质调成均匀细腻的半固体物质 (见图 5-6)。

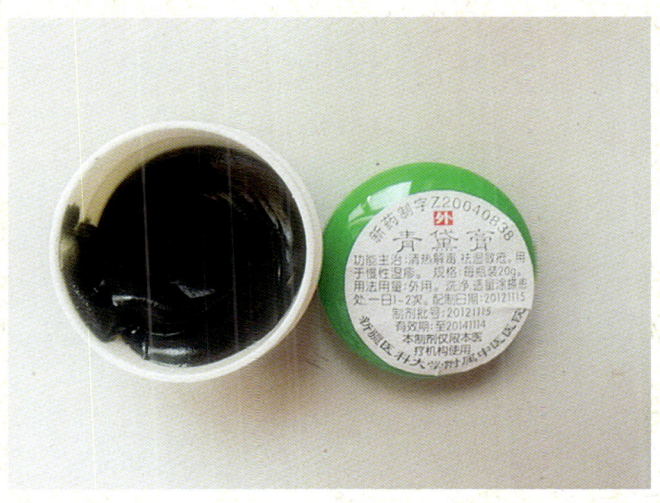

图 5-6　乳膏剂

105

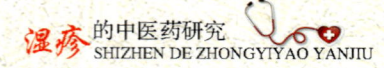

方剂组成：青黛膏（青黛散、凡士林）。

功效：清热解毒，润肤止痒。

适应证：用于皮肤病焮肿痒痛结痂。

用法：将药膏直接涂搽患处，或涂于纱布上，贴敷患处如封包治疗。

禁忌证：急性、亚急性皮疹滋水较多，糜烂较重忌用。

其他注意事项：用于慢性肥厚性皮疹时加用热烘疗法效果更佳。痂壳肥厚皮疹宜涂厚些。

## （六）酊剂

酊剂，是将药物浸泡于75%乙醇或白酒中，密封7~30天，滤去药渣制成的酒浸剂。

方剂组成：白鲜皮、土荆皮、苦参等。

功效：燥湿杀虫，祛风止痒。

适应证：慢性肥厚性皮疹无糜烂渗液处。

用法：外用，涂搽患处，一日2~3次。

禁忌证：急性亚急性皮疹忌用，头面，会阴部皮肤薄嫩处忌用。

其他注意事项：本剂刺激性较强，严格注意适应症选择，以防皮肤刺激过敏。

## 三 非药物外治法

### （一）普通针刺

早在《山海经》中记载"高氏之山，有石如玉，可以为箴"。这是远古时期以砭石代针治疗疾病的佐证。随着历史发展，针具由石针、骨针，发展到现在的青铜针、铁针、金针、银针及不锈钢针。针刺治疗是中医学中的宝贵财富，通过刺激机体特定穴位，得气后达到舒经通络，调和气血，平衡阴阳的作用，现已享誉国内外（见图5-7、图5-8）。

适应证：用于急性、亚急性和慢性湿疹。

方法：常规皮肤消毒，辨证选穴。

主穴：大椎、曲池、合谷、风市、三阴交、阿是穴。

配穴：湿热浸淫型：阴陵泉、陶道、肺俞等；脾虚湿蕴型：脾俞、胃俞等；阴虚血燥型：膈俞、肝俞、血海等。湿热浸淫型用泻法，其余用平补平泻法。针刺得气后留针半小时，1~2日1次。

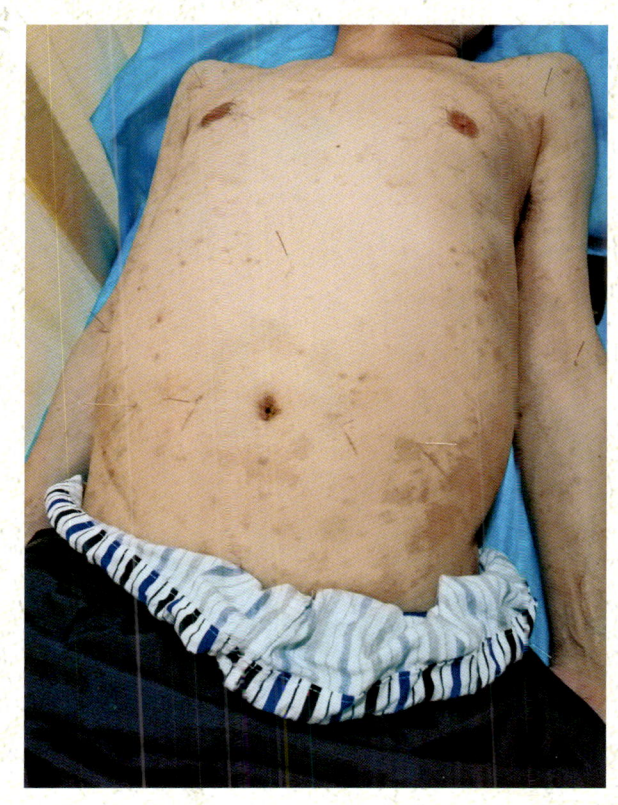

图5-7　腹部慢性湿疹针刺

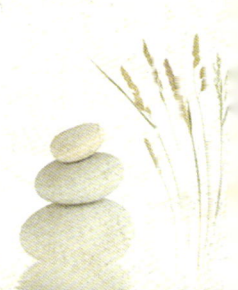

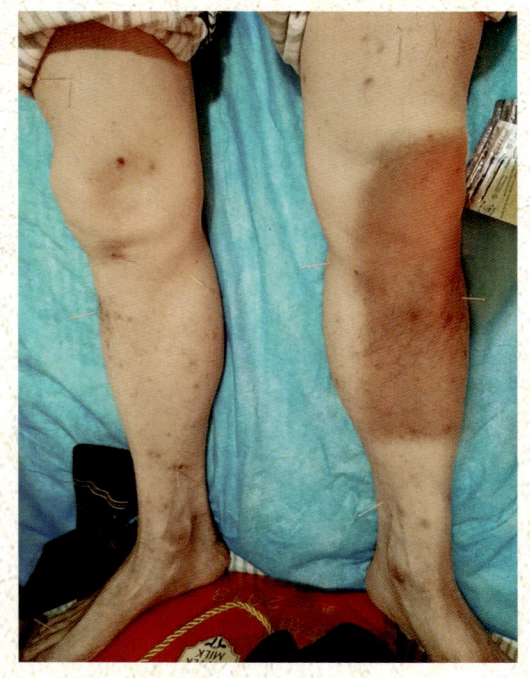

图 5-8　下肢慢性湿疹针刺

## （二）火针

火针疗法古已有之，自《黄帝内经》中首次用文字记载，名"火针""燔针"，当时称"焠刺"。火针具有针和灸的双重作用，火针疗法借"火"之力而取效，善"开门祛邪""以热引热"可以直接快速地驱除滞于经脉的湿热火毒，使疼痛缓解，具有止痒快、疱疹干结快、不易留后遗症等优点（见图 5-9，图 5-10）。

适应证：用于局限性慢性湿疹，皮损肥厚浸润明显者。

方法：常规皮肤消毒，点燃酒精灯，左手持酒精灯，右手持火针，酒精灯加热针体，直至针尖烧至红白，迅速浅刺皮损肥厚处，每周 1 次。

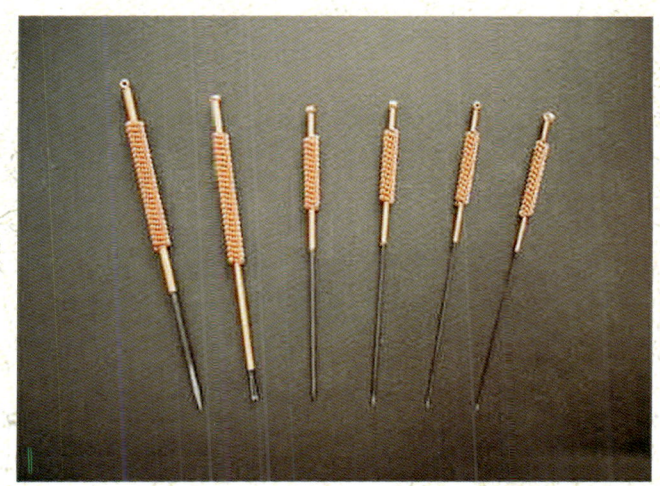

图 5-9　火针针具

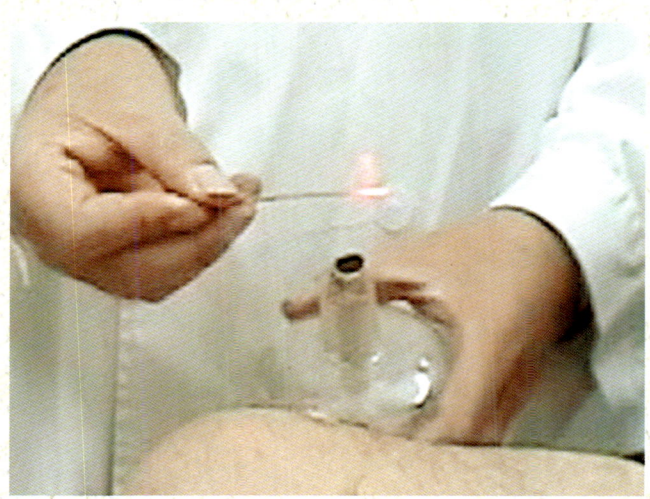

图 5-10　烧针

## （三）耳穴压豆

耳穴压豆，是在耳郭特定穴位，贴压圆形物如白芥子、王不留行等，以治疗疾病的一种方法（见图5-11）。

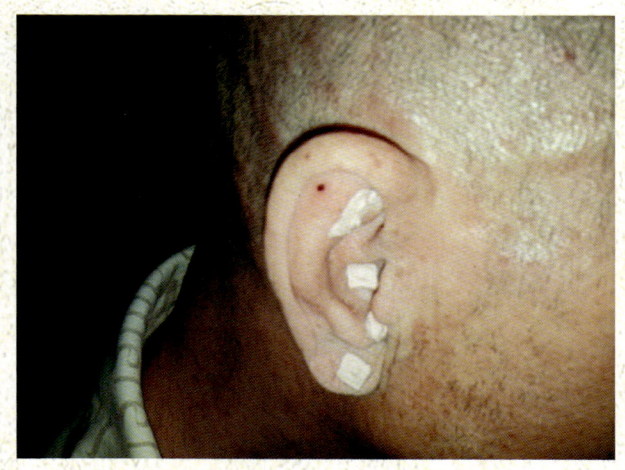

图 5-11　耳穴压豆

适应证：用于急性、亚急性和慢性湿疹。

方法：常规皮肤消毒，然后将粘有王不留行籽的胶布贴压双侧耳穴（主穴为肺、大肠、肾上腺、神门、内分泌等），操作者以拇指和食指置于耳郭的正面和背面进行对压，手法由轻到重，患者出现酸、胀、麻、痛或循经络传导为"得气"。每次每穴按压20秒，每日按压2~4次。

## （四）耳尖放血疗法

耳尖放血疗法，是祖国医学独特一种治疗方法，是用针具刺破耳尖穴，放出少量血液，以治疗疾病的一种方法（见图5-12）。

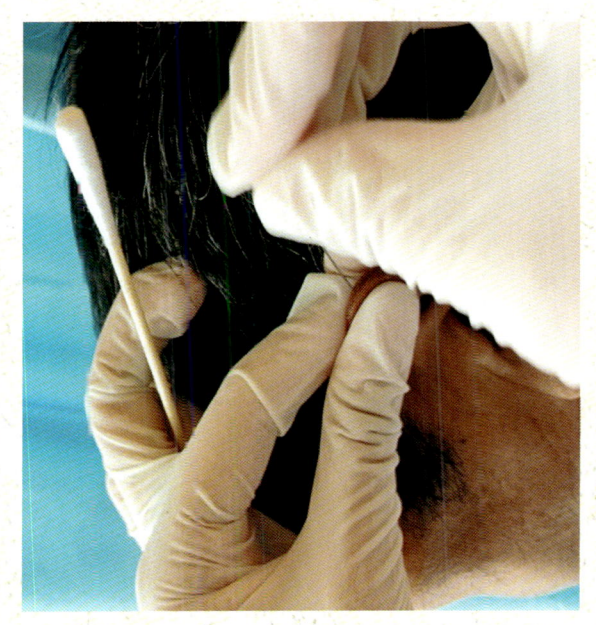

图 5-12　耳尖放血

适应证：湿疹属实证、热证、瘀证患者。

方法：一手持针头及棉棒，另一手固定耳郭，对准穴位迅速刺入 1～2 mm深，随即出针，用双手拇指及食指由边缘向中心轻轻挤压针刺周围耳郭，使其自然出血，继而用棉棒吸取血滴，出血量根据患者疾病及体质决定，一般每次放血5～20 滴。每日 1 次，连续 10 次为 1 疗程，如出血不停止，要采取压迫止血。

（五）穴位注射疗法

用注射器在特定穴位注入一定药物，以治疗疾病的一种方法。

适应证：用于亚急性和慢性湿疹。

方法：局部常规消毒，用一次性 5 ml 注射器抽取苦参素注射液、当归注射液或丹参注射液等，垂直刺入选定的穴位（曲池、合谷、血海、三阴

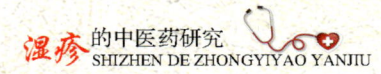

交等），提插捻转得气后，回抽无血注入药液，每穴 1 ml，每日 1 次（见图 5-13）。

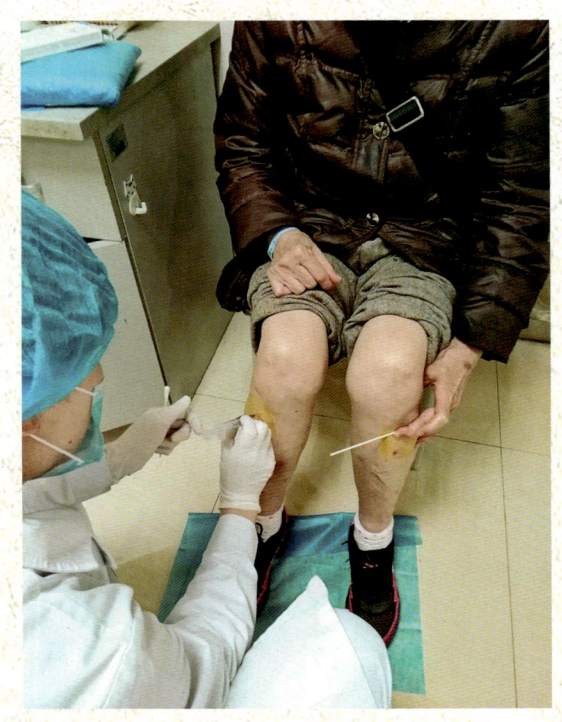

图 5-13　穴位注射

## （六）自血疗法

在穴位注射理念的影响下，自血疗法开始运用于临床，它是指抽取患者外周静脉血，注入患者臀部肌肉、相关穴位或皮损内，从而刺激机体的非特异性免疫反应，达到调理人体内环境，降低机体的敏感性和增强机体免疫力，用以治疗某些疾病的方法（图 5-14，图 5-15）。

适应证：其所治疗的皮肤病大多与机体免疫功能失调，或遗传等因素有关，如湿疹，一般每周 1 次，3 月 1 疗程。

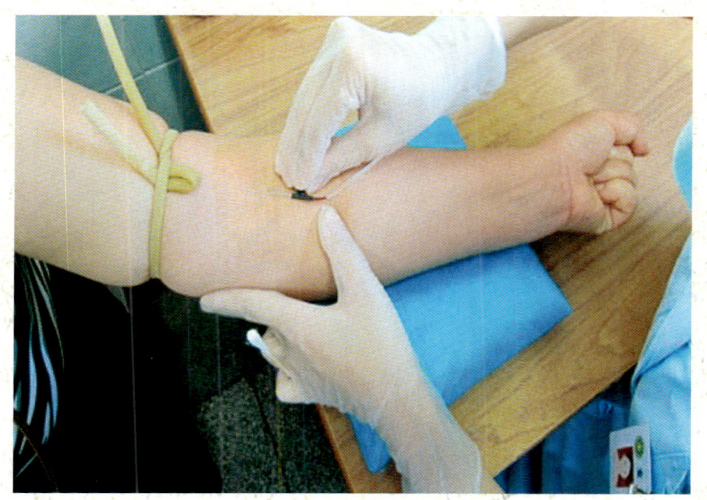

图 5-14　采外周静脉血

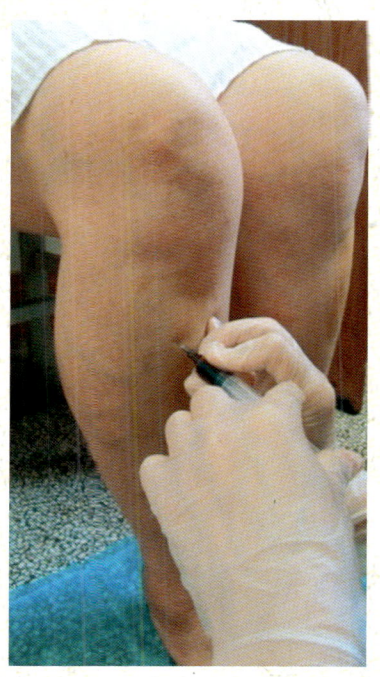

图 5-15　静脉血穴位注射

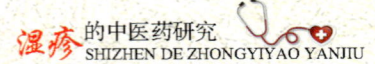

## （七）穴位埋线

穴位埋线是在针灸理论的指导下，把特定的线（羊肠线）埋植在有关穴位中，利用其对穴位的持续性刺激作用来治疗疾病的一种方法（见图5-16）。埋线初期刺激强，可以抑制脏腑阴阳的偏亢部分，后期刺激较弱，可平衡脏腑阴阳，同时起到疏通经络、调和气血，扶正祛邪的功效。

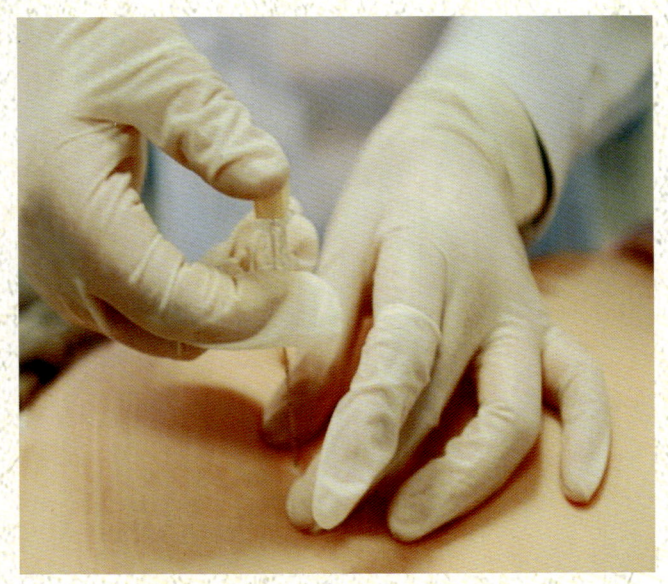

图5-16　穴位埋线

适应证：主要用于湿疹稳定期，无糜烂渗液。

埋线穴位：主要背部膀胱经穴10个，双曲池、双足三里。瘙痒剧烈者取肚脐周围腧穴8个，双曲池、双足三里、双血海。7~14天1次，3次为1疗程。

## （八）拔罐疗法

排除杯筒或罐内空气，以产生负压，让罐吸附于体表以治疗疾病的一种治疗方法。

适应证：湿疹属实证者，拔罐部位无糜烂渗液。

方法：利用燃烧时火焰的热力，排除空气，形成负压，将罐吸附在皮肤上，留置与施术部位 10 分钟，然后将罐起下。一般取膀胱经穴，共 10 个，每日 1 次，每次 5~10 分钟，5 次 1 疗程（见图 5-17）。

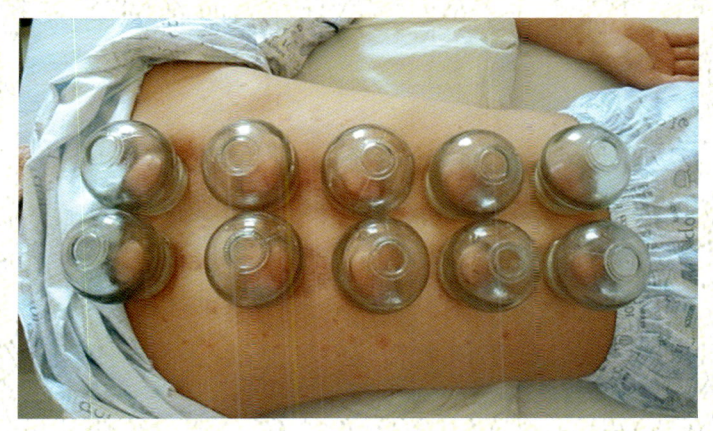

图 5-17　拔罐

## （九）刺络拔罐疗法

刺络拔罐疗法是在《灵枢·官针》论九针中刺络的基础上发展而来的，在应拔罐部位消毒后，用针具点刺出血，再将火罐拔于点刺部位，使之出血，一般留罐 10 分钟取下，出血量依据患者病情和体质决定（见图 5-18）。张子和认为"针刺放血，攻邪最捷"，故此法见效快，疗效好，疗程短。

适应证：用于慢性湿疹皮肤肥厚，苔藓样变者。

方法：常规皮肤消毒后用一次性梅花针在皮损肥厚处叩刺，以皮肤轻微渗血为度，再行拔罐治疗。每日 1 次。

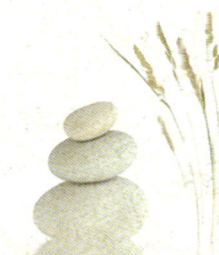

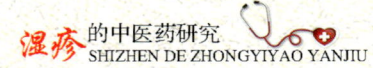

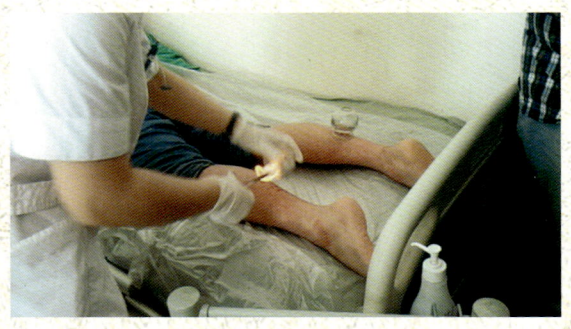

图 5-18　刺络拔罐

## （十）艾灸

艾灸是以艾绒为主要原料，制成艾条或艾炷，熏灼或温熨体表一定部位，通过调整经络脏腑功能以治愈疾病的方法，包括艾条灸（见图 5-19），艾炷灸（见图 5-20）和温针灸。

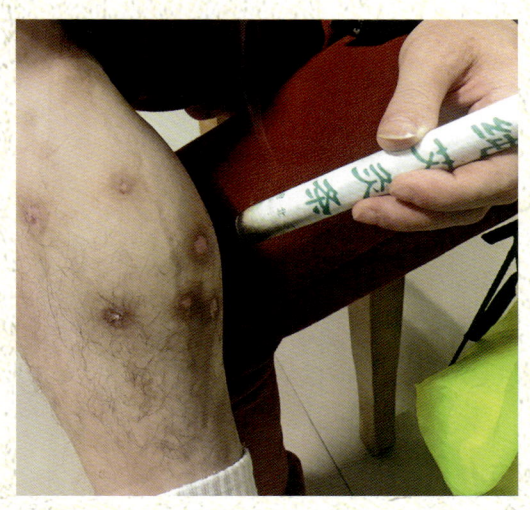

图 5-19　艾条灸

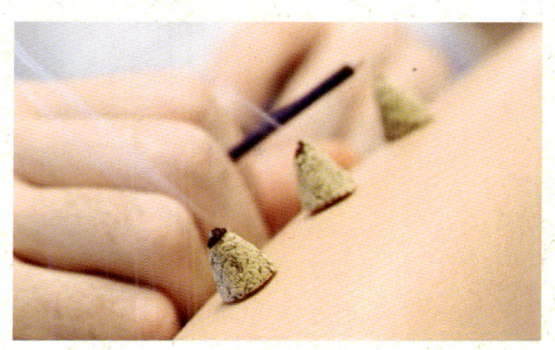

图 5-20　艾炷灸

适应证：皮肤科用于慢性湿疹皮疹肥厚者，疗效独树一帜。将艾卷的一端点燃，对准施灸的部位，距离皮肤 2~3 cm，进行熏艾，使患者局部有温热感而无灼痛感为宜，每穴灸 10~15 分钟，每日 1 次，至皮肤红晕为度。目前临床操作多有改良，常用灸盒进行施灸，重庆市中西医结合医院皮肤科临床常用（见图 5-21），它操作简便安全，节约劳力，舒适少烟，节省材料等。

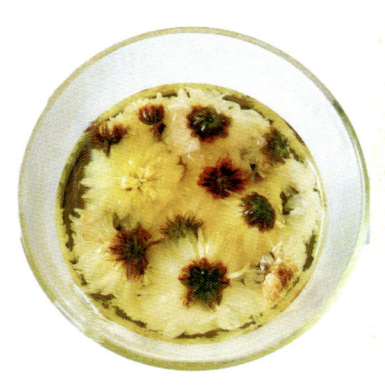

图 5-21　艾灸盒

## 四、日常食疗方推荐

### 1. 菊花茶

菊花茶适合风热蕴肤型。菊花 30 g，放入茶壶内，开水泡浸片刻，加糖，代茶饮。

### 2. 山药薏仁糯米粥

山药薏仁糯米粥适合脾虚湿困型。山药 50 g，薏苡仁 20 g，加水煎至薏苡仁烂再放入糯米 50 g，熬煮，粥成后加白糖，随意服食。

### 3. 绿豆薏仁汤

绿豆薏仁汤适合湿热阻滞型。绿豆 30 g，薏苡仁 30 g，水煎至豆炽烂，放砂糖。

（娄方璐）

**参考文献**

［1］湿毒清胶囊联合氯雷他定治疗慢性湿疹 50 例［J］. 中国药业，2013，22（12）：146-147.

［2］高晖，陈敬，李景云. 消风止痒颗粒治疗急性湿疹疗效观察［J］. 中国麻风皮肤病杂志，2011，27（4）：239.

［3］蒲欣欣. 润燥止痒胶囊治疗慢性湿疹的效果研究［J］. 中国卫生标准管理，2016，7（11）：144-145.

［4］李铀，闫文厅，李东光. 金蝉止痒胶囊联合西替利嗪治疗湿疹的疗效观察［J］. 临床合理用药，2013，6（6）：83-84.

［5］朱相贡. 龙胆泻肝汤加减联合西药治疗急性湿疹（湿热内蕴证）的临床观察［J］. 中国中医急症，2016，25（5）：881-883.

［6］金贤兰. 参苓白术散加减治疗亚急性（脾虚型）湿疹的效果分析［J］. 中国继续医学

教育，2015，7（25）：191-192.

[7] 唐慧，杨勤萍，骆丹，等．青鹏软膏治疗湿疹的随机、双盲、对照、多中心临床观察 [J].中华皮肤科杂志，2011，44（12）：838—841.

[8] 郝蕾．除湿止痒软膏治疗湿疹的临床疗效观察 [J].中国医药指南，2013，11（3）：266-267.

[9] 李振，钱振云．消炎癣湿药膏治疗亚急性慢性湿疹皮炎疗效观察 [J].中国现代医药杂志，2006，8（8）：91-92.

[10] 于春润．丹皮酚软膏治疗湿疹、皮炎 64 例疗效观察 [J].中国卫生产业，2014，11（1）：58-59.

[11] 曹冰青，张恒坡．蜈黛软膏治疗慢性湿疹的临床疗效 [J].国际皮肤性病学杂志，2013，39（2）：135-136.

[12] 陈重．肤舒止痒膏联合地奈德乳膏治疗婴儿湿疹效果观察 [J].中国乡村医药，2014，21（15）：36.

[13] 娄方璐，刁庆春．皮肤病中医特色外治法临床研究进展 [J].河北中医，2015，37（9）1418.

[14] 瞿幸．中医皮肤性病学 [M].北京：中国中医药出版社，2014.

[15] 蒋文英．火针为主配合中药治疗带状疱疹 26 例 [J].中医外治杂志，2011，20（5）：10.

[16] 吴妍静．论自血疗法在皮肤病中的运用及发展 [J].光明中医，2008，23（10）：1457-1458.

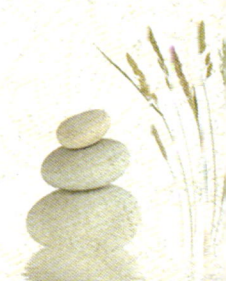

第六章

湿疹的中医药理
论及实验研究

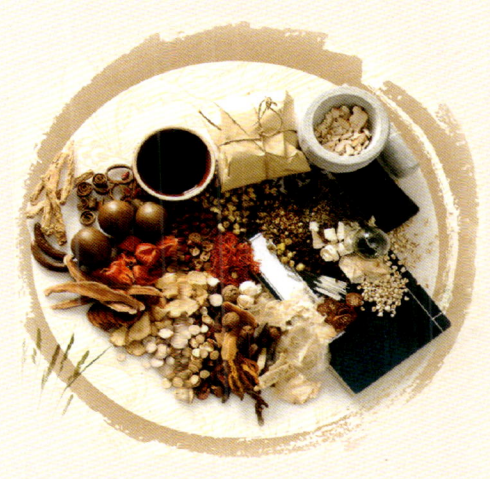

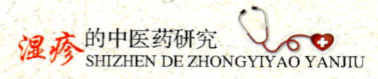

由于过敏原的不断增多，饮食结构的改变，湿疹成为皮肤科常见疾病，也是现代多发疾病。中医界对湿疹进行了许多研究，包括单味中药、湿疹治疗处方的组方规律、用药规律，国家中医药管理局在全国中医医疗机构建立了包括湿疹治疗的临床重点医疗专科，形成了一些湿疹的临床诊疗方案，国家食品药品监督管理局制定了《湿疹中药新药研究临床指导原则》，有力地推动和促进了湿疹的中医药医疗和科学研究，相关研究部门对湿疹的动物试验等也进行了有益探索，取得了显著成绩。可以说，湿疹这个常见、多发病，也是中医药治疗有特长的疾病，该病的治疗能够突出中医药特色，体现中医药优势。

# 一 有效单味中药药理

通过对人民卫生出版社 2002 年版《中医方剂大辞典》所收藏的 78 首湿疹内治处方，以及 1987~2011 年底维普医药信息咨询系统中湿疹中医内治处方 806 首进行用药规律的分析，单味药物使用频率前 10 位为：白鲜皮、苦参、黄柏、黄芩、生地黄、当归、甘草、防风、地肤子、苍术。可见，清热解毒、凉血养血、燥湿、祛风的药物常应用于湿疹的治疗中，这与湿疹的病因风、湿、热密切相关。

## （一） 白鲜皮

白鲜皮，苦、咸，寒。归心、肝经。功效清热凉血，活血，解毒透疹。现代药理研究表明，白鲜皮石油醚提取物对葡萄球菌、大肠杆菌、普通变形杆菌、枯草杆菌的抑制作用强，主要抑菌物质为白鲜碱和梣酮。白鲜皮可能通过激活辅助性 $T_1$ 细胞分泌白介素-2 和 $\gamma$-干扰素，以及抑制辅助性 $T_2$ 细胞分泌白介素-4，从而产生抗细胞免疫性变态反应的作用。

## （二）苦参

苦参，苦，寒。归心、肝、胃、大肠、膀胱经。功效清热燥湿，杀虫利湿。现代药理研究表明，苦参具有抗菌和抗病毒作用，对痢疾杆菌、金黄色葡萄球菌、维白痢沙门杆菌均有显著抑制作用，对堇色毛癣菌等 10 多种皮肤真菌也有不同程度的抑制作用。氧化苦参碱能抑制 IgE 和自身抗原引起的肥大细胞释放组胺，但不改变靶细胞的 cAMP 水平，说明氧化苦参碱有抗过敏的作用。苦参中的生物碱–苦参碱、氧化苦参碱、槐果碱、槐胺碱及槐定碱均为免疫抑制剂，对 T 细胞介导的免疫反应有不同程度的抑制效应，对依赖 T 细胞的抗致敏红细胞有抗体反应，苦参碱、氧化苦参碱、槐胺碱均具有明显的抑制效应。因此苦参对小鼠 T 细胞、B 细胞和巨噬细胞的免疫功能活性均有抑制作用，能明显抑制 Ⅰ、Ⅳ型变态反应，具有类似糖皮质激素的抗炎、抗过敏作用，而没有糖皮质激素类药物的不良反应。

## （三）黄柏

黄柏，苦，寒。归肾、膀胱、大肠经。功效清热燥湿，泻火解毒，除骨蒸。现代药理研究表明，黄柏具有抗菌、抗炎、解热作用，对金黄色葡萄球菌、柠檬色葡萄球菌、白色葡萄球菌、甲型链球菌、变形杆菌、乙型链球菌及枯草杆菌有抑菌作用，同时可抑制免疫反应，减轻炎症损伤。

## （四）黄芩

黄芩，苦，寒。归肺、胆、脾、胃、大肠、小肠经。功效清热燥湿，泻火解毒，止血，安胎。现代药理研究表明，黄芩具有抗菌和抗病毒作用，能有效抑制多种细菌生长，如蜡样芽孢杆菌、单核细胞增多性李斯特菌、金黄色葡萄球菌、大肠杆菌、沙门菌等，其中对金葡菌、绿脓杆菌的抑制

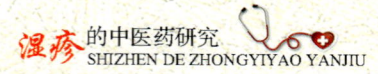

作用最强，且对钩端螺旋体也有一定的抑制作用。黄芩苷、黄芩素可抑制过敏介质（组胺、慢反应物质 SRS-A）的释放，而过敏介质的释放有人认为与巯基酶（SH-enzyme）的活性有关，黄芩素可抑制巯基酶的活性而抑制过敏介质的释放，同时对平滑肌有直接松弛作用。黄芩苷具有抗炎作用，可显著抑制细胞内白三烯 $B_4$、白三烯 $C_4$ 的生物合成，还可显著抑制甲酰三肽（fMLP）激发的白细胞内 $Ca^{2+}$ 升高，促进细胞内 cAMP 水平升高，从而产生抗炎作用。汉黄芩苷可抑制炎症介质一氧化氮、前列腺素 $E_2$ 以及促炎性细胞因子 TNF-α、IL-6 释放，阻滞一氧化氮合酶、环氧化酶-2、TNF-α、IL-6 基因表达。木蝴蝶素 A 可阻滞 NF-κB，抑制 iNOS、$COX_2$ 基因表达，抑制 LPS 诱导的炎症反应。黄芩茎叶总黄酮对感染性发热和非感染性发热皆有一定的抑制作用。黄芩中分离出的类黄酮对人体多形核细胞（PMN）、单个核细胞（MNC）和淋巴细胞有不同的作用，这些作用可能与黄芩的抗炎和抗过敏作用有关系，也显示这些成分有可能成为新的抗炎和免疫抑制药物。故黄芩具有抗炎、抗氧化和免疫调节作用，为湿疹类皮肤病的治疗提供依据。

### （五）生地黄

生地黄，甘、苦，寒。归心、肝、肾经。功效清热凉血，养阴生津。现代药理研究表明，生地黄具有抑制血浆 cAMP 含量过高及 cAMP/cGMP 比值升高，具有抗炎解热效应，生地黄可显著提高机体的免疫功能。

### （六）当归

当归，性甘、辛，温。归肝、心、脾经。功效补血调经，活血止痛，润肠通便。现代药理研究表明，当归多糖可以激活不同种类的免疫细胞，同时也可以激活补体系统，促进细胞因子的生成，对免疫系统起恢复调节的作用。当归水提取物对特异性及非特异性免疫功能均有增强作用，有增强巨噬细胞的吞噬功能和促进淋巴细胞转化的作，并有很强的诱生干扰素的作用，促进 T 淋巴细胞产生 IL-2，增强人体免疫功能。

### （七）甘草

甘草，甘，平。归心、肺、脾、胃经。功效补脾益气，祛痰止咳，缓急止痛，清热解毒，调和诸药。现代药理研究表明，甘草具有抗菌与抗病毒活性，甘草的水提取部位与甲醇提取部位均有一定的抗炎活性。甘草酸制剂具有显著的抗过敏和抗炎作用。

### （八）防风

防风，辛、甘，微温。归膀胱、肝、脾经。功效祛风解表，胜湿止痛，止痉。现代药理研究表明，防风具有解热、抗炎、抗过敏作用。防风对金黄色葡萄球菌、乙型溶血性链球菌、肺炎双球菌等均有抑制作用。还对痢疾杆菌、枯草杆菌、某些皮肤真菌及病毒也有一定的抑制作用。

### （九）地肤子

地肤子，辛、苦，寒。归肾、膀胱经。功效利尿通淋、清热利湿，止痒。现代药理研究表明，地肤子对许兰氏黄癣菌、奥杜盎小芽孢癣菌、铁锈色小芽孢癣菌、羊毛状小芽孢癣菌等皮肤真菌均有不同程度的抑菌作用。地肤子所含皂苷为止痒、抗炎及抑制 I 型变态反应的有效成分。抗炎作用的机理与地肤子甲醇提取物显著抑制脂多糖（LPS）诱导的肿瘤坏死因子 $\alpha$（TNF-$\alpha$）、前列腺素 $E_2$（$PGE_2$）、一氧化氮（NO）等炎性递质的释放有关。

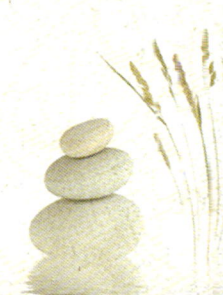

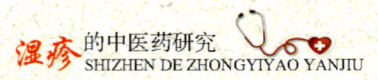
### （十）苍术

苍术，辛、苦，温。归脾、胃、肝经。功效燥湿健脾，祛风散寒。现代药理研究表明，苍术中的挥发油具有明显的抗炎作用，其机制与抑制组织中的 $PGE_2$ 生成有关。苍术胶囊有抗炎及免疫调节作用，能增加小鼠网状内皮系统的吞噬功能，增强小鼠迟发性超敏反应和血清溶血素含量，及免疫器官质量，能对杭二甲苯所致耳郭肿胀、抑制肉芽的增生。

## 二 古代配伍方法研究

从《中国方剂大辞典》中及维普医药信息咨询系统中，湿疹中医治疗处方统计结果可见，使用频率较高的单味药分别归属于清热药、补虚药、解表药、利水渗湿药、化湿药类别。其中使用频率较高的有白鲜皮、苦参、当归、甘草、生地黄。由此可见，湿疹除了常规清热除湿治法以外，补益药物得到大量运用，充分体现了益气养阴，补血活血病机，这与亚急性及慢性湿疹病机血虚生风、病久入络、久病多瘀机理相一致。

通过对人民卫生出版社 1996 年版《中医方剂大辞典》中所收载的湿疹方剂，51 首内服方 143 味药物中，按照方剂中药物的使用频次高低，前 10 味依次为：甘草（25）、生地黄（18）、白鲜皮（15）、黄柏（15）、防风（14）、茯苓（14）、当归（13）、银花（12）、荆芥（11）、苍术（10）。可见，以具清热解毒、凉血养血、祛风燥湿功用的药物最为常用，这与湿疹的病因为风、热、湿密切相关。

51 首方剂共使用 143 味药物，结合其出现的频次，按照五味进行统计，辛味出现 178 次，甘味出现 204 次，酸味出现 14 次，涩味出现 7 次，苦味出现 209 次，咸味出现 25 次，淡味出现 33 次。苦、甘、辛三味，在湿疹用药中出现频次明显高于其他诸味。药之味苦者，能泄、能燥，泄一为清泄，泄热邪，一为疏泄，理气血，燥即苦燥湿邪。药之味甘者，能补、能和、能缓，既可补益虚损、调和诸药，又可缓解他药药性之偏。药之味辛者，能散、能行，既可发散表邪，又可合味苦者祛风、理气健脾。湿疹急性者不离清热利湿，慢性者不离健脾除湿、养血祛风，因此湿疹内治用药以苦、辛、甘三味为多。

若所用药物结合其出现频次按照药性进行统计，寒性出现 200 次，热性出现 4 次，湿性出现 151 次，凉性出现 16 次，平性出现 82 次。所用寒性药物频次明显多于热性药物，这三要是因为湿疹内治中最常用的清热药大多数都性寒。再观 51 方所用寒、热药物，有 31 方同时使用了寒、平、热性药物，有 7 方同时使用了寒、热药物，寒热配伍占总方的 74.51%。有 12 方使用了寒或热性药物和平性药物，仅有 1 方单独使用了热性药物，但其也非大热之品（白术膏《摄生众妙方》卷二）。由此可见，湿疹内治用药，仍是性寒性热结合，并无大寒、大热之势。

若所用药物结合其出现频次按照归经进行统计，心经出现 168 次，肝经出现 207 次，脾经出现 179 次，肺经出现 160 次，肾经出现 106 次。虽然五脏中以归属肝经药物出现频次最高，但若按表里两经统计，则归属脾胃二经的药物达 341 次，远多于其他表里两经。中医认为，湿疹的病因病机较多，但从内因讲更强调脾胃的虚损。大抵饮食失节，嗜酒或过食辛辣刺激荤腥动风之品，伤及脾胃，脾失健运，湿热内生，又兼外受风邪，内外两邪相搏，而致风湿热邪浸淫肌肤发为湿疹。因此，相应的治疗原则已更强调顾护脾胃。一则脾主运化，喜燥而恶湿，因湿而致病者需健脾利湿；二则脾胃为后天之本，气血生化之源，病久阴血耗伤者需益气养血。湿疹内用方药主要归属于肝、胃、脾、肺、心经，则归属于脾胃二经的药物远多于其他表里两经。

按照普通高等教育中医药类第六版规划教材《中药学》对中药的分类，统计 51 首所用药物频率，清热药以 30.67% 列第一位，其余依次为补虚药 16.63%，解表药 12.74%，利水渗湿药 11.23%，平肝熄风药 4.75%，祛风湿

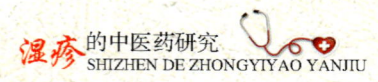
药4.32%，活血化瘀药4.32%，理气药3.24%，化湿药3.02%，化痰药1.94%，余有泻下药、止血药、安神药、开窍药、消食药、温里药、解毒杀虫燥湿止痒药、拔毒化腐生肌药等均低于1%。可见在湿疹治疗中以清热药、补虚药、解表药、利水渗湿药最为常用。在清热药中又以清热燥湿药为多，占40.14%；补虚药中以补气药为多，达57.14%；解表药中以发散风寒药为多，达67.80%。

《素问·阴阳应象大论》说："治病必求于本。"从临床实际看，病"本"乃疾病的病因病机。从《素问·至真要大论》提出"诸湿肿满，皆属于脾""诸痛痒疮，皆属于心"起，历代医家对湿疹病因病机做出了丰富的阐述，大都认为风、湿、热邪为湿疹发病主因，湿热之邪既可外感，也可内生。因此，湿疹总的治则大抵有清热利湿、健脾利湿、祛风止痒等。从51方组方用药看，也遵循这些治疗原则。清热药药性寒凉，具有清热泻火、燥湿、凉血、解毒及清虚热等功效，可有效针对湿疹之病因，成为湿疹内治法中最常用的药类。清热燥湿药性味苦寒，苦能燥湿、寒能清热，故有清热燥湿之效，它因此也以40.14%成为清热药中应用最多的。众多医家认为，湿疹病因除风湿热外，内因方面同样强调心经血分的变化。清热凉血药以28.17%的使用频率位列清热药中第二，盖因清热凉血药多为甘苦咸寒之品，咸能入血，寒能清热，多归心、肝经，有清解营分、血分热邪之功。补虚药中以补气药最多，占57.14%，补血药占29.87%，但这得归功于"甘草"。甘草甘平，归心肺脾胃经，生用有清热解毒之功，炙用有甘温助脾而补中益气之效，因其性平，可通行十二经脉，能升能降，又解又补，故有调和诸药之用。诚如《本草汇言》所载："甘草，和中益气，补虚解毒之药也。健脾胃，固中气之虚羸；协阴阳，和不调之营卫""甘草为药中国老，诸方配用极多"。因此，甘草以25次成为51方中应用最多的。若不计算甘草，补虚药中第一的位置则要让位于补血药。因湿疹很重要的一个临床特点就是瘙痒，若久治不愈，长期瘙痒，寝食不安，饮食减退，脾胃虚弱，失于健运，阴血失其化源，以致血虚生风生燥；或风湿郁久，化火伤阴，导致血虚风燥。相应治则则为祛风养血润燥，因此应用当归、首乌、白芍、熟地之类。若不计算甘草，则分类用药第二的位置应属解表药。按照《中药学》教材对解表药下的定义，它是指以发散表邪、解除表证为主要作用的药物。分析 51 方中所用解表药，有因确有表证而用者，但更多是因为解表有发散之意，有疏风之用。"痒自风而来""止痒必先疏风"，因此有了解表药的广泛应用，如防风、荆芥之属。不仅防风、荆芥均是使用频次前十药物，且诸方又多以二者相配以达祛风止痒之效，正如《本草求真》言："宣散风邪，用以防风之必兼荆芥者，以其能入肌肤宜散故耳。"利水渗湿药的应用正如其药类名称，是去湿疹之湿。此类药物以茯苓、薏苡仁、泽泻应用最多，盖因其不仅能渗湿，且其药效平和，使用安全。茯苓、薏苡仁又有健脾功效，可以利湿、防止湿邪生长兼顾。

　　从组方药类可看到湿疹内治除常用的清热药、补虚药、解表药、利水渗湿药外，还有平肝熄风药、祛风湿药、活血化瘀药、理气药、化湿药等。由于湿疹临床表现多瘙痒或剧烈瘙痒，患者多因瘙痒影响日常生活或工作而就诊，因此解决瘙痒问题是湿疹治疗中很重要的一部分。"痒自风而来"，止痒又多从风论治。前已述及解表药辛散轻扬，有疏风之用，但其主入肺、膀胱经，偏行肌表，对于痒甚者祛风之力仍显不足。《素问·至真要大论》言："诸风掉眩，皆属于肝。"肝为风木之脏，其生理特点为主升、主动、主散，但若升散太过，动速而成风掉之势，也可形成或加重瘙痒，故加入平肝息风之刺蒺藜、全蝎、僵蚕等，以加强祛风止痒之力。需注意的是，因虫类药物本身也可诱发过敏性皮肤病，需慎重使用，中病即止。湿性黏滞、顽固难去，若用茯苓、泽泻、薏苡仁等利水渗湿药难以奏效者可再予祛风湿通络之威灵仙、独活、秦艽等，盖因祛风湿药多辛苦，辛能祛风，苦能燥湿，多善行走，可搜剔体内久羁留滞之湿邪，以"风胜湿"。化湿药多气味芳香，性偏温燥，芳香之品能醒脾化湿，温燥之药可健脾燥湿，故用芳香化湿之苍

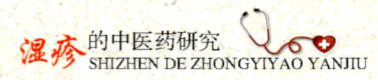

术、藿香等以达苏醒脾胃，振奋运化，驱除湿邪的目的。湿邪既可因久居湿地、淋雨涉水而外受，也可因脾失健运、气不化水而内生。因湿类于水，其为有形之邪，最易阻滞气机，故用理气药调畅气机，以助水湿之运化，以免留滞。气、血、津液是构成人体的基本物质。血与津液均是液态的物质，均有滋润和濡养作用，二者同源于水谷精微，而且津液不断地渗入孙络，成为血液的组成成分，另一方面运行脉中的血液，渗于脉外便化为有濡养作用的津液，故有"津血同源"之说，此乃生理情况，若在病理状况下，渗出于脉外的血液可成病理之水，水湿凝聚阻碍血液运行也可成血瘀之势，正如《血证论》言"水病而不离乎血""血病而不离乎水"，由此可见，血与水存在生理上相互转化、相互为用，在病理上相互影响的关系。《素问·汤液醪醴论》早就提出运用"去宛陈莝"之法祛除停滞之水湿，此即活血除湿，故在湿疹治疗中可适当伍以活血药以助水湿运行。

分析 51 方组方用药，大都采用扶正与祛邪结合之法，祛邪之法包括清热、利湿、解毒、祛风等，扶正之法包括养血、益气、健脾等。扶正与祛邪间又以祛邪为主，因为湿疹病因病机决定其以邪实为主，而临床表现又多丘疹、水疱、渗液、流滋等。即便慢性阶段所表现出的血虚风燥证，也因其表现为皮损肥厚粗糙，触之较硬，色暗红或紫褐色，可有新的丘疹或水疱等，而显示其邪实的一面。如治疗慢性湿疹的典型方四物消风汤（《外伤科学》）以养血祛风立法，药用当归补血和血，薏苡仁健脾渗湿，防风、荆芥、白鲜皮祛风止痒，生地、赤芍清热凉血，川芎活血行气，可见药共八味，以祛邪为主。

药物的功用各有所长，也各有所短，只有通过合理的组织，调其偏性，制其毒性，增强或改变原有功能，消除或缓解其对人体的不良因素，发挥其相辅相成或相反相成的综合作用，这种运用药物的组合形式称之为配伍。药对就是根据病情和药性特点，选择两味或以上的药物配伍使用，起到增效减毒作用。通过收集方剂中常表现出两两药组及三味药配伍关系，两味药对及三味药对中以清热燥湿药为组合药对比例较大，频率最高者为白鲜皮、苦参。两者均为清热燥湿之药，白鲜皮性味苦寒，归脾、胃经，功能清热燥湿，祛风解毒；苦参性味苦寒，归心、肝、胃、大肠、膀胱经，功能清热燥湿，又能杀虫止痒，两药相须而用，发挥协同作用以加强清热燥湿之效。在3味药对中加入地肤子，后者性味苦寒，归膀胱经，功能清热燥湿，止痒，三者合用共起清热燥湿，解毒止痒之效。

总结湿疹方药的药物配伍规律，治疗湿疹的常用方法有疏风祛湿、养血祛风、清热利湿、清脾泻火、清心导湿、清肝化湿、健脾祛湿、滋阴除湿、养血润燥等。内治处方中以清热药、补虚药、利水渗湿药等功效的药物最为常用，在治法方面，清热燥湿，解毒止痒是使用频率最高的治则，其次是健脾除湿法，滋阴养血、除湿止痒。这与急性者以湿热为主，亚急性者多与脾虚湿恋有关，慢性者多与耗伤阴血、血虚风燥病机相吻合，故清热及补益药物使用都比较广泛，因为各型湿疹都本于湿，所以利水渗湿药也占有相当比例，充分体现了本于病机，辨证施治的中医基本治则。清热药是使用频率最高的药物，其中包括了清热泻火、燥湿、凉血、解毒及清虚热等功效药物，在清热药里又以清热燥湿及清热解毒类药物使用最为广泛。

## 三、湿疹的动物模型研究

目前，湿疹的发病机制尚不完全清楚，认为其发病主要与Ⅰ型和Ⅳ型变态反应相关，皮肤科新药和科学研究都是在西医基础理论指导下，在正常大鼠上建立Ⅰ型或Ⅳ型变态反应来模拟急性湿疹。采用较多的模型包括：变应性接触性皮炎模型、被动皮肤过敏反应模型、皮肤瘙痒模型、耳肿胀模型、足肿胀模型。

变应性接触性皮炎模型采用一些易引起变态反应的化学物质对敏感个

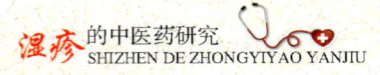

体致敏，再经激发后引起局部皮肤炎症反应。主要为Ⅳ型变态反应。

被动皮肤过敏反应模型是由 IgE 介导的速发型接触性反应和全身变态反应。为变应原与肥大细胞表面的 IgE 抗体结合，引起靶器官产生急性病理炎症反应。方法：用致敏动物含反应素抗体的血清注射到同种或密切相关的异种正常动物皮内，24～72 小时静脉注射抗原，使其局部释放血管活性介质。随着机体内抗原抗体反应，血管活性介质的释放，局部血管通透性增高，因待测物质与染料混合，局部反应可通过皮肤斑点证实。

抗炎症反应模型：足肿胀模型是最常用的抗炎实验模型。化学刺激所致急性足肿胀最为常用，如组胺、5-HT、缓激肽、前列腺素 $E_2$、鹿角菜胶、右旋糖酐、新鲜鸡蛋清、甲醛、酵母、琼脂、透明质酸酶等。此外烫伤或冻伤、打击、抗血清也可以引起炎症反应。但蛋清所致脚肿主要是在于组胺及 5-HT 释放，鹿角菜胶则在于 PG 释放，烫伤者与缓激肽有关等。此外二甲苯导致耳肿胀模型也应用较广。

对于急性湿疹的研究，中医多采用被动皮肤过敏试验和变应性接触性皮炎，目前还没有足量的以中医理论为指导的造模方式，也没有比较成熟成体系的、能体现中医证候规律的动物模型。由于医学伦理学的原因，许多实验不能在人体上进行，只能先在动物身上进行或者探索。但是动物和人的生理、病理、临床表现不完全相同。比如湿疹的动物模型，中医要求和证候结合，而不仅仅是一个变态反应模型，所以，如何既造出西医疾病的模型，又造出中医证候的模型，一直是没有完全解决的问题，古国明对急性湿疹的动物模型进行了探索。其思路是：先建造一个湿热证的模型，再在这个模型的基础上进行传统的急性湿疹模型研究，观察和临床是否更接近。

结果证明，通过在中医湿热证候动物模型基础上建立Ⅰ型变态反应的综合模型，要优于在正常动物上建立单纯Ⅰ型变态反应。具体试验方法：动物购回，适应性喂养 1 周后，按体重随机分为空白组，Ⅰ型变态反应对照组（简称对照组），内因湿热证模型组（简称内因组），外因湿热证模型组（简称外因组），内外因湿热证模型组（简称内外因组），每组 8 只。湿热证动物模型的造模方法：空白组在标准饲养房内普通饲料喂养 15 天。室温 21~24℃，相对湿度 50%~60%，光照 12 小时、12 小时（光：暗）。对照组普通饲料饲养 15 天，环境同上。内因组每天予含 20% 猪油的高脂饲料喂养，20% 蜂蜜水自由饮用 1 天，白酒灌胃（1 ml/100 g 体重）自由饮水 1天，交替。环境同上，共 15 天。外因组普通饲料饲养 10 天后，将大鼠放置在湿热空间［狭小空间，电水壶加热，保持温度（32±2）℃，相对湿度（95±3）%］5 天，上午 9~12 点，下午 2~5 点。内外因组前 10 天同内因组，后 5 天在内因组的基础上，加外因组环境条件。

通过对湿热证 I 型变态反应动物模型研究，发现采用多因素结合的造模方法建立的湿热证动物模型更符合临床湿热证表现。在湿热证动物模型的基础上建立的 I 型变态反应，也要强于在正常动物上建立的 I 型变态反应，更接近急性湿疹。得出以下结论：①在多因素共同影响下，内外因组大鼠出现很多与临床湿热证表现相符合的症状，如精神萎靡，嗜卧倦怠，饮食减少，大便溏，有黏液，故是成功模型。②内外因组在饮食、饮水、体重三方面与对照组比较，均有所下降，且 $P<0.05$，说明该组湿热症状更明显。③内外因组大鼠变态反应更强烈：蓝斑直径、血清 TXB2 和 6- Keto- PGFla 水平显著高于空白组和对照组（$P<0.05$），说明在内外因组基础上建立的 I 型变态反应模型优于在正常动物和其他模型组基础上建立的变态反应模型。④内外因组大鼠在内、外因素同时作用下，出现胃肠充气，管壁变薄，胃肠道充血，并有明显的炎症改变，黏膜下层有炎细胞浸润，肝脏充血、细胞混浊、肿胀，对变态反应更敏感，结肠出现大量嗜酸性粒细胞浸润。说明内外因组大鼠变态反应最强烈，出现了病理改变。

中医理论认为，湿、热、饮食、环境等因素对机体都产生一定的影响，故多因素同时作用所诱发的模型更接近中医理论，也更接近临床。内外因

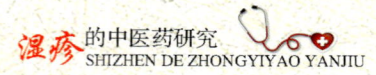
综合因素制作的动物模型更符合临床湿热证型，是较为成功的湿热证模型组，在此模型基础上建立起的变态反应也要明显强于空白组和其他模型组。这种建立中医证型和西医疾病相结合的动物模型方法，为今后的皮肤病科学研究提供了新的思路和方法。

## 四、湿疹的中医治疗方案

本节综合了目前国内部分中医医疗单位治疗湿疹的技术方案，有些是当时国家中医药管理局重点医疗专科协助组讨论的文件，可以看出：对于湿疹的诊断，各省一致意见采用西医诊断方法。

临床上倾向于将湿疹分为急性、亚急性、慢性三种，这和西医的多数专家意见一致。

关于湿疹的中医药辨证分型，湿热蕴肤（至于湿热并重、湿重于热、热重于湿，根据每一个地区的不同而有差异）、脾虚湿困（蕴）、血虚风（肤）燥这三个型是公认的。而每一个方案，对于湿疹的中医病因中的风邪，都没有回避，只是有没有"风热/风湿热"这一个证候，意见不一致，也许是根据不同地区、患者和医生的认识有差别。

治疗方法包括内治、外治、特殊治疗方法。

所有的方案都认为，中医在治疗湿疹方面具有特色，疗效也可靠。湿疹是皮肤科常见、高发疾病，特别现在过敏原增多的情况下，所以，集中精力，对湿疹进行中医药的系统研究，是具有重要意义的。而系统研究、需要解决的问题有下面几个方面：

全国统一证候、统一治法，但是可以不统一处方和药物，因为每一个地区使用的药物不一致，每一个医生用药习惯不一致，不需要强行统一，就与西医统一治疗方案，但药物可以选择是同样的道理。

外用药物必须统一使用原则，比如急性期适不适宜使用封包方法、油膏、软膏。急性期适不适宜使用自血疗法、火针疗法等。

研究或者推荐快速皮肤止痒的方法。慢性湿疹止痒方法，减少苔藓样变，恢复皮肤屏障的方案。

临床治愈后，预防复发，应该有统一的方案，比如忌口的问题怎么解决，是多次少量接触还是完全避免接触等。

如果不公布处方和制作方法，医院制剂是不适宜作为治疗方案纳入的。每个地区可以自行在公认的方案基础上修改形成自己的湿疹方案，形成自己的临床路径，作为地方特色保留。

湿疹的中医认识比较公认，完全可以全国统一方案，应该是办得到的。

### （一）　中华中医药学会急性湿疹中医内治规范标准

湿疹，中医称之为"湿疮"，是由禀赋不耐、风湿热邪客于肌肤而成，皮疹呈多种形态，发无定处，易于湿烂流津的瘙痒性渗出性皮肤病。男女老幼皆可发病，以先天禀赋敏感者为多，无明显季节性。

中医对于湿疹的认识历史悠久，内容丰富。在古代医学书籍中虽然没有"湿疹"的病名，但对诸多疾病病象的描述都与现代湿疹类疾病相符，根据其发病部位和皮损特点不一而有不同的名称。如浸淫遍体、滋水多者称"浸淫疮"；以丘疹为主者称"血风疮"或"粟疮"；发于耳部者称"旋耳疮"；发于手部者称"𤺜疮"；发于乳头者称"乳头风"；发于阴囊部者称"肾囊风"；发于脐部者称"脐疮"；发于肘、膝弯曲部者名"四弯风"。中医对湿疹的论述甚早、甚多，但一直没有统一规范的病名，其命名方式多种多样，多见于"疮""风""癣"之中。对于急性湿疹，目前普遍认识是古医籍中所描述的"浸淫疮"。

中医学采用独特的辨证论治、局部与整体相结合的辨证方法，对尽快改善全身及皮损状况和防止急性转为慢性有肯定疗效，所以，急性湿疹治疗，中医药临床有优势。

## 1. 诊断与鉴别诊断

（1）诊断

参照《中华人民共和国中医药行业标准·中医病证诊断疗效标准》（1994 年）、《中医外科学》（普通高等教育中医药类规划教材第六版）。

发病情况：起病较快。

发病部位：可发生于体表任何部位，但以头、面、四肢远端、阴囊等处多见，常对称分布，可泛发全身。

皮损形态：皮损呈多形性，如潮红、丘疹、水疱、糜烂、渗出、痂皮、脱屑，常数种形态同时存在；病变常为片状或弥漫性，皮损中心较重，无明显边界。

自觉症状：瘙痒剧烈；热重者有灼热感，身热心烦，大便秘结，小便短赤；湿重者可有胃脘满闷，纳差，身倦，便溏。

（2）鉴别诊断

接触性皮炎：有明确的接触过敏物病史；常见于暴露部位或接触部位，皮损形态较单一，以红斑、水疱或大疱为主，边界清楚；病程短，去除病因后很易痊愈，不复发。

## 2. 病因病机

湿疹虽形于外而实发于内，从《素问·至真要大论》提出："诸湿肿满，皆属于脾""诸痛痒疮，皆属于心"起，历代医家对湿疹的病因病机作了丰富的阐述。如隋代巢元方《诸病源候论·疮病诸候》中认为，"浸淫疮，是心家有风热，发于肌肤"，此论与"诸痛痒疮，皆属于心"一脉相通，并记有"痛疮者，由肤腠虚，风湿之气，折于血气，结聚所生"。在《诸病源候论·小儿杂病诸候》中有"小儿五脏有热，熏发皮肤，外为风湿所折，湿热相搏身体。其疮初出甚小，后有脓汁，浸淫渐大，故谓之浸淫

136

疮也"。反映出内因心家热气，外因风湿热致病的学术思想，其中突出了以外因为主的发病学观点。巢氏的论述对后世影响深远，唐宋时期基本沿袭了此学说。至明清时代，随着外科学的发展，对湿疹的认识也进一步深化，在不忽视外因致病作用的同时，也十分重视内在脏腑功能的失调，而产生了一些新的观点。如明代王肯堂《证治准绳》记有"夫疥癣者，皆由脾经湿热及肺气风毒客于肌肤所致也，风毒之浮浅者，为疥。风毒之深沉者，为癣。盖癣则发于肺之风毒，而疥则兼乎脾之湿热而成也，久而不愈，延及遍身，浸淫溃烂，或痒或痛，其状不一"，认识到了"癣"之发生不但与风湿热邪有关，而且与肺脾两经有关。明代陈实功《外科正宗·肾囊风》中曰："肾囊风乃肝经风湿而成。"清代吴谦等编著的《医宗金鉴·外科心法要诀》在论述"浸淫疮"成因时道："此证初生如疥，瘙痒无时，蔓延不止，抓津黄水，浸淫成片，由心火脾湿受风而成。"并认为"旋耳疮""由胆脾湿热所致"。上述观点反映出各医家已认识到本病的发生与内在脏腑密切相关。

综上所述，历代中医文献有关湿疹病因病机的论述是不断深入的。隋唐时期突出了外因的致病作用，明清时期重视人体内在的病理变化。外因以风湿热为主，内因方面注重血分的变化，并与心、脾、肝、胆、肺等脏腑有关。

现代中医对于湿疹的认识主要是从古代医家的医学理论、经验总结的基础上继承和发展而来。现代医家对于湿疹病因病机的认识基本一致，即禀赋不耐，风、湿、热邪阻于肌肤所致。

禀赋不耐是指正气不足，腠理不密，卫外功能不固，不能耐受正常范围内的外界刺激，如花粉、动物皮毛等，也不能耐受鱼虾、牛羊肉及辛辣刺激性食品，且易感受风、湿、热等外来邪气。

湿为湿疹发生的主要因素。脾主湿而恶湿。饮食入胃，由脾所运化，

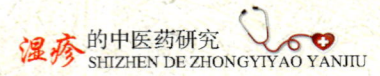
若过食腥发动风、炙煿厚味之品，或过食生冷水果，伤及脾胃，脾失健运，湿从内生，蕴久化热，湿与热相合困脾；更兼腠理不密，淋雨涉水，防护不周，外感风、湿、热邪；内外两邪相搏，充于腠理，浸淫肌肤而发病。

心主火，心主血脉。心绪烦扰，情志所伤，气郁化火，心火亢盛，热入血分，则脾湿、血热、湿热互结，或复受风、湿、热等外邪，搏结于肌肤而成疮。

"痒自风而来"。风邪或为外风；或因过食辛辣香燥之物，而血燥生风；或渗液流滋日久，伤阴耗血而生风。

湿疹发展到一定阶段，阴血亏虚也是必然的一环。脾胃为后天之本，气血生化之源，脾失健运，气血生化乏源，可致阴亏血少；湿热内蕴，阻遏气机，气郁化火，可耗伤阴血；津血同源，渗液日久，也致阴血耗伤；此外，过用利水渗湿药，亦可伤阴。

### 3. 辨证论治

（1）辨证分型

湿疹主要由风、湿、热邪所致，根据致病因素的侧重不同及湿疹演变过程中可能出现的证候，遵循局部与整体相结合的原则，将急性湿疹（包括慢性湿疹伴急性皮肤损害）分为五型。

风热蕴肤：常见于急性湿疹发病之初，皮损以红斑、丘疹为主，没有渗出或渗出不多，自觉灼热、瘙痒剧烈。舌质红或舌边尖红，苔薄黄或薄白，脉浮。若湿邪较重，复受风邪，则皮损为丘疱疹、水疱或丘疹，色淡红，瘙痒明显，可见渗出、结痂，舌质红，苔薄白或稍腻，脉濡或滑。

湿热内蕴：发病急，皮损潮红，多见丘疹、丘疱疹、水疱，瘙痒无休，渗液流滋。若热重于湿，则皮肤潮红焮热更甚，轻度肿胀，丘疹、水疱密集，渗液流滋，瘙痒剧烈，可伴身热，口渴，心烦，大便秘结，小便短赤。

舌质红，舌苔薄黄或黄腻，脉弦滑或弦数；若湿重于热，则皮损糜烂渗出更甚，皮疹为丘疹、丘疱疹及小水疱，潮红不重。可伴胸闷、腹胀、纳差、身倦，大便不畅或溏，舌质红，苔黄白腻，脉滑或弦滑。

血热风盛：热入血分，皮肤基底红赤，皮损以红丘疹为主，搔破出血，渗液不多，瘙痒剧烈，尤以夜间为甚。舌质红，苔薄白或薄黄，脉弦。若湿邪较重，成血热湿盛之证，则皮肤焮红灼热，密集丘疹水疱，渗液流滋，糜烂结痂，剧烈瘙痒，尤以夜间为甚。舌红苔黄，脉弦滑。

脾虚湿盛：素体脾胃虚弱，或过食辛辣厚味腥发动风之物，生湿化热，以致脾为湿热所困，运化失司，水湿内停，或复受湿邪，内外两邪泛于肌肤。多见于素体脾胃虚弱急忙起病，或慢性病程急性发作者。皮损多为丘疹、丘疱疹、水疱，色黯淡，渗液清稀，瘙痒不迁，搔抓后渗出、糜烂、结痂，反复不愈，伴有倦怠乏力，脘腹胀满，纳呆便溏，舌质淡红，舌体胖嫩有齿痕，苔白腻，脉缓无力。

阴虚湿盛：病程日久，阴血耗伤，湿邪未除，再感外湿。多见于慢性病程急性发作者。皮损以糜烂、渗出为主，散在红色丘疹、水疱，痒甚，伴低热烦渴，手足心热。舌质红，苔少，脉细。

（2）辨证治疗

治疗原则

《外科理例》提出了"外科必本于内，知乎内以求乎外"的原则。皮肤病虽发于体表，但与脏腑、气血、经络有密切关系，许多全身性疾病，可反映于体表出现皮肤损害，而皮肤局部病变的刺激也可引起全身性的病理反映，因此治疗皮肤病必须注意"治外必本诸内"，局部与整体并重，有内治与外治两大治法。急性湿疹同样需要根据皮损特点、患者全身情况，决定采用内治或外治或内外合治。

急性湿疹的治疗，应本着急则治标或标本兼顾，内外并治，整体局部结

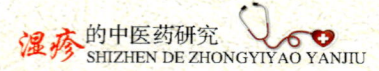

合的原则。在湿疹急性期，若皮损渗出明显、全身多处滋水淋漓，有全身症状如身热心烦、脘闷纳差、便秘便溏等，需内外合治；渗液收敛、干燥后，可只用内治；若皮损为局限性，仅觉瘙痒，而无全身症状，可只用外治。

辨证施治

法随证立，方从法出。根据急性湿疹辨证分型，每一型的治法、选方用药分述如下：

风热蕴肤：治宜疏风清热，佐以利湿。方选消风散（《外科正宗》）加减（原方组成：当归、生地黄、防风、蝉蜕、知母、苦参、胡麻仁、荆芥、苍术、牛蒡子、石膏各3g，甘草、木通各1.5g）。以荆芥、防风、牛蒡子、蝉蜕辛散透达，开发腠理，疏风散邪，使风去痒止；苍术散风除湿，苦参清热燥湿，木通渗利湿热；石膏、知母清热泻火；风热内郁易耗伤阴血，湿热浸淫易瘀阻血脉，故以当归、生地黄、胡麻仁养血（阴）调血；甘草清热解毒，调和诸药。如风热甚者，可加银花、连翘疏风清热解毒；瘙痒严重者加白鲜皮、地肤子；热不甚重或脾胃虚寒者石膏用量酌减或去石膏。

湿热内蕴：治宜清热利湿，祛风止痒。方选龙胆泻肝汤（《医方集解》）、合萆薢渗湿汤（《疡科心得集》）加减。龙胆泻肝汤原方组成：龙胆草6g，黄芩9g，栀子9g，泽泻12g，木通6g，当归3g，生地黄9g，柴胡6g，生甘草6g，车前子9g。萆薢渗湿汤原方组成：萆薢12g，薏苡仁15g，黄柏9g，赤茯苓9g，丹皮9g，泽泻9g，滑石9g，通草6g。以龙胆草、黄芩清热除湿，生地黄、牡丹皮凉血清热，茯苓、萆薢、泽泻、车前草利水渗湿。若热重于湿，则重用清热解毒之法，可加连翘、栀子、板蓝根、马齿苋等；若湿重于热，则以利湿为主，使湿去热清，可加薏苡仁、木通、滑石、冬瓜皮等。口渴咽干者加石膏、知母；大便秘结者加生大黄；纳差便溏者加砂仁、薏苡仁、苍术；胃纳不馨欲呕者加藿香、半夏。

血热风盛：治宜清热凉血，熄风止痒。方选皮癣汤（《朱仁康临床经验集》）加减（原方组成：生地黄 30 g、当归、赤芍、黄芩、苦参、苍耳子、白鲜皮、地肤子各 9 g，生甘草 6 g）。以生地黄、当归、赤芍凉血润燥，黄芩、甘草清热解毒，苍耳子、苦参、白鲜皮、地肤子祛风除湿、清热止痒。若湿邪较重，则加强除湿之力，治以清热凉血、除湿止痒，可加苍术、茯苓、薏苡仁健脾除湿，泽泻、滑石清热利湿。

脾虚湿盛：治宜健脾除湿。方选加减除湿胃苓汤（《赵炳南临床经验集》）（原方组成：苍术 6 g，厚朴 6 g，陈皮 9 g，滑石 12 g，炒白术 12 g，猪苓 12 g，炒黄柏 12 g，炒枳壳 9 g，泽泻 9 g，赤苓 12 g，炙甘草 9 g）。以厚朴、陈皮、苍术、甘草燥湿和中；泽泻、猪苓、白术健脾利水渗湿；赤苓、黄柏、滑石清热利湿；枳壳行气以助湿之运化。食欲减退者加麦芽、谷芽；食滞重者加焦槟榔；腹胀者加大腹皮；痒感明显者加白鲜皮。

阴虚湿盛：治宜滋阴养血、除湿止痒。方选滋阴除湿汤（《朱仁康临床经验集》）加减（原方组成：生地 30 g，玄参 12 g，当归 12 g，丹参 15 g，茯苓、泽泻、白鲜皮、蛇床子各 9 g）。以生地黄、玄参滋阴清热，当归、丹参养血和营，茯苓、泽泻除湿而不伤阴，白鲜皮、蛇床子除湿止痒。痒甚眠差者加酸枣仁、白芍、夜交藤、龙骨、牡蛎等；口干者加麦冬、天冬。

临证不依病机、治法选用成方，谓之"有方无法"；不据病情加减而墨守成方，又谓"有方无药"。因此在临证运用成方时，应根据患者的具体情况灵活加减。但药物的加减运用，不能改变原方君臣配伍，否则则另成他义、他方。

除根据证加减运用药物，也可采用对症治疗，将辨证与辨症相结合。瘙痒是湿疹患者主要自觉症状，也是促使其就诊的主要原因，可在辨证的基础上加用止痒药：如苦参、地肤子、白鲜皮等清热除湿止痒药；防风、荆芥、蝉蜕等祛风止痒药，以及祛风胜湿的防己、秦艽，祛风通络的威灵仙、乌梢蛇等。对有焦虑情绪、睡眠不佳的患者可在辨证的基础上加用镇

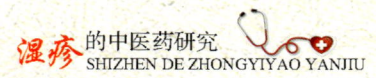

静安神类药物，如龙骨、牡蛎、磁石、酸枣仁等。按皮损发生部位结合证型作适当加减：如发于上肢加桑叶、菊花、蝉衣等祛风清热药；发于中部或肝经分布处常加龙胆草、黄芩；发于下肢加川牛膝、车前子、泽泻；发于头顶加藁本、白芷。

（3）特殊情况湿疹的处理

急性湿疹可泛发，亦可局限于某处，对于渗出明显，甚至滋水淋漓，皮损重，或有全身情况的局限性湿疹也可采用内治法。对于局限性湿疹，由于发有定处，可根据经络循行采用脏腑辨证选用适当的成方加减。

耳部湿疹：以潮红、灼热、瘙痒、水疱、糜烂、渗出黄色脂水、结痂为主要表现，多发于耳后皱襞处，也可见耳轮上部及外耳道，常两侧对称。辨证属风热湿邪浸渍，治宜清热利湿，疏风止痒。若风邪偏重，可选消风散（《外科正宗》）加减；若湿邪偏重，可选萆薢渗湿汤（《疡科心得集》）加减；若湿热蕴结，可选龙胆泻肝汤（《医方集解》）加减。

眼睑湿疹：初起眼睑皮肤灼痒红肿，继之可红赤如涂朱砂，起水疱，渗出黏液，甚或为脓疱，破后则糜烂，胶黏结痂。辨证属湿热内蕴，当治以清热除湿，方可选泻黄散（《小儿药证直诀》）加减。以石膏、山栀子清泻脾胃积热，藿香、防风升散郁热，甘草甘缓和中。湿热毒盛者加土茯苓、金银花、蒲公英；痒重者加苍耳子、蝉衣、地肤子；赤痛重者加赤芍、生地、牡丹皮。

乳房湿疹：属中医学乳头风范畴，多见于哺乳期妇女，皮损发于乳头、乳晕及其周围，呈棕红色，边界清楚、潮湿、糜烂、流滋，间覆以黄色薄痂或鳞屑，自觉瘙痒，或兼有疼痛。辨证属湿热蕴结，治宜清热除湿，乳房属胃、乳头属肝，故可从胃或肝论治，以清泻脾胃湿热或肝胆湿热之法，方选清胃散（《脾胃论》）或龙胆泻肝汤（《医方集解》）加减。

脐部湿疹：属中医学脐湿疮范畴，由于脐窝之处，易于藏污纳垢，复由洗浴汗出，更衣不勤，或尿液秽浊，沾湿浸渍，或由局部瘙痒，抠抓不洁，久则湿热秽浊，侵袭肤表而成本病。皮损发于脐窝，边界清楚，少波及周围皮肤，在急性期多表现为鲜红色斑片、糜烂、流滋、结痂，瘙痒，常有臭味。辨证属湿热蕴结，治宜清热解毒、除湿止痒，方可选除湿胃苓汤（《医宗金鉴·外科心法要诀》）、黄连解毒汤（《肘后备急方》）加减。

手足湿疹：属中医学㾦疮范畴，皮损主要发生于手足掌跖及指（趾）间等，由于手部易接触各种致病因素而使手部湿疹更常见。皮损形态多样，边界不清，急性期表现为手足部潮红、丘疹、丘疱疹、水疱、糜烂、流滋、结痂，痒甚。中医辨证为湿热蕴结，为湿热久留气分不解，郁蒸于肌表而成。治宜清泄湿热、透邪外运，方选薏苡竹叶散（《温病条辨》）加减。以连翘、竹叶辛凉疏表，薏苡仁、白蔻仁、滑石、茯苓、通草淡渗利湿清热，使热从气化而散，湿从小便而去。手部可加桑枝，足部可加川牛膝。

外阴湿疹：属中医学湿阴疮范畴，皮损主要发生在男性阴囊、女性外阴和肛周区域。急性者多为湿热下注，聚于外阴，或内有湿热，外感风邪，内外两邪相合浸淫肌肤而成，初起局部潮红、肿胀，继而丘疹、丘疱疹、糜烂、流滋、结痂，瘙痒剧烈。辨证属湿热蕴结，治宜清泻肝胆湿热止痒；足厥阴肝脉循少腹，络阴器，二阴之病多从肝而治，故可以龙胆泻肝汤（《医方集解》）加减。

合并热毒的湿疹。急性湿疹如果滋水浸淫、瘙痒剧烈，患者常难以自控地搔抓患处，造成皮肤破损染毒，或热毒过炽、炎症表现明显，可出现红肿热痛、脓疱、脓液，舌红苔黄，脉弦数，辨证为湿热毒盛，治宜清热解毒除湿，可在上述辨证的基础上，加减使用五味消毒饮（《医宗金鉴》）或黄连解毒汤（《肘后备急方》）。

仅有局部皮损表现的急性湿疹。湿疹中医辨证强调局部与整体的结合，若患者仅有皮损表现，而无全身症状及舌苔、脉象变化时，则只能根据局部皮损辨证：丘疱疹多于水疱为热重于湿，水疱多于丘疱疹为湿重于热，水疱多而密集为湿盛、少而散在为湿轻；糜烂面大为湿盛，面小为湿轻；渗液黏稠为湿热，渗液稀薄为湿盛；浸润为湿郁较轻，肥厚为湿阻较重或瘀血阻滞；血痂为血热，脓痂为热毒未清，黄厚痂为湿热尚存；鳞屑见于急性期为有热，见于慢性期为血虚风燥；皮损色淡红为热轻，鲜红为热盛。此外，根据风袭于上、气火发于中和湿性趋下的特点，皮损发于头面和上半身者多属风热，发于腰腹部者多为热蕴，发于手足及下半身者多为湿热。

（4）疑似疾病处理

接触性皮炎与急性湿疹均为皮肤的急性炎症反应，皮损均可表现为红斑、肿胀、丘疹、水疱、糜烂、渗出等，均可有瘙痒、灼热感。但接触性皮炎发病前有明显的接触史，皮损发于暴露部位或接触部位，边界清楚，病因去除和恰当处理后可在1~2周内痊愈。中医学认为，接触性皮炎为先天禀赋不耐，卫外不固，邪毒入侵，蕴郁化热，邪热与气血相搏而发，辨证属热毒湿蕴，治宜清热祛湿、凉血解毒，方用化斑解毒汤（《医宗金鉴》）合龙胆泻肝汤（《医方集解》）加减。由于接触性皮炎是接触某些外界致病物质后急性发病，故其更强调在首诊时即追查去除病因，去除刺激物，避免再接触，外用药物也要简单、温和，忌用刺激性药物。

### 4. 转归预后

（1）疗效判断标准

参照《中药新药临床研究指导原则·湿疹临床研究指导原则》，疾病疗效判定标准综合疗效评价以瘙痒程度、皮疹分布、病期加权系数和化验检查的总积分计算出疗效率，分四级判定。计算公式（尼莫地平法）为：［（治疗前积分–治疗后积分）÷治疗前积分］×100%。

临床痊愈：皮损全部消退，症状消失，化验指标正常，积分值减少≥95%。

显效：皮损大部分消退，症状明显减轻，或化验指标接近正常，95%＞积分值减少≥70%。

有效：皮损部分消退，症状有所改善，70%＞积分值减少≥50%。

无效：皮损消退不明显，症状未见减轻或反见恶化，积分值减少不足50%。

（2）主要指标疗效判定标准

①瘙痒

痊愈：完全不痒。

显效：评分等级降低两级。

有效：评分等级降低一级。

无效：评分等级未下降或加重。

②皮疹面积

痊愈：完全恢复正常皮肤或仅遗留色素沉着。

显效：100%＞皮疹面积（或个数）缩小≥70%。

有效：70%＞皮疹面积（或个数）缩小≥50%。

无效：皮疹面积（或个数）缩小＜50%，或反见扩大。

（3）中医证候疗效判定标准

临床痊愈：中医临床症状、体征消失或基本消失，证候积分减少≥95%。

显效：中医临床症状、体征明显改善，95%＞证候积分减少≥70%。

有效：中医临床症状、体征均有好转，70%＞证候积分减少≥50%。

无效：中医临床症状、体征均无明显改善，甚或加重，证候积分减少不足50%。

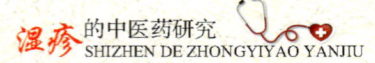

（4）预后

经积极、合理地治疗，患者皮损可以在一月内治愈或好转。

拖延治疗，或处理不当，皮损未愈，转为慢性湿疹。急性湿疹多为湿热为患，临证也多以清热利湿立法，但若过用清热利湿药可伤阴；从笔者所分析的现代医家治疗急性湿疹的情况看，徐恩波、韩兰成、王惠玲等均认为急性湿疹即是湿热内蕴，未考虑到病程久者也可能会有急性皮损，而有阴虚、血虚等虚实夹杂者，或未考虑到利湿伤阴、清热化燥等情况，而造成辨证不准，滥用清热利湿药，加重阴伤；况且湿热内蕴本易阻遏气机，气郁化火也必耗伤阴血；渗液过多，阴血亦伤。因此临证必须把握好清热利湿与兼顾阴分的尺度。若出现阴分已伤，湿热未除，当滋阴养血与健脾除湿并用，可以滋阴除湿汤（《朱仁康临床经验集》）加减，生地黄、玄参滋阴清热，当归、丹参、鸡血藤养血和营，茯苓、泽泻除湿而不伤阴，白鲜皮、地肤子清热燥湿，祛风止痒。肺合皮毛，急性湿疹从肺论，为风湿热郁结肌肤，不得宣泄所致，当宣肺散风以利湿，可用荆芥、防风、蝉蜕、苍耳子、麻黄等疏风宣肺之品，但若升散太过则会加重皮损及瘙痒。

手部接触外界各种刺激的机会较多，故手部湿疹常见。手部湿疹的预后与患者的防护有密切关系，除非完全除外过敏或刺激因素，否则预后不好，通常手背部湿疹较掌部湿疹不易复发。

### 5. 调护

（1）饮食调理

在湿疹急性发作期，宜多食清淡、富含营养、易消化的食物，如新鲜蔬菜、瓜果类，可进食绿豆粥清热解毒、苡仁粥化湿醒脾开胃。忌食辛辣、厚味、鱼腥、醇酒之食品，如大蒜、韭菜、辣椒及鱼、虾、蟹、牛肉、羊肉等发物。不宜食牛奶、奶糖、浓茶、咖啡等，以防水湿内生。

（2）精神调摄

七情是人的正常心理活动，但七情过极则又会在某种情况下成为重要的致病因素，可导致疾病的发生或加重。心火血热是急性湿疹发生的内因，情志内伤、气郁化火，可致心火亢盛，热入血分，复受风、湿、热等外邪，搏结于肌肤而发病或使病情加重。据调查66.1%的湿疹患者存在抑郁心理状态，67.7%的湿疹患者存在焦虑心理状态，其中，以中等抑郁、焦虑为主，且与患者的文化程度有关（$P<0.01$），仅有33.7%的患者对湿疹相关知识有一定了解，因此对湿疹患者进行心理护理，可以减少疾病复发及提高治疗效果。

医务人员应主动与患者进行交流和心理沟通，让患者了解湿疹的病因和预防方法，指导和帮助患者正确对待疾病，并主动配合治疗，减轻患者心理压力，增加其战胜疾病的信心。并应争取患者家属的积极配合，为患者营造轻松的环境。

（3）起居调理

《素问·宝命全形论》曰："人以天地之气生，四时之法成。"中医学特别强调人与自然界的统一，主张生活起居要有规律，即起居有节，要适应四时季节的变化。气候和季节等外界环境对人体有较大的影响，当身体患病时，机体对外界的适应能力下降，更易受外界环境因素的影响。湿疹属过敏性疾病，因此应注意外界的各种能够产生过敏原的物质，如寒冷和潮湿的环境、阳光的过度照射等。

患者应注意皮肤清洁卫生，尽量避免各种外界刺激物和局部刺激，切勿搔抓，忌用热水烫洗和肥皂、盐水等刺激物洗涂患处，防止皮损加重和继发感染。洗浴次数不宜过多，尤其是冬季，不宜过多使用香皂、沐浴露等。

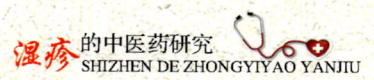

## 6. 预防

### （1）基本原则

预防湿疹首先是清除病因以及各种诱发因素，进行全身系统的检查，清除体内的病灶，治疗全身性疾病。由于湿疹为过敏性疾病，禀赋不耐而发，即使皮损痊愈，体质不改变，仍有复发的可能，因此，预防之本是改善患者的体质。

### （2）生活行为预防

生命在于运动，经常锻炼，可增强体质，提高抗病能力。湿疹类皮肤病患者平时应注意劳逸结合，适当参加体育锻炼，如跑步、打球、游泳等。运动不仅能锻炼身体，还可以调节情绪，使人身心愉快。

过敏体质的人需在生活或工作中尽可能避免致敏因子。内衣要宽松，不宜穿化纤、羊毛制品，尽量减少各种刺激皮肤的因素，不宜随意更换化妆品。

平时多注意皮肤的保养，包括多饮水，多食蔬菜、水果，少食辛辣、油腻、煎炸之品，戒除烟酒等不良嗜好；生活作息规律，保证足够的睡眠时间，避免过多熬夜。

### （3）心理预防

生活态度应乐观向上，面对逆境和挫折要学会自我调整，保持轻松、平和的精神状态。向患者说明不良情绪会诱发病情、心烦气躁只会使瘙痒更甚。

### （4）药物及食物预防

急性湿疹在皮肤损害消失后，宜再予辨证治疗善后，健脾渗湿，或益气固表，或养血润肤等，一则巩固疗效，二则尽可能改变患者过敏体质，减少复发。

湿疹患者痊愈后平时饮食宜清淡而富于营养，根据个人脾胃运化能力的强弱而有所选择，要定时适量。不食或少食鱼虾、海鲜、牛羊肉、奶制品等食物，减少由于食入性变应原诱导变态反应引起的病情复发。尽量不饮酒，不喝浓茶、咖啡，不吃辛辣等刺激性食物。

### （二）湖南中医药大学第二附属医院湿疮（湿疹）中医诊疗方案（2017 年版）

#### 1. 诊断

（1）中医诊断标准

参照《中华人民共和国中医药行业标准·中医病证诊断疗效标准》（ZY/T001.8-94）。

急性湿疮：皮损呈多形性，如潮红、丘疹、水疱、糜烂、渗出、痂皮、脱屑，常数种形态同时存在。起病急，自觉灼热，剧烈瘙痒。皮损常对称分布，以头、面、四肢远端、阴囊等处多见。可泛发全身。可发展成亚急性或慢性湿疮，时轻时重，反复不愈。

亚急性湿疮：皮损渗出较少，以丘疹、丘疱疹、结痂、鳞屑为主。有轻度糜烂面，颜色较暗红。亦可见轻度浸润，剧烈瘙痒。

慢性湿疮：多局限于某一部位，边界清楚，有明显的肥厚浸润，表面粗糙，或呈苔藓样变，颜色褐红或褐色，常伴有丘疱疹、痂皮、抓痕。倾向湿润变化，常反复发作，时轻时重，有阵发性瘙痒。

（2）西医诊断标准

参考《湿疹诊疗指南》。

皮损形态有多形性，有渗出倾向；常对称分布；反复发作，慢性倾向；瘙痒剧烈。

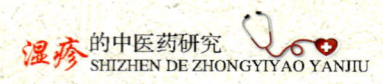

（3）证候诊断

风热蕴肤证：以红斑、丘疹为主，可见鳞屑、结痂，渗出不明显，发病迅速，自觉瘙痒剧烈。舌红，苔薄黄，脉浮数或弦数。

湿热浸淫证：以潮红、肿胀、糜烂、渗出为主，可见丘疹、丘疱疹、水疱；自觉灼热、瘙痒。舌红，苔黄或黄腻，脉滑数。

脾虚湿蕴证：以淡红色红斑、丘疹、丘疱疹、少量渗液为主，可见皮肤肥厚；自觉瘙痒，可伴有食少，腹胀便溏。舌淡胖，苔腻，脉濡或滑。

血虚风燥证：以肥厚、鳞屑、苔藓样变为主，可见色素沉着，自觉阵发性瘙痒。舌淡红，苔薄、脉弦细。

## 2. 治疗方法

（1）辨证论治

风热蕴肤证

治法：疏风清热，化湿止痒。

推荐方药：消风散加减。荆芥、防风、苦参、蝉蜕、胡麻仁、牛蒡子、地黄、牡丹皮、赤芍、丹参、甘草等。或者具有同类功效的中成药（包括中药注射剂）。

湿热浸淫证

治法：清热利湿，祛风止痒。

推荐方药：龙胆泻肝汤加减。龙胆草、栀子、黄芩、生地、泽泻、当归、车前子、甘草等。或者具有同类功效的中成药（包括中药注射剂）。

脾虚湿蕴证

治法：健脾利湿，祛风止痒。

推荐方药：除湿胃苓汤加减。苍术、厚朴、陈皮、猪苓、泽泻、赤茯苓、白术、滑石、防风、栀子、甘草等。或者具有同类功效的中成药（包括中药注射剂）。

血虚风燥证

治法：养血润燥，祛风止痒。

推荐方药：四物消风饮加减。生地、当归、赤芍、荆芥、薄荷、蝉蜕、柴胡、川芎、黄芩、甘草等。或者具有同类功效的中成药（包括中药注射剂）。

（2）中医外治法

中药湿敷

用于潮红、脓疱、糜烂、渗出为主的皮损，可选用具有清热解毒、收敛止痒的溶液剂。

方法：取3~5片厚棉纱，浸泡于药液中3~5分钟，然后取出敷于患处15~20分钟，每天1~2次。

中药外搽

用于小丘疹、鳞屑、结痂为主的皮损，可选用清热收敛止痒的洗剂或油剂。

方法：用棉签蘸药液涂于患处，每天3~5次。

中药外涂

用于肥厚、苔藓样变为主的皮损，可选用润肤止痒、剥脱角质作用的软膏、酊剂或醋剂。

方法：用棉签蘸药物涂抹于患处，每天2~3次。

（3）其他中医特色疗法

火针疗法

取患处皮损常规消毒，将中粗火针在酒精灯上烧红，迅速刺入皮损内2~3 mm，然后立即拔出，治疗后碘伏常规消毒，刺入点间隔约3 mm，点刺后24小时内不沾水。2~3天可重复一次。

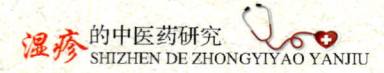

适用于皮损以肥厚、苔藓样变为主，自觉瘙痒剧烈者。

禁忌证：①晕针者；②孕妇及哺乳期妇女；③年老体弱者；④严重心脏病、高血压、糖尿病、恶性肿瘤患者；⑤肺结核活动期、骨结核；⑥皮肤局部有感染或有溃疡；⑦意识不清。

拔罐疗法

协助患者取合适的体位，一般用一只手持罐，另一只手拿止血钳夹住95%乙醇棉球，在罐中煅烧 1~2 秒（切勿将罐口烧热，以免烫伤皮肤），迅速退火，立即将罐扣在所选部位，将罐子在皮肤上停留 5~10 分钟。每天一次。

适用于皮损以红斑、丘疹为主。

禁忌证：①月经期及孕妇的腰腹部；②心尖搏动处、乳房、大血管处、骨凸不平处及毛发较多处。

放血疗法

取皮损常规消毒，用三棱针缓慢地刺入已消毒的较细的浅静脉，使少量出血，然后用消毒干棉球按压止血。可配合拔罐疗法，放出适量血液。每天一次。

适应于皮损以潮红、丘疹为主，自觉灼热者。

禁忌证：①妇女月经和妊娠期；②有自发性出血倾向者；③明显贫血者；④患严重系统性疾病或体质虚弱不能耐受者；④过饥、过饱、有晕血晕针倾向者；⑤施术部位有严重创伤、开放性伤口、溃疡或感染者。

封包疗法

取患处皮损常规消毒，将封包药物均匀涂抹于皮损，厚度约 1 mm，外用保鲜膜包裹 1~3 小时。每天一次。

适应于皮损肥厚者。

禁忌证：皮肤溃疡或感染者。

（4）西药治疗

出现严重水肿、皮损泛发、呈红皮样改变，或瘙痒剧烈经治疗后仍难以缓解者，可参考《湿疹诊疗指南》，应用抗炎、抗过敏等治疗。

（5）护理调摄要点

饮食调理：忌食辛辣腥发动风之物，宜清淡饮食。

皮肤护理：忌热水烫洗、外用碱性洗涤用品，保持皮肤湿润，勿过度搔抓。

情志调理：消除患者的急躁、悲观、抑郁和焦虑心理，避免精神紧张，增强治疗的信心。

### 3. 疗效评价

（1）评价标准

中医证候疗效评价标准：参照《中药新药临床研究指导原则》。

痊愈：皮损完全消退，症状消失，积分值减少≥95%。

显效：皮损大部分消退，症状明显减轻，95%>积分值减少≥70%。

有效：皮损部分消退，症状有所改善，70%>积分值减少≥30%。

无效：皮损消退不明显，症状未减轻或反而加重，积分值减少不足30%。

计算公式：（尼莫地平法）为：［（治疗前积分－治疗后积分）/治疗前积分］×100%

（2）评价方法

根据EASI评分（湿疹面积及严重程度指数评分）法和VAS评分（瘙痒程度直观模拟尺评分）法对患者不同部位皮损症状严重程度，所占面积的大小、瘙痒程度进行综合评分。EASI评分和VAS评分的总和即为患者的综合评分，以此进行疗效评价。

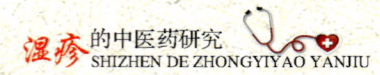

## （三）广安门医院湿疹中医诊疗方案

湿疹属于中医学"湿疮"范畴，是多种内外因素引起的一种具有明显渗出倾向的皮肤炎症反应，皮疹多样性，慢性期则局限而有浸润和肥厚，瘙痒剧烈，易复发。

### 1. 诊断

湿疹参照《临床皮肤病学》进行诊断。本病分期分型：

急性湿疹：皮疹为多数密集的粟粒大的小丘疹、丘疱疹或小水疱。基底潮红，可见渗出及小糜烂面，边界不清。可发于体表任何部位。瘙痒剧烈。

亚急性湿疹：由急性湿疹发展而来。皮损以小丘疹、鳞屑和结痂为主，仅有少数丘疱疹或小水疱及糜烂，也可有轻度浸润，仍瘙痒剧烈。

慢性湿疹：可由急性、亚急性反复发作不愈而致，也有最初即表现为慢性炎症。以皮肤肥厚、浸润为主，棕红色或暗褐色，表面粗糙，外周可有丘疹、丘疱疹散发，阵发性瘙痒。

### 2. 中医治疗

（1）风重于湿证

风重于湿证，相当于湿疹急性期。

临床表现：病发以上半身为重，瘙痒不止，出水不多。以红粟为主，水疱不多。舌红，苔薄白，脉弦滑。

内治法：祛风除湿。

方药：局方消风散加减。荆芥 10 g，防风 10 g，羌活 10 g，僵蚕 6 g，蝉衣 6 g，川芎 6 g，藿香 10 g，厚朴 10 g，陈皮 10 g，茯苓 10 g，甘草 6 g。

加减：瘙痒重者加白鲜皮 15 g，苦参 15 g，地肤子 10 g；红斑明显者，加生地 20 g，生石膏 20 g，知母 10 g，丹皮 10 g。

常用中成药：防风通圣丸。祛风清热，通里解表；每袋 6 g，每日 2 次，每次 1 袋。

外治法：

①止痒润肤霜（广安门医院内部制剂）

功效：润肤止痒。

使用方法：外涂于皮损处，每日 1~2 次。

②炉甘石洗液（广安门医院内部制剂）

功效：清热止痒。

使用方法：外涂于皮损处，每日 1~2 次。

护理调摄：

①去除可疑致敏因素。

②调畅情志，减轻思想负担。

③避免搔抓，避免热水烫洗或洗澡。

④强调饮食管理，忌食鱼腥羊肉等发物及辛辣之品，避免生冷油腻食物。

疗效评价：

采用本方案治疗，一个月内痊愈率约为 30%，治愈显效率为 50%~70%。

（2）热重于湿证

热重于湿证相当于湿疹急性期。

临床表现：发病急，皮肤潮红灼热，上有红粟尖多，水疱少，瘙痒，心烦口渴，大便干，小便短赤，舌红苔薄白，脉滑数。

内治法：清热除湿。

方药：凉血除湿汤加减。生地 20 g，丹皮 10 g，赤芍 10 g，忍冬藤 10 g，

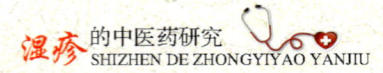

海桐皮 10 g，白鲜皮 15 g，地肤子 10 g，六一散 10 g，苍术 10 g，黄柏 10 g。

加减：皮损颜色红者加胆草 10 g，车前草 10 g，马齿苋 30 g；局部肿胀渗出者，加泽泻 10 g、冬瓜皮 30 g。

常用中成药：皮肤病血毒丸，每日 2 次，每次 20 粒。

外治法：

①四黄膏

功效：清热解毒消肿。

使用方法：外涂于皮损处，每日 1~2 次。

②中药冷敷治疗

功效：清热敛湿。

常用药物：生地榆、黄柏、马齿苋、明矾各 30 g，加水煎煮 30 分钟，冷敷患处，每日 3 次，每次 10 分钟。

护理调摄：

①去除可疑致敏因素。

②调畅情志，减轻思想负担。

③避免搔抓，避免热水烫洗或洗澡。

④强调饮食管理，忌食鱼腥羊肉等发物及辛辣之品，避免生冷油腻食物。

疗效评价：

采用本方案治疗，一个月内痊愈率约为 40%，治愈显效率为 70%~80%。

（3）湿热并重

湿热并重，相当于亚急性湿疹。

临床表现：发病急，皮肤潮红灼热，以红色丘疱疹为主，渗出明显，瘙痒，口苦心烦，大便不爽，小便赤，舌红，苔黄腻，脉滑数。

内治法：清利湿热。

方药：龙胆泻肝汤加减。生地 20 g，丹皮 10 g，赤芍 10 g，龙胆草 10 g，栀子 10 g，黄芩 10 g，茯苓 10 g，泽泻 10 g，车前子 10 g，六一散 10 g，当归 10 g，甘草 6 g。

加减：便溏、纳呆者，加砂仁 10 g，生苡米 30 g，苍术加量为 15 g；皮损瘙痒者加白鲜皮 10 g，白蒺藜 10 g。

常用中成药：四妙丸，每袋 6 g，每日 2 次，每次 1~2 袋；肤痒颗粒，每袋 4 g，每日 3 次，每次 2 袋。

外治法：

①湿疹膏

功效：收湿止痒。

使用方法：外涂于皮损处，每日 1~2 次。

②加味五石膏

功效：收湿止痒。

使用方法：外涂于皮损处，每日 1~2 次。

③中药冷敷治疗

功效：清热敛湿。

常用药物：生地榆、黄柏、马齿苋、明矾各 30 g，加水煎煮 30 分钟，冷敷患处，每日 3 次，每次 10 分钟。

护理调摄：

①去除可疑致敏因素。

②调畅情志，减轻思想负担。

③避免搔抓，避免热水烫洗或洗澡。

④强调饮食管理，忌食鱼腥羊肉等发物及辛辣之品，避免生冷油腻食物。

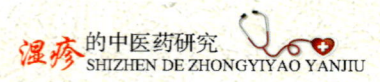

疗效评价：

采用本方案治疗，一个月内痊愈率约为 40%，治愈显效率为70%~80%。

（4）湿重于热

湿重于热，相当于慢性湿疹复发阶段。

临床表现：病程日久，或下半身为重，起水窠多，皮色黯淡不红，瘙痒出水，延绵不愈，纳食不香，身倦无力，大便溏薄，小便清白。舌淡苔薄，脉缓。

内治法：健脾利湿法。

方药：除湿胃苓汤加减。苍术 10 g，厚朴 10 g，陈皮 10 g，猪苓 10 g，赤茯苓 10 g，泽泻 10 g，白术 10 g，滑石 10 g，防风 6 g，栀子 10 g，肉桂 3 g，甘草 6 g。

加减：糜烂明显，渗水多者，加马齿苋 20 g，冬瓜皮 15 g；便溏、纳呆者，加砂仁 10 g，苡米 10 g，苍术加量为 15 g；胃纳不馨，胃寒呕吐，加藿香 10 g，半夏 9 g。

常用中成药：四妙丸，每袋 6 g，每日 2 次，每次 1~2 袋；参苓白术丸，每袋 6 g，每日 2 次，每次 1 袋。

外治法：

①湿疹膏

功效：收湿止痒。

使用方法：外涂于皮损处，每日 1~2 次。

②加味五石膏

功效：收湿止痒。

使用方法：外涂于皮损处，每日 1~2 次。

③中药冷敷治疗

功效：清热敛湿。

常用药物：生地榆、黄柏、马齿苋、明矾各30 g，加水煎煮30分钟，冷敷患处，每日3次，每次10分钟。

护理调摄：

①去除可疑致敏因素。

②调畅情志，减轻思想负担。

③避免搔抓，避免热水烫洗或洗澡。

④强调饮食管理，忌食鱼腥羊肉等发物及辛辣之品，避免生冷油腻食物。

疗效评价：

采用本方案治疗，一个月内痊愈率约为40%，治愈显效率为70%~80%。

（5）阴伤湿恋证

阴伤湿恋证主要见于慢性湿疹。

临床表现：皮损表现为丘疹散在或集簇，渗水不多而持久，皮肤干燥或脱屑，瘙痒不止，兼见口干而不思饮，舌质红绛少津，苔净或根部稍腻，脉细滑或弦细。

内治法：滋阴除湿。

方药：滋阴除湿汤。生地20 g，丹参15 g，元参10 g，茯苓10 g，泽泻10 g，蛇床子10 g，白鲜皮10 g。

加减：苔藓样变明显者，加桃仁10 g，红花10 g；伴胁肋胀满，口苦咽干，大便溏者，加防风9 g，生地加量至30 g，白芍加量至15 g。

常用中成药：加味逍遥丸，每袋6 g，每日2次，每次1袋；参苓白术丸，每袋6 g，每日2次，每次1袋。

外治法：

①湿毒膏

功效：收湿止痒。

使用方法：外涂于皮损处，每日 1～2 次。

②复方五倍子膏

功效：薄肤、止痒。

使用方法：外涂于皮损处，每日 1～2 次。

③玉黄膏

功效：润肌止痒。

使用方法：外涂于皮损处，每日 1～2 次。

④中药浸浴治疗

功效：养血润肤、疏通腠理。

常用药物：艾叶、透骨草、红花、丹参、荆芥、防风等，以草药 300～500 g，加水煎煮 30 分钟，倾倒药液于浴桶内，浸浴治疗 30 分钟。

护理调摄：

①去除可疑致敏因素。

②调畅情志，减轻思想负担。

③避免搔抓，避免热水烫洗或洗澡。

④强调饮食管理，忌食鱼腥羊肉等发物及辛辣之品，避免生冷油腻食物。

疗效评价：

采用本方案治疗，两个月内痊愈率约为 20%，治愈显效率可达 40%。

（6）风邪蕴郁，心神不安证

主要见于慢性湿疹。

临床表现：皮损表现为丘疹散在或集簇，皮肤干燥或脱屑，瘙痒剧烈，兼见烦躁易怒，焦虑不安，失眠，舌质红苔白，脉弦滑。

治疗原则：此阶段以内服药物治疗为主，辅助外用药物治疗。

内治法：重镇搜风，活血止痒。

方药：重镇活血汤。代赭石 20 g，生龙牡各 20 g，珍珠母 20 g，石决明 20 g，三棱 9 g，莪术 9 g，丹参 15 g，赤芍 10 g，乌梢蛇 10 g，银花 10 g，连翘 10 g，秦艽 15 g，漏芦 15 g。

加减：皮损肥厚浸润者加夏枯草 10 g，并加大三棱、莪术用量至 9 g；皮损瘙痒者加白鲜皮 10 g、白蒺藜 10 g；大便干结者加酒军 6 g。

常用中成药：知柏地黄丸，每日 3 次，每次 30 粒；防风通圣丸：祛风清热，通里解表；每袋 6 g，每日 2 次，每次 1 袋。

外治法：

①复方五倍子膏

功效：薄肤、止痒。

使用方法：外涂于皮损处，每日 1~2 次。

②玉黄膏

功效：润肌止痒。

使用方法：外涂于皮损处，每日 1~2 次。

③中药泡洗治疗

功效：活血化瘀、疏通腠理。

常用药物：皮损皲裂、鳞屑多者，可用王不留行 30 g，明矾 9 g，水煎泡洗。

护理调摄：

①去除可疑致敏因素。

②调畅情志，减轻思想负担。

③避免搔抓，避免热水烫洗或洗澡。

④强调饮食管理，忌食鱼腥羊肉等发物及辛辣之品，避免生冷油腻

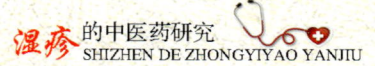

食物。

疗效评价：

采用本方案治疗，3 个月内痊愈率约为 30%，治愈显效率可达 60%。

### 3. 中医治疗难点分析

本病缠绵难愈，反复发作。

本病瘙痒剧烈，严重影响患者生活质量，由于搔抓引起皮损扩大或加重，中药往往难以迅速止痒。

具有家族遗传性的特应性皮炎需要长期服药，中药治疗效果不佳，但长期外用皮质激素软膏可引起明显副作用。

患者由于长期患病，往往伴有心理问题。

针对以上难点，本病种下一步主攻方向为中药对瘙痒症状的治疗，中药内服及外用治疗特应性皮炎以及心理干预对湿疹的辅助治疗。

## （四）大连湿疹（湿疮）诊疗方案

### 1. 诊断

本病诊断参照《中华人民共和国中医药行业标准·中医病证诊断疗效标准》进行诊断。

### 2. 中医治疗

（1）内治法

湿热浸淫证：相当于急性湿疹。

证候：肌肤红斑，丘疹，鳞屑，舌红，苔黄，脉滑。

治法：清热解毒，利湿止痒。

方药：湿疹汤加减。石膏 30 g，滑石 30 g，黄柏 20 g，板蓝根 30 g，龙胆草 20 g，白芍 15 g，丹皮 30 g，甘草 10 g，黄芩 10 g，生地 30 g。

中成药：湿疹颗粒（大连市中医院院内制剂）。

脾虚湿蕴证：相当于亚急性湿疹。

证候：皮损泛发，潮红肿胀，瘙痒剧烈，身倦乏力，腹胀满，纳食不香，心烦，舌质淡，苔白腻，脉滑。

治法：凉血清热，祛风杂湿。

方药：枳术汤加减。滑石20 g，茯苓30 g，黄柏15 g，枳壳10 g，厚朴10 g，苍术20 g，猪苓15 g，泽泻15 g，薏苡仁30 g，白术20 g，车前子30 g，陈皮10 g，甘草10 g，防风15 g，砂仁10 g，黄芪15 g。

中成药：皮炎颗粒（大连市中医院院内制剂）。

血虚风燥证：相当于慢性湿疹。

证候：皮损粗糙肥厚、脱屑、瘙痒，表面有抓痕、血痂，舌质淡、苔薄白，脉沉或滑。

治法：养血疏风、利湿止痒。

方药：养血润燥汤加减，当归20 g，生地20 g，白芍15 g，首乌15 g，蒺藜15 g，黄芪15 g，沙参15 g，麦冬15 g，鸡血藤30 g，土茯苓15 g，枸杞15 g，甘草10 g。

中成药：痒疹颗粒（院内制剂）。

（2）外治法

①湿热浸淫证采用中药湿敷或封包。

常用药物：川芎、艾叶、马齿苋、黄柏、白花蛇舌草、白鲜皮、土茯苓各30 g，加水煎煮30分钟，湿敷或封包患处，每日2次，每次15分钟。

②中药药浴：苦参、黄柏、苍术各50 g，白鲜皮、蛇床子、地肤子、五倍子各25 g，生百部、枯矾、地榆、槐角、防风各30 g，冰片15 g。

加水5 000 ml，煎煮30分钟后做药浴用，隔日1次。

③婴儿中药灌肠适应证方药同内治法。

（3）其他疗法

①针刺拔罐法：常规消毒湿疹皮损部位，用三棱针从皮损中心逐渐向外围迅速点刺数下，至皮损最外边界，以微出血为度。肌肉丰厚处、较平坦部位在点刺后迅速拔以火罐，火罐均选用口径为 5 cm 的玻璃火罐。瘦削、骨骼、关节部位仅施以点刺手法。病变局部操作结束后，嘱患者俯卧位，以三棱针点刺大椎及双侧肺俞、膈俞、脾俞，每穴点刺数下，以微出血为度，然后拔罐，留罐时间视患者皮肤纹理粗细、耐受程度和颜色改变而定，最长不超过 10 分钟。每周治疗 2 次。

②自体血回输治疗：抽上肢静脉血 3~5 ml，混合臭氧，注射至臀部肌肉，每日 1 次，10 天 1 个疗程。

**3. 调摄**

（1）调整心态：湿疹患者要解除思想顾虑，树立乐观向上能够治疗好疾病的信心。

（2）合理饮食：忌辛辣及腥发动风食物，多食蔬菜水果。

（3）保护好皮损：避免搔抓及用热水、肥皂等刺激，不乱用刺激性外用药物。

（4）去除可疑致敏因素。

**4. 疗效判定标准及疗效初步评估**

疗效判定标准如下：

（1）治愈：皮疹全部消退，瘙痒消失，遗留有少量色素沉着。

（2）显效：皮疹及症状消失>70%。

（3）有效：皮疹及症状消失>50%。

（4）无效：皮疹消退不足 30%，症状无改善。

疗效初步评估：

平均年接诊 1 万人次，治愈 36%，显效 32%，好转 10%，总有效率 78%。

### 5. 中医治疗难点分析

（1）本病缠绵难愈，反复发作。

（2）本病瘙痒剧烈，中药起效较慢，难以迅速止痒，患者由于搔抓后导致皮损加重，瘙痒解决后症状可明显改善。

今后，中医药研究的主攻方向是中药对瘙痒症状的治疗，如何通过中医药治疗降低复发率。

## （五）重庆市中医院湿疹（湿疮）中医诊疗方案

### 1. 诊断

湿疹参照《中华人民共和国中医药行业标准·中医病证诊断疗效标准》进行诊断。

急性湿疮：皮损呈多形性，如潮红、丘疹、水疱、糜烂、渗出、痂皮、脱屑，常数种形态同时存在。起病急，自觉灼热，剧烈瘙痒。皮损常对称分布，以头、面、四肢远端、阴囊等处多见。可泛发全身。可发展成亚急性或慢性湿疮，时轻时重，反复不愈。

亚急性湿疮：皮损渗出较少，以丘疹、丘疱疹、结痂、鳞屑为主。有轻度糜烂面，颜色较暗红。亦可见轻度浸润，剧烈瘙痒。

慢性湿疮：多局限于某一部位，边界清楚，有明显的肥厚浸润，表面粗糙，或呈苔藓样变，颜色褐红或褐色，常伴有丘疱疹、痂皮、抓痕。倾向湿润变化，常反复发作，时轻时重，有阵发性瘙痒。

### 2. 证候分类

湿热浸淫：发病急，皮损潮红灼热，瘙痒无休，渗液流汁。伴身热、心烦口渴，大便干，尿短赤。舌质红，苔薄白或黄，脉滑或数。

脾虚湿蕴：发病较缓，皮损潮红，瘙痒，抓后糜烂渗出，可见鳞屑。伴有纳少，神疲，腹胀便溏。舌质淡胖，苔白或腻，脉弦缓。

血虚风燥：病久，皮损色暗或色素沉着，剧痒，或皮损粗糙肥厚。伴口干不欲饮，纳差腹胀。舌淡，苔白，脉细弦。

### 3. 疗效评定

治愈：皮损消退。

好转：皮损消退30%以上。

未愈：皮损消退不足30%。

### 4. 中医治疗

（1）内治法

湿热浸淫证

湿热浸淫证常见于急性湿疹。

治法：清热解毒，利湿止痒。

方药：龙胆泻肝汤加减。龙胆草10g，连翘20g，栀子10g，黄芩15g，柴胡10g，生地黄30g，车前子10g，泽泻10g，生甘草10g，牡丹皮10g，钩藤30g。

随症加减：大便秘结者，加白鲜皮10g；口渴咽干者，加知母10g；身热者，加青蒿15g。

中成药：苦参片（国药准字Z21020222），每次3片，每日3次。

脾虚湿蕴证

脾虚湿蕴证多见于亚急性湿疹。

治法：健脾利湿止痒。

方药：除湿胃苓汤加减。苍术10g，陈皮10g，厚朴10g，白术10g，茯苓 12 g，泽泻 10 g，薏苡仁 30 g，白鲜皮 15 g，地肤子 20 g，甘草 5 g。

随症加减：胸闷腹胀者，加草豆蔻 10 g，厚朴 10 g；身体困倦者，加大豆黄卷 20 g；慢性湿疹急性发作见上述症候者，加鸡血藤 30 g。

中成药：花蛇解痒胶囊（国药准字 Z20025889），每次 3 粒，每日 3 次。

血虚风燥证

血虚风燥证多见于慢性湿疹。

治法：养血润燥，熄风止痒。

方药：当归饮子加减。当归 10 g，生地黄 30 g，荆芥 10 g，防风 10 g，白芍 10 g，川芎 10 g，刺蒺藜 15 g，地龙 10 g，瓦楞子 10 g，制首乌 30 g，炙甘草 10 g。

随症加减：痒而睡眠差者，加炒枣仁 30 g，龙骨 30 g，或夜交藤 30 g，钩藤 30 g；瘙痒严重者，加蜈蚣 2 条；苔藓样变严重者，加牡蛎 30 g，玄参 10 g，浙贝母 10 g。

中成药：润燥止痒胶囊（国药准字 Z20025030），一次 4 粒，一日 3 次。对于反复发作的湿疹可加用雪公藤多甙片（国药准字 Z35020431），每次 20 mg，每日 3 次；或昆明山海棠片（国药准字 Z20043511），每次 0.9 g，每日 3 次。而对于皮损泛发且反复发作的湿疹加用活血化瘀法，如灯盏细辛注射液（国药准字 Z53021569）静脉滴注。

（2）外治法

中药塌渍治疗：肤光粉（重庆市中医院制剂）浸泡滤过后，用纱布浸药液敷于患处。用于渗液较多的急性湿疹。

肤光粉（重庆市中医院制剂）：超微粉碎后浸泡外洗。用于急性、亚急性和慢性期的皮损。

加味青黛油纱（重庆市中医院制剂）：将青黛散加味后采用超微粉碎技术研磨成极细粉末后制成加味青黛油纱外敷于患处，每日 2 次。用于亚急

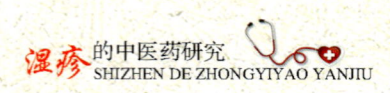

性期的皮损。

中药雾化疗法：采用自制的湿疹方（重庆市中医院制剂）浓煎过滤后置入超声雾化器中，将药液变成微细的雾滴，作用于皮损部位。用于炎症较重、渗出明显的皮损。

穴位贴敷疗法：适用于亚急性期和慢性期的皮损。用自制的复方多虑平乳膏（重庆市中医院制剂）敷贴于双侧内关穴和神阙穴，每晚一次。

中成药：

肤痔清软膏（国药准字 Z20025745）：用于亚急性和慢性期的外阴及肛周皮损，每日 1~2 次，直接涂擦于患处。

冰黄肤乐软膏（国药准字 Z10980140）：用于亚急性和慢性期皮损，可明显改善瘙痒，每日 2~3 次，涂搽患处。

老鹳草软膏（国药准字 Z37021586）：用于急性、亚急性和慢性期皮损无明显渗液者，每日 1~2 次，直接涂擦于患处。

肤舒止痒膏（国药准字号 Z20025619）：用于慢性湿疹，尤其适于冬季干燥瘙痒的皮损。取本品 5~10 g，于温毛巾上抹擦皮肤，揉摩 5~10 分钟，用清水冲净即可，每日一次，可替代日常洗浴。

## 5. 调摄

应使患者对湿疮的发病因素、发展规律和防治方法有一定了解，以便能积极配合治疗。避免各种可疑的致病因素。

发病期间忌辛、辣、酒类食物。对鱼、虾等易诱发本病的食物，应注意食用后及停用后的效果，但无须盲目地忌口。

保持皮肤清洁，避免过度洗烫、肥皂及各种有害因子的刺激。

治疗全身性疾病，发现病灶应积极清除。

## 6. 疗效初步评估

重庆市中医院皮肤科采用中医辨证治疗以及形式多样的外治疗法，同时配合适应各证型的内服中成药和针对不同病期、部位、季节的外用中成药共同治疗本病，取得较好疗效。预计临床有效率可达85%。

### 7. 中医治疗难点分析

中医中药内服、外用治疗本病，疗效较好。对于少数严重瘙痒的患者可使用中西医结合治疗以缓解症状。

因本病中医中药治疗疗效较好，少数严重瘙痒的症状不是中医治疗的优势所在，短期内很难有突破性的进展。所以对于本病，中医研究的主攻方向改进中药的剂型，开发有效的内服中成药，便于慢性湿疹的患者长期服用；开发更多的中成药针剂，使药效直达病所；改进目前的中医治疗方法，增强患者的依从性。

## （六）北京中医医院湿疮（湿疹）诊疗方案

### 1. 诊断

湿疹种参照《中华人民共和国中医药行业标准·中医病证诊断疗效标准》进行诊断。

### 2. 中医治疗

（1）内治法

湿热浸淫证常见于湿疹的急性期。

症状：发病急，皮损潮红灼热，瘙痒无休，渗液流汁。伴身热、心烦口渴，大便干，尿短赤。舌质红、苔薄白或黄，脉弦滑或数。

治法：清利湿热、佐以凉血。

方药：清热除湿汤加减。龙胆草10g，黄芩10g，白茅根30g，生地15g，大青叶15g，车前草30g，生石膏30g，六一散$^{(包)}$30g。

加减：瘙痒重可加白鲜皮、苦参；渗出重可加猪苓、茵陈；继发感染

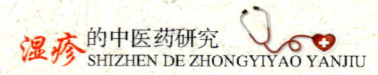

者可加金银花、蒲公英；大便秘结者可加熟军。

中成药：石蓝草合剂（北京中医医院制剂）

疗效评估：本阶段中医治疗疗效较好。

脾虚湿蕴证常见于本病的亚急性期。

症状：发病较缓，皮损淡红，瘙痒，抓后糜烂渗出，可见鳞屑。伴有纳少，神疲，腹胀便溏。舌质淡胖、苔白或腻，脉弦缓。

治法：健脾除湿、佐以清热

方药：除湿止痒汤加减。赤苓皮15ｇ，生白术10ｇ，黄芩10ｇ，栀子6ｇ，泽泻6ｇ，茵陈6ｇ，枳壳6ｇ，生地12ｇ，竹叶6ｇ，灯心草3ｇ，生甘草10ｇ。

加减：余热未清者可加金银花、大青叶、黄柏；痒甚可加苦参、地肤子。皮损继发感染者可加蒲公英、连翘。

中成药：除湿丸（北京中医医院制剂），参苓白术丸。

疗效评估：本阶段中医治疗疗效较好。

血虚风燥证常见于本病的慢性期。

症状：病久，皮损色暗或色素沉着，剧痒，或皮损粗糙肥厚。伴面色无华，眩晕，心悸，失眠，爪甲色淡。舌质淡、苔白，脉细弦。

治法：养血润肤、散风止痒。

方药：健脾润肤汤加减。云苓10ｇ，苍白术各10ｇ，当归10ｇ，丹参10ｇ，鸡血藤15ｇ，赤白芍各10ｇ，白鲜皮30ｇ，防风10ｇ，生地15ｇ，陈皮6ｇ。

加减：瘙痒明显者可加白蒺藜、地肤子；皮损肥厚者可加首乌藤、连翘、夏枯草。

中成药：复方秦艽丸（北京中医医院制剂），润肤丸（北京中医医院制剂）。

疗效评估：本阶段中医治疗疗效尚可，对于皮损肥厚者可配合中药封包治疗。

（2）外治法

红斑丘疹无渗出者，外用止痒粉、六一散、松花粉、炉甘石洗剂。

糜烂渗出者，以马齿苋水剂、龙葵水剂、清热消肿洗剂湿敷。然后以植物油调祛湿散或新三妙散外用。

慢性期皮损肥厚，角化不明显者，外用复方黄连膏、芩柏软膏、止痒药膏或大枫子油、普榆膏。

慢性期皮损肥厚、角化、粗糙者，可用稀释新拔膏或癣证熏药，并配合局部封包治疗。

（3）其他疗法

皮损渗出明显时可配合使用半导体激光仪治疗促进皮损干燥。

瘙痒剧烈者可配合针灸疗法（包括耳针治疗），并辅助中频治疗仪缓解症状。

皮损泛发者可配合中药浸浴治疗。

## 3. 调摄

避免各种外界刺激，如精神因素、热水烫洗、搔抓、过度擦拭及接触其他易致敏物质。

避免辛辣、腥发、刺激性食物，如鱼、虾、蟹、浓茶、咖啡、酒类等。

## 4. 中医治疗难点分析

中医中药内服、外用治疗本病，疗效较好。治疗难点在于：①中医药治疗起效慢；②外用药剂型不易被患者接受。对于部分皮疹泛发，继发感染者，可配合应用抗生素系统或局部治疗，以控制感染。

由于本病致病原因复杂，患者存在个体差异，因此本病具有复发倾向，

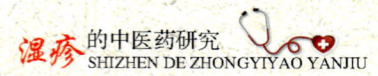
病程较长，缠绵难愈。对于中药疗效慢，临床应合理辨证，并与辨病结合，内外兼治，以发挥中医药的优势。有致敏因素者可加用抗组胺药物以缓解症状，逐步发挥中医药对机体的整体调节作用。本病的中医研究方向应着重改进目前中医治疗方法，增强患者的依从性，对中药剂型的研发（包括内服、外用药物），使中药应用更方便，易于被患者接受。

（蒋莎莉　张毅）

**参考文献**

[1] 张红晶.白鲜皮中化学成分的提取分离及活性评价研究［D］.长春：吉林农业大学，2011.

[2] 梁秀宇，关洪全，刘文力，等.常用清热类中药抗Ⅳ型超敏反应的实验研究［J］.中医药学刊，2006，24（6）：1052-1053.

[3] 郑永权，苦参化学成分及农业应用研究概况［J］.农药科学与管理，2000，21（1），24-26.

[4] 鲍淑娟，苦参碱平喘作用机理探讨［J］.中药药理与临床，1995，11（5），33-34.

[5] 刘桂荣，苦参的研究概况［J］.特产研究，1993，4，35-38.

[6] 郭志坚，郭书好，何康明，等.黄柏叶中黄酮醇苷含量测定及其抑菌实验［J］.暨南大学学报（自然科学版），2002，23（5）：64.

[7] 陈蕾，邱大琳.黄柏体外抑菌作用研究［J］.时珍国医国药.2006，17（5）：759-760.

[8] 吕燕宁，邱全瑛.黄柏对小鼠DTH及其体内几种细胞因子的影响［J］.北京中医药大学学报，1999，22（6）：48.

[9] Shan B，Cai YZ，Brooks JD，et al. The in vitro antibacterial activity of dietary spice and me-

dicinal herbextracts［J］. Int J Food Microbiol，2007，117：112-119.

［10］ Yang YZ，Tang YZ，Liu YH. Wogonoside displays anti-inflammatory effects through modulating inflammatory mediator expression using RAW264.7 cells［J］. J Ethnopharmacol，2013，148：271-276.

［11］ Chen YC，Yang LL，Lee TJ. Oroxylin A inhibition of lipopolysaccharide-induced iNOS and COX-2 gene expression via suppression of nuclear factor-κB activation［J］. Biochem.

［12］ 贺海平，秦菁，陈明，等. 一种新的黄芩类黄酮3'，5，6'，7-四羟基-2'，8-二甲氧基黄酮 TDF 的体外免疫作用［J］. 广西医科大学学报，2000，17（3）：353.

［13］ 贺海平，秦菁，陈明. 黄芩类黄酮对人免疫细胞化学发光及淋巴细胞增殖的影响［J］. 中国免疫学杂志，2000，16（2）84，86.

［14］ 崔瑛，王君明，冯志毅，等. 地黄对家兔阴虚热盛证型发热的解热作用［J］. 河南中医，2007，27（1）：31-34.

［15］ 周文博. 浅析当归在药理中的应用研究［J］. 医学信息（中旬刊），2011，24（4）：1646.

［16］ 王长林，王秀君，浦仕飞，等. 荆芥与防风的药理作用试验研究［J］. 郑州牧业工程高等专科学校学报，2009，29（1）：6-8.

［17］ 南京中医药大学. 中药大辞典（上册）［M］. 上海：上海科学技术出版社，2006：816.

［18］ 曹仁烈，孙在原，王仲德，等. 中药水浸剂在试管内抗皮肤真菌的观察［J］. 中华皮肤科杂志，1987，5（4）：286

［19］ 久保道德，松田秀秋，戴岳，等. 他药·地肤子研究（第1报）地肤子の70%ェタノ _ ル抽出ェキスの抗掻瘙作用と有効成分の探索［J］. 药学杂志，1997，117（4）：193-201.

［20］ Matsuda H，Dai Y，Ido Y，et al. Studies on Kochiae Fructus Ⅲ：Antinociceptive and anti inflammatory effects of 70% ethanol extract and its component，momordin Ic from dried fruits of Kochia scoparia L［J］. Biol Pharm Bull，1997，20（10）：1086-1091.

［21］ Matsuda H，Dai Y，Ido Y，et al. Studies on Kochiae Fructus Ⅳ：Anti-allergic effects of 70% ethanol extract and its component，mo-mordin Ic from dried fruits of Kochia scoparia L［J］. Biol Pharm Bull，1997，20（11）：1165-1170.

［22］ Matsuda H，Dai Y，Ido Y，et al. Studies on Kochiae Fructus Ⅳ：Anti-allergic effects of 70% ethanol extract and its component，mo-mordin Ic from dried fruits of Kochia scoparia L［J］. Biol Pharm Bull，1997，20（11）：1165-1170.

［23］ 戴岳，夏玉凤，陈海标，等. 地肤子70%醇提物抑制速发型及迟发型变态反应［J］. 中国现代应用药学杂志，2001，18（1）：8-10.

173

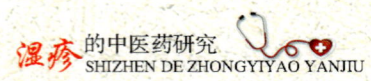
［24］ KM Shin，YH Kim，WS Park，et al. Inhibition of methanol extract from the fruits of Kochia scoparia on lipopolysaccharide－induced nitric oxide， prostagladin E2， and tumor necrosis factor－production from murine macrophage RAW 264. 7 cells ［J］. Biological & Pharmaceutical Bulletin，2004，27（4）：538-543.

［25］ 许立，倪正，方泰惠，等. 苍术胶囊抗炎免疫作用研究 ［J］. 陕西中医，2005，26（7）：719.

［26］ 向阳，张毅. 湿疹内服方用药规律分析 ［J］. 云南中医中药杂志，29（1）：21-23.

［27］ 付丹丹. 湿热证Ⅰ型变态反应动物模型研究 ［D］. 成都：成都中医药大学学位论文，2007：31-32.

［28］ 古国明. 不同配伍中药对湿热证Ⅰ型变态反应大鼠模型的疗效对比研究 ［D］. 成都：成都中医药大学学位论文，2007：4-5.

第七章

湿疹的预后及调理

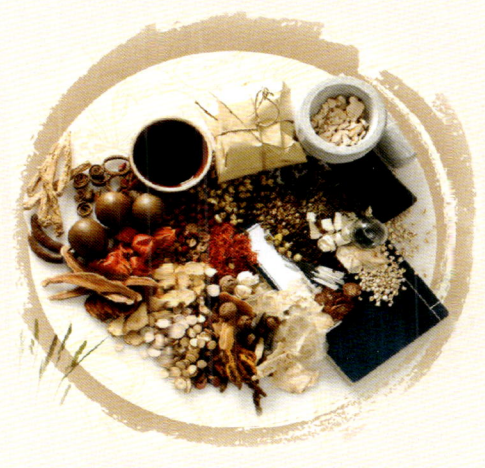

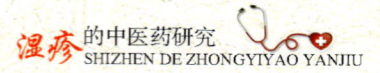
# 一　精神调理

湿疹病程较长，易于反复，瘙痒难忍，影响美观，使患者出现不安和怀疑等精神因素，又可使湿疹加重。专家指出，治疗获得成功，常取决于患者对疾病的态度和信心。避免过度精神紧张及疲劳，切勿焦虑、忧郁；保持情绪安定、乐观，生活规律，注意劳逸结合；适度锻炼身体，增强自身免疫力。为此应加强心理治疗。现将主要的心理治疗方法介绍如下：

## （一）心理评估

责任护士做好沟通交流，了解每个患者及家属的文化风俗背景、受教育的程度、自信心等情况，以利提供个体化健康教育。

## （二）支持性心理疗法

耐心听患者的倾诉，启发、鼓励、疏导患者，使其对所患湿疹的临床特点、诱发原因、病程转归、治疗要点、情绪变化对湿疹的影响等均有较深入的了解，树立战胜疾病的信心，减轻其负面情绪对湿疹的影响。

## （三）合理情绪疗法

对存在不合理信念导致陷入极度不良情绪体验中的患者，医生更应热情接待，并注意仔细观察患者的言行举止、表情行为等，从侧面了解其工作、生活及学习等情况，尽可能找出其精神负担所在。通过疏导、科普来改变患者对湿疹的不良认识和评价，增强其战胜本病的信心，从而达到治愈湿疹的目的。

## （四）行为指导疗法

湿疹的病因复杂，要积极寻找致敏原并去除；保持皮肤清洁，避免搔抓、热水烫洗及其他有刺激性的洗涤等各种外界不良刺激；急性或慢性湿疹急性期的皮损禁用刺激性的外用药；纠正不良习惯如戒烟、戒酒；合理膳食、平衡营养；避免过度劳累、精神紧张，增强体质。

### （五）松弛疗法、生物反馈疗法

介绍皮炎湿疹特点，在医生的指导下，让患者安静舒适地半躺或仰卧在病床上，选择合适的治疗程序进行深呼吸训练及全身分段肌肉放松训练，同时做肌电图反馈。

### （六）其他心理疗法

根据病情可选用疏导疗法、认知疗法、家庭疗法、暗示疗法、信念疗法、关爱疗法、体育疗法、文娱疗法、音乐疗法等。

## 二　饮食调理

湿疹患者应避免易致敏和刺激性的食物：如饮酒、浓茶、咖啡、吸烟；
忌温补性质的肉类：公鸡、鹅、牛、羊肉、狗肉等；
忌特殊辛辣刺激性的食物：葱、蒜、姜、花椒、辣椒、芥末、香菜、韭菜、竹笋等；
忌食用菌类食物：蘑菇、香菇、金针菇等；
忌海鲜类食物、热带水果、坚果类食物和发酵类食物。

## 三　食疗

中国历来有"药食同源""亦药亦食"之说。食物防治疾病或食物药用祛疾在我国有悠久的历史，是祖国医学的宝贵遗产。我国劳动人民在长期的实践中积累了极为丰富的食疗防病、食疗祛疾的方剂，而且至今仍被后人所应用，并逐渐得到完善、充实与提高。食物疗法（即在食物或在食物中加入药物）来调整机体的防病能力，常常能起到单纯使用药物所不能达到的作用，有时甚至比单纯使用药物的效果更为显著。

中医对某些皮肤病的病因与饮食的关系也有较多的论述。如《素问·五脏生成》曰："多食咸，则脉凝而变色；多食苦，则皮槁而毛拔；多食辛，则筋急而爪枯；多食酸，则肉胝而唇揭；多食甘，则骨痛而发落，此五味之所伤也。"明确提出饮食与皮肤疾患的关系。皮肤病的食物疗法包括粥、酒、汤、饮、肴、膏、茶等。常见的食物包括蔬菜类、粮食类、瓜类、果品类、水产类、禽兽类、调料类。现将常见的食疗方根据不同的证型介绍如下：

## （一）湿热型

湿热型多见于急性湿疹，皮疹以红斑、丘疹、丘疱疹、小水疱为主，灼热瘙痒。舌质红，舌苔黄腻，脉滑数。

### 1. 红豆薏米粥

【组成】红豆 15 g，薏苡仁 30 g，玉米须（布包）15 g。

红豆又叫赤小豆，性平味甘、酸，具有清热解毒、健脾益胃、利尿消肿、通气除烦等功效，可治疗小便不利、脾虚水肿、脚气等症，被李时珍称为"心之谷"。现代研究证明，赤小豆含有较多的皂角苷，可刺激肠道，具有良好的利尿作用，能解酒、解毒，对心脏病和肾病、水肿有益。

薏苡仁为禾本科植物薏苡的干燥成熟种仁。性凉，味甘、淡。有利水消肿、健脾去湿、舒筋除痹、清热排脓等功效。现代药理研究，薏苡仁因含有多种维生素和矿物质，有促进新陈代谢和减少胃肠负担的作用；而且经常食用薏苡仁对慢性肠炎、消化不良等症也有效果。薏苡仁有利尿作用，有效改善水肿现象，因此对浮肿患者也有疗效。

【制作】将红豆、薏苡仁、玉米须洗净，加入适量水，同煮成粥食用。

【用法】每日服食 1 次。7 日 为 1 个疗程。

【功效】清热利湿。

【适应证】急性湿疹伴有皮肤红斑、丘疹、水疱、小便不利等症。

### 2. 茅根薏仁粥

【组成】鲜茅根 30 g，薏苡仁 300 g。

鲜茅根性寒，味甘，归肺、胃、膀胱经。功效：凉血止血，清热利尿。主治：血热出血证，热淋，水肿，黄疸，热病烦渴。

【制作】薏苡仁洗净后用清水浸泡；鲜茅根洗净；锅内倒入适量水，放入鲜茅根水煮 20 分钟后去渣留汁；再放入泡好的薏苡仁煮成粥即可。

【用法】温热食用。5~7 日为 1 个疗程。

【功效】清热凉血、除湿利尿。

【适应证】湿疹湿热蕴结证伴小便短赤等。

### 3. 绿豆薏仁汤

【组成】绿豆 30 g，薏苡仁 30 g，佩兰 10 g。

绿豆，别名青小豆、菉豆、植豆等。原产地在印度、缅甸地区。现在东亚各国普遍种植，非洲、欧洲、美国也有少量种植，中国、缅甸等国是绿豆主要的出口国。种子和茎被广泛食用。绿豆清热之功在皮，解毒之功在肉。绿豆汤是家庭常备夏季清暑饮料，清暑开胃，老少皆宜。现代药理研究，绿豆的有效成分具有抗过敏作用，可治疗变态反应性疾病；绿豆对葡萄球菌以及某些病毒有抑制作用。

【制作】将绿豆、薏苡仁、佩兰加适量水共煮成汤。弃渣取汁，最后放入砂糖饮用。

【用法】每日 1 次，7 日为 1 个疗程。

【功效】清热利湿，健脾消肿。

【适应证】急性湿疹皮肤红斑、丘疹、水疱、渗出等症。

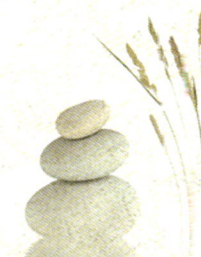

### 4. 冬瓜皮薏米汤

【组成】冬瓜皮、薏苡仁各 30 g，车前草 15 g。

冬瓜皮性凉，味甘。归脾、小肠经。功效：利尿消肿。主治：用于水肿胀满，小便不利，暑热口渴，小便短赤。《本草再新》："走皮肤，去湿追风，补脾泻火。"

车前草又名车轮菜、田灌草，为车前科多年生草本植物。生长在山野、路旁、花圃、河边等湿地。种子有利水通淋、清热解毒、清肝明目、祛痰、止泻的功效。药性寒，味甘。归肝、肾、肺、小肠经。功能清热利尿，凉血，解毒。主治热结膀胱，小便不利，淋浊带下，暑湿泻痢，衄血，尿血，肝热目赤，咽喉肿痛，痈肿疮毒。

【制作】将冬瓜皮、薏苡仁、车前草加适量水共煮成汤，弃渣取汁饮用。

【用法】每日 1 次，7 日为 1 个疗程。

【功效】清热利湿，健脾消肿。

【适应证】急性湿疹皮肤红斑、丘疹、水疱、渗出等症。

### 5. 绿豆海带汤

【组成】绿豆 30 g，海带 20 g，鱼腥草 15 g，白糖适量。《本草纲目》谓："绿豆，消肿治痘之功虽同于赤豆，而压热解毒之力过之。且益气、厚肠胃、通经脉，无久服枯人之忌。外科治痈疽，有内托护心散，极言其效。"并可"解金石、砒霜、草木一切诸毒"。

海带属海藻类植物，是一种在低温海水中生长的大型海生褐藻植物。可以适用于拌、烧、炖、焖等烹饪方法。海带是一种营养价值很高的蔬菜，同时具有一定的药用价值。性寒凉味咸，功能消痰软坚、泄热利水。

【制作】将绿豆、海带洗净，与鱼腥草一起置入锅内，加适量水煮汤。

【用法】饮汤，吃海带、绿豆加汤调味。每日 1 次，7 天为 1 个疗程。

【功效】清热利湿。

【适应证】湿疹伴有红斑、丘疹等症。

### 6. 莲花粥

【组成】莲花5朵，糯米100g，冰糖15g。

莲花，多年水生植物，又称荷花。莲花性平，味苦甘，归心，肝经。莲花清香升散，具有清心解暑、散瘀止血、消风祛湿的功效。主治暑热烦渴，小儿惊痫，妇人血逆昏迷，跌伤呕血，月经不调，崩漏，湿疮疥癣。

【制作】取初开放的莲花，用清水漂净备用。将糯米洗净，加适量水熬煮成稀粥，待粥熟时倒入冰糖、莲花稍煮2~3沸。即可食用。

【用法】早晚餐温热食用。5~7日为1个疗程。

【功效】安神宁心、益色养颜。

【适应证】湿疹伴有红斑、丘疹等症。

### 7. 荷叶粥

【组成】新鲜荷叶50g，大米200g，冰糖适量。

荷叶味苦涩，性平，有清暑利湿，升阳止血的功效，临床常用于治疗夏季暑热。荷叶与大米为粥，取其解暑热、利湿邪、散瘀血之功。

【制作】新鲜荷叶剪成大块；大米淘洗干净。锅内倒入适量水，放入荷叶，大火煮沸，水沸后中大火约煮5分钟即可，捞出荷叶；然后将大米放入锅中，煮粥。粥将成时，加入冰糖调味即可。

【用法】早晚餐温热食用。5~7日为1个疗程。

【功效】清暑利湿。

【适应证】湿疹伴有红斑、口渴、小便黄等症。

### 8. 枸杞防暑茶

【组成】枸杞子10g，薄荷3g，五味子12g，菊花6g。

枸杞子味甘，性平，具有补肝肾、益精气、明目安神、祛风治虚的功效。薄荷味辛，性凉，有特殊香味，具有疏散风热、清利头目、利咽、透

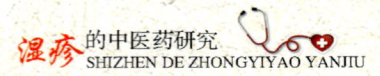

疹、疏肝解郁之功效。

五味子味甘、酸，性温，有收敛固涩、益气生津、补肾宁心的功效。药理研究发现，五味子醇能增强肾上腺皮质激素的免疫抑制作用，具有抗过敏作用。

菊花性微寒，味微辛、甘、苦，有疏散风热、清肝明目、平肝阳、解毒的功效。

【制作】所有原料放入杯中，用沸水冲，加盖焖泡 10 分钟至味道渗出，即可代茶饮用。

【用法】每日 1 次，5~7 日为 1 个疗程。

【功效】清暑利湿，清肝明目。

【适应证】湿疹伴有口渴、小便黄、凌晨瘙痒重等症。

### 9. 芹菜拌豆腐

【组成】芹菜 150 g，豆腐 1 块，盐、香油各少许。

芹菜性凉，味甘，具有清热解毒、清胃祛风、降压镇静的功效。现代研究发现，芹菜营养丰富，经常食用有助于清肝、健胃、镇静降压，适宜于肝火旺、皮肤粗糙和失眠、头痛的人。寒冷干燥的天气也宜食用。芹菜还含有挥发性的芳香油，香味诱人，食用芹菜对增进食欲，帮助消化、吸收都大有好处。

豆腐性微寒，味甘，具有补脾益胃、清热润燥、利小便、解热毒的功效。

【制作】先将芹菜切成小段，豆腐切成方丁，分别用沸水焯一下，捞出后凉开水冷却，沥净水分；然后将芹菜段和豆腐丁盛入盘中，加入盐、香油搅拌即可。

【用法】食用。每周 1~2 次。

【功效】平肝清热，利湿解毒。

【适应证】湿疹伴心烦易怒、头晕等症。

### 10. 糖醋黄瓜

【组成】黄瓜 500 g，盐、白糖、白醋各适量。

黄瓜味甘，性凉，具有除热、利水解毒功效。《滇南本草》记载黄瓜："解疮癣热毒，消烦渴。"

【制作】先将黄瓜切成长条，用盐腌渍 30 分钟；然后用凉开水洗去黄瓜条部分咸味，沥去多余水分后，加盐、白糖、白醋腌 1 小时即可。

【用法】食用。每周 1~2 次。

【功效】清热开胃、生津止渴、清热除湿。

【适应证】湿疹伴口渴、小便黄、大便干等。脾胃虚寒，经常腹泻，便溏者忌食此菜品。

### 11. 黄瓜蒲公英粥

【组成】黄瓜、大米各 50 g，新鲜蒲公英 30 g。

黄瓜、蒲公英均具有清热解毒功效，此外，蒲公英还具有消痈散结的作用。此粥具有清热解毒、利尿消肿的功效，适用于热毒炽盛、咽喉肿痛、小便短赤等病症。

【制作】先将黄瓜切片；蒲公英切碎；大米淘洗干净；然后锅置火上，倒入约 1 000 ml 水，大米先入锅中如常法煮粥；待粥熟时，加入黄瓜片、蒲公英，再煮片刻，即可。

【用法】食用。每周 1~2 次。

【功效】清热解毒、利尿消肿。

【适应证】湿疹伴有口干口渴、小便短赤等症。

### 12. 茭白白菜汤

【组成】茭白 100 g，白菜 150 g，盐、酱油、香油各适量。

茭白味甘，性寒，既能利尿祛水，又能清暑解烦止咳。白菜微寒、味甘、性平，有解热除烦、通利肠胃、养胃生津、利尿通便、清热解毒的功效。药理研究发现，白菜中含有丰富的维生素 C、维生素 E，此菜品适用于热病烦渴、小便不利者。

【制作】将茭白、白菜切丝；锅内倒入适量水，大火烧沸，放入白菜丝、茭白丝，中火煮汤；菜熟即加少许盐、酱油、香油调味。

【用法】食用，每周 1~2 次。

【功效】清暑解烦、利尿祛湿。

【适应证】湿疹伴便秘、腹胀等症。此菜品性偏寒凉，胃寒腹痛、大便溏泄及寒痢者不可多食。

### 13. 苦瓜菊花粥

【组成】苦瓜 100 g，菊花 50 g，大米 60 g，冰糖适量。

《滇南本草》记载："苦瓜，味苦，寒。归心、脾、胃经。清暑涤热、明目、解毒。用于热病烦渴，中暑，痢疾，赤眼疼痛，痈肿丹毒，恶疮。"苦瓜具有清热、养血益气、补肾健脾、滋肝明目的功效，对治疗痢疾、疮肿、中暑发热、痱子、结膜炎等病有一定的功效。

菊花性微寒，味微辛、甘、苦，有疏散风热、清肝明目、平肝阳、解毒的功效。

【制作】将苦瓜切成小块；大米、菊花洗净；锅内倒入适量的清水，放入菊花、大米，大火烧沸，待水煮沸后，将苦瓜、冰糖放入锅中，改用小火继续煮至大米开花时即可。

【用法】每日 1 次，5~7 日为 1 个疗程。

【功效】清利暑热、止痢解毒。

【适应证】湿疹伴咽干口渴、小便黄等症。

### （二）脾虚湿蕴型

多见于亚急性湿疹。皮损潮红，有丘疹、水疱、鳞屑、瘙痒，糜烂渗出较轻。舌质淡胖，舌苔白腻，脉濡缓。

## 1. 土豆粥

【组成】土豆、粳米、桂花、白糖各 100 g。

中医认为，土豆"性平味甘无毒，能健脾和胃，益气调中，缓急止痛，通利大便。对脾胃虚弱、消化不良、肠胃不和、脘腹作痛、大便不畅的患者效果显著"。现代药理研究证明，土豆对调解消化不良有特效，是胃病和心脏病患者的良药及优质保健品。土豆富有营养，是抗衰老的食物之一，可主治胃痛、疥腮、痈肿、湿疹、烫伤，具和胃健中功效和解毒消肿功效。

粳米是大米的一种，在中国各地均有栽培，种植历史已有 6 900 多年，是中国饮食文化的特产之一。

【制作】将土豆去皮洗净，切成小块待用。洗净粳米，放入锅内加水适量，烧沸后加土豆熬煮，米快熟时，再调入桂花、白糖稍煮 2~3 沸，即可食用。

【用法】早晚餐温热服食。5~7 日为 1 个疗程。

【功效】调中和胃，健脾益气。

【适应证】湿疹伴纳差等症。

## 2. 山楂麦芽饮

【组成】生山楂、炒麦芽各 100 g。

山楂味甘、酸，性微温，入脾、胃、肝经，具有消食健胃，活血化瘀，驱虫之功效。主治肉食积滞、小儿乳食停滞、胃脘腹痛、瘀血经闭、产后瘀阻、心腹刺痛、疝气疼痛、高脂血症等。现代药理研究，山楂含山楂酸等多种有机酸，味酸甘，并含解脂酶，入胃后，能增强酶的作用，促进肉食消化，有助于胆固醇转化。中医认为，山楂只消不补，脾胃虚弱者不宜多食。

炒麦芽，性平味甘，归脾、胃经。功效：行气消食，健脾开胃，退乳消胀。主治食积不消，脘腹胀痛，脾虚食少，乳汁郁积，乳房胀痛，妇女断乳。现代药理研究，本品含 α 和 β 淀粉酶，助消化作用。麦芽煎剂对胃

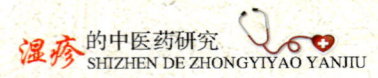

酸与胃蛋白酶的分泌似有轻度促进作用。

【制作】将生山楂、炒麦芽洗净入锅同炒，储净瓶备用。

【用法】每次取适量以沸水沏泡随意饮用，以5~7日为1个疗程。

【功效】健胃、消食、导滞。

【适应证】湿疹伴纳差、食后不消化、腹胀等症。

### 3. 薏苡仁百合汤

【组成】薏苡仁100g，绿豆50g，干百合20g，蜂蜜适量。

百合性微寒，味苦，具有清热解毒、凉血止血、健脾和胃、润肺养阴的功效。此汤具有健脾除湿、清热凉血功效。

【制作】将薏苡仁和干百合用清水浸泡备用；绿豆洗净；将绿豆、泡好的薏苡仁、百合放入锅内，倒入适量水，大火煮沸后改小火煲约40分钟；待薏苡仁煮熟烂后，离火，开盖稍放凉一会，加入蜂蜜调匀即可。

【用法】温热食用。5~7日为1个疗程。

【功效】健脾除湿、清热凉血。

【适应证】湿疹伴舌苔腻、口干、鼻咽干等症。

### 4. 山药薏仁粥

【组成】山药50g，薏苡仁20g，赤小豆30g，糯米（或粳米）50g。

山药即薯蓣。始载《神农本草经》，列为上品，原名"薯蓣"。山药之名始见于《本草衍义》。是薯蓣科薯蓣属的一种植物。山药味甘、性平，不燥不腻，入肺、脾、肾经；《本草纲目》概括五大功用"益肾气，健脾胃，止泄痢，化痰涎，润皮"。

【制作】将山药、薏苡仁、赤小豆和糯米放入锅内，加水煎至豆烂放糯米（或粳米），煮粥，加白糖，随意服用。

【用法】每日服食1次。7日为1个疗程。

【功效】健脾利湿。

【适应证】湿疹伴大便时溏，不思饮食，胃纳不佳症。

### 5. 赤小豆糯米粥

【组成】赤小豆 20 g，糯米 40 g，红糖适量。

糯米性温，具有补中益气、健脾养胃之功效，对脾胃虚寒，食欲不佳，腹胀腹泻有一定缓解作用。注意糯米性黏滞，难于消化，一次不宜食用过多。

红糖味甘，性温，具有益气养血、健脾暖胃、祛风散寒、活血化瘀功效。

【制作】将糯米淘洗干净并浸泡；赤小豆洗净。锅内倒入适量水，放入泡好的糯米、赤小豆，同煮成粥，食用时加少量红糖即可。

【用法】每日服食 1 次。每周食用 2~3 次。

【功效】健脾利湿，补中益气。

【适应证】湿疹伴大便溏、舌苔腻、饭后腹胀等症。

### 6. 白术膏

【组成】白术 5 kg，蜂蜜 1.5 kg。

白术性温，味苦、甘，归脾、胃经。具有健脾益气，燥湿利水，止汗，安胎的功效。用于脾虚食少，腹胀泄泻，痰饮眩悸，水肿，自汗，胎动不安。《医学启源》记载："除湿益燥，和中益气，温中，去脾胃中湿，除胃热，强脾胃，进饮食，安胎。"现代药理研究，白术具有明显而持久的利尿作用，其水浸液在试管内对絮状表皮癣菌、星形奴卡氏菌有抑制作用。其煎剂对脑膜炎球菌亦有抑制作用。

【制作】取净水 50 kg 煮白术 6~7 小时，经过滤后再煎煮浓缩成膏1.5 kg，加蜂蜜 1.5 kg 搅匀，储消毒容器内备用。

【用法】每次 6~9 g，每日 2 次，用开水冲服。7~10 日为 1 个疗程。

【功效】健脾祛湿。

【适应证】慢性湿疹、下肢慢性溃疡，手足汗疱疹反复发作经年不愈者。忌寒凉饮食。

### 7. 苍术膏

【组成】苍术 5 kg，蜂蜜 1.5 kg。

苍术性温，味辛苦，入脾、胃经，芳烈燥散，可升可降，走而不守；具有燥湿健脾，辟秽化浊，祛风散寒，明目的功效；主治湿困脾胃，脘痞腹胀，呕恶泄泻，带下淋浊，瘟疫，瘴疠，疟疾，霍乱，风湿外感，寒湿着痹，脚气，痿症，夜盲症。《珍珠囊》曰："能健胃安脾，诸湿肿非此不能除。"《本草纲目》曰："治湿痰留饮……及脾湿下流，浊沥带下，滑泻肠风。"《新修本草》称其能"利小便"。现代药理研究：苍术能促进胃肠平滑肌的运动功能；抑制胃酸分泌；增强胃黏膜保护作用。

【制作】取净水 50 kg 煮苍术 6~7 小时，弃渣取汁，经过滤后再煎煮浓缩成膏 1.5 kg，加蜂蜜 1.5 kg 搅匀，储消毒容器内备用。

【用法】每次 6~9 g，每日 2 次，用开水冲服。7~10 日为 1 个疗程。

【功效】健脾燥湿。

【适应证】慢性湿疹、下肢慢性溃疡，手足汗疱疹反复发作，经年不愈者。忌寒凉饮食。

## （三）血虚风燥型

多见于慢性湿疹。皮损为暗红色斑或斑丘疹，色素沉着，粗糙肥厚，剧痒难忍。舌质淡，舌苔白，脉弦细。

桑葚百合饮

【组成】鲜桑葚 30 g，百合 30 g，大枣 10 g，青果 9 g。

桑葚为桑科落叶乔木桑树的成熟果实，桑葚又叫桑果、桑枣，农人喜欢其成熟的鲜果食用，味甜汁多，是人们常食的水果之一。桑葚性寒，味甘酸，入肺、肝、肾、大肠经。具有补肝益肾、生津润肠、乌发明目、止渴解毒、养颜等功效，适用于阴血不足、头晕目眩、盗汗及津伤口渴、消渴、肠燥便秘等症。

百合是百合科百合属多年生草本球根植物，其名称出自于《神农本草经》。百合有很多品种及名称。百合因其根茎由多数肉质鳞片抱合，且可治百合病而得名。又因其形似蒜，其味似薯而名蒜脑薯等。中医认为，百合性微寒味甘，具有清火、润肺、安神的功效，其花、鳞状茎均可入药，是一种药食兼用的花卉。《日华子本草》："安心，定胆，益志，养五藏……"

青果，因果实尚呈青绿色时即可供鲜食而得名。性平，味甘、酸。归肺、胃经。功能：清热解毒，利咽喉。主治：咽喉肿痛，烦渴，解河豚中毒。

【制作】将以上四味配方洗净，置锅内加适量水煎煮 20～30 分钟，弃渣取汁饮用。

【用法】每日 1 次，1 周为 1 个疗程。

【功效】清热滋阴，养血润燥。

【适应证】慢性湿疹伴肠燥便秘等症。

## （四）衣

贴身衣物以柔软浅色的棉质为宜，衣服要宽松、清洁，避免化纤及皮毛制品直接接触皮肤，避免搔抓。

## （五）居住

居处要保持清洁通风，避免与花粉、尘埃、螨、霉菌、真菌等过敏原的接触；新装修的房要延长通风时间，以防气源性化学物过敏；不要养宠物，因患者可能对动物皮毛过敏。

## （六）行

观察湿疹病情加重的环境因素，有些环境要格外注意，避免接触各种

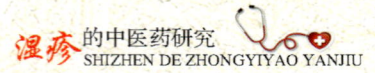

化学物质如染料、药物、油漆、肥皂、洗衣粉、化妆品等，避免日光、紫外线、花粉、炎热、干燥、潮湿以及动物皮毛，羽绒、纤维丝等物质的刺激，患者在发疹期间，花草树木多的地方（如植物园）、动物聚集的地方（如动物园）及化学物质多的地方（如家装市场）要少去，否则花粉、尘螨、灰尘、各种化学物质会加重病情。

### （七）洗

注意皮肤卫生，患者在渗出较多的局部不要水洗，其余无渗出部位可以沐浴，但注意勿用热水或盐水烫洗，不要用力搓揉，尽量不用碱性洗涤品，忌用化妆品，可以使用保湿润肤剂以促进皮肤屏障的修复等。

### （八）寻根

积极治疗体内的原发疾病，原发病也可诱发加重湿疹。如消化系统的疾病，寄生虫病、酒精性脂肪肝、内分泌功能失调等。

### （九）预防疾病

急性湿疹或慢性湿疹急性发作期间，应暂缓预防注射各种疫苗和接种牛痘。

### （十）婴儿湿疹的调护

婴儿湿疹作为湿疹的一个特殊类型，因其发病年龄小，病情反复，患儿哭闹、烦躁、不能配合治疗等，常严重困扰患儿乃至整个家庭，所以婴儿湿疹的预防和护理值得关注和重视。

#### 1. 喂养

传统观点认为，母乳喂养可以减轻湿疹的程度，蛋白类辅食应该晚一点添加，如鸡蛋、鱼、虾类。一般婴儿从 4 个月大时开始逐渐添加，而有湿疹的婴儿，建议晚 1~2 个月添加，且添加的速度要慢。

北京协和医院变态反应科支玉香教授在 2015 年第九届过敏性疾病国际高峰论坛中指出：婴幼儿应早期添加易过敏食物以降低过敏性疾病的发病风险。如早期添加鸡蛋、大豆、小麦、花生、坚果和海产品等易于过敏的食物，可降低未来发生食物过敏的风险。

婴儿的饮食尽可能新鲜，避免让婴儿吃含色素、防腐剂或稳定剂、膨化剂的食品。有明确牛奶过敏的婴儿，可用豆浆、羊奶等代替牛奶喂养。对蛋白过敏的婴儿可单吃蛋黄。人工喂养的婴儿患湿疹，可以把牛奶煮沸几分钟以降低过敏性。婴儿食物以清淡饮食为好，应该少些盐分，以免体内积液太多而易发湿疹。喂养婴儿还应避免过高营养，以免诱发湿疹。

### 2. 衣物

贴身的衣服应是棉质的，避免化纤、羊毛制品的刺激。衣物穿得要略偏凉，衣着应较宽松、轻软，过热、出汗都会引起湿疹加重。衣物、枕头、被褥等要经常更换，保持干爽。避免接触羽毛、兽毛、花粉、化纤等易致敏的物质。衣被不宜用丝、毛及化纤等制品。对于婴幼儿湿疹患者的日常护理：睡眠时宜用纱布或袜子套住患儿双手，头部可戴柔软布帽，以防搔抓、摩擦患处而导致继发感染，加重病情。

### 3. 洗浴护肤

以温水洗浴最好，避免用去脂强的碱性洗浴用品，选择偏酸性的洗浴用品，保持皮肤清洁。保湿润肤是保护婴儿皮肤屏障的关键，护肤用品选择低敏制剂护肤，并且最好进行皮肤敏感性测定，以了解皮肤对所有护肤用品的反应情况，及时预防过敏的发生。勤剪指甲，避免婴儿搔抓患处，防止继发感染。

### 4. 环境

室温不宜过高，否则会使痒感增加。环境中要最大限度地减少过敏原，

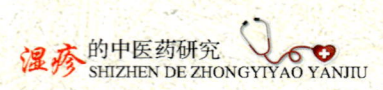

以降低刺激引起的过敏反应。家里不要养宠物，如鸟、猫、狗等。室内要通风，不要在室内抽烟，室内不要放地毯。打扫卫生最好是湿擦，避免扬尘多的地方，如窗帘、框架等物品上。

### 5. 睡眠

保持婴儿大便通畅，睡眠充足，睡眠前为婴儿进行节奏性肢体运动 20 分钟左右，既可以增加机体抗敏能力，又有利于增强胃肠功能和提高婴儿睡眠质量。

（唐海燕）

---

### 参考文献

［1］张学军. 皮肤性病学［M］. 北京：人民卫生出版社，2013.

［2］赵辨. 中国临床皮肤病学［M］. 南京：江苏科学技术出版社，2010.

［3］顾伯华. 实用中医外科学［M］. 上海：上海科学技术出版社，1995.

［4］杨志波，周小勇. 湿疹中西医诊疗指南［M］. 北京：人民军医出版社，2011.

［5］Wahlgreen CF. Measurement of itch［J］. Semin Dermato，1995，14：277-284.

［6］赵辨. 湿疹面积及严重度指数评分法［J］. 中华皮肤科杂志，2004，37（1）：3-4.

［7］罗汉超，吴军. 中西医结合皮肤性病学手册［M］. 成都：四川科学技术出版社，2002.

［8］刘红霞. 皮炎湿疹中西医特色治疗［M］. 北京：人民军医出版社，2011.

［9］宋坪，温长路. 常见病百家百方丛书——湿疹百家百方［M］. 北京：中国中医药出版社，2012.

［10］李斌. 湿疹防治［M］. 北京：人民军医出版社，2011.

［11］杨慧敏，蒋英华. 健康教育丛书——湿疹［M］. 北京：中国中医药出版社，2005.

第八章

治疗湿疹的处方及医籍论述

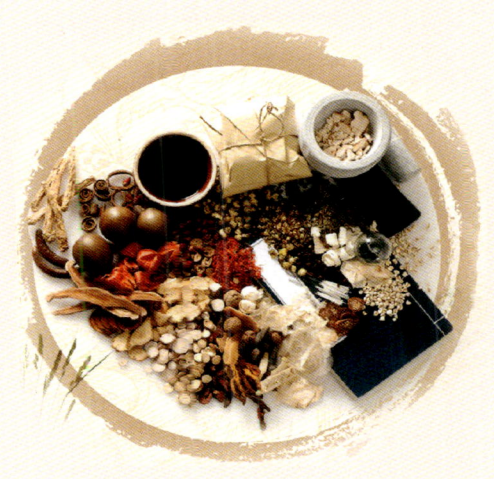

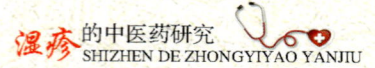

　　本章所列处方来源于人民卫生出版社 1996 年版《中医方剂大辞典》《中华人民共和国药典 2015 版》，宋明宪《新编国家中成药》。原书功能与主治中，明确提出，治疗湿疹（使用方法不论）或其主治病名被现代医家公认属于湿疹范畴。古云"医方之秘，秘在剂量"，而剂量对湿疹的治疗有些时候确实是重要因素，所以为保持原貌，作者编辑时对处方的药物剂量没有换算。

　　为保证药物使用的科学性，对古人用了如"牛屎""梁上尘""鼓皮""头垢"等今人难以接受的处方，本章未予收录。

## 一　内服方

　　古方使用犀角、虎骨、穿山甲、蚯蚓粪等，本章少许收录，可供研究参考。

### 三妙丸

　　【方源】《医学正传》卷五。

　　【组成、剂量、制法】黄柏四两（切片，酒拌，略炒）　苍术六两（米泔浸一二宿，细切，焙干）　川牛膝（去芦）二两

　　上为细末，面糊为丸，如梧桐子大。

　　【用法】每服五七十丸，空心姜、盐汤任下。

　　【功用、主治、宜忌】①《中医方剂临床手册》：清热燥湿，主治肝肾不足，湿热下注引起的腰腿疼痛麻木，脚气，湿疮，淋病，白带。②《医学正传》：主治湿热下流，两脚麻木，或如火烙之热。③《顾松园医镜》：主治湿热腰痛，或作或止。

　　宜忌：①《医学正传》：忌鱼腥、荞麦、热面、煎炒等物。②《中华人民共和国药典》（以下简称《中国药典》）：孕妇慎用。

## 除痔丸

【方源】《全国中药成药处方集》（沈阳方）。

【组成、剂量、制法】夏枯草　槐花　连翘　粉甘草各四两 西红花一两 金银花一斤

前五味共碾极细面，再加金银花煎浓汁蜂蜜膏，和炼蜜为丸，每丸二钱重。

【用法】每服一丸，白开水送下。

【功用、主治、宜忌】清热利湿，止血生肌。主治痔疮，痔漏，痔出血，肛痛，肛痒，脱肛，肛门湿疹，肛门破裂。忌辣腥刺激品。

## 利湿清热方

【方源】《朱仁康临床经验集》。

【组成、剂量】生地 30 g　黄芩 9 g　赤苓 9 g　泽泻 9 g　车前子 9 g（包）　木通 4.5 g　六一散 9 g（包）

【用法】每日一剂，水煎三次混匀，分三次服。

【功用、主治】利湿清热。主治急性湿疹、下肢丹毒，带状疱疹，舌红、苔黄腻、脉滑者。

## 加减龙胆泻肝汤

【方源】《赵炳南临床经验集》。

【组成、剂量】龙胆草三钱　青连翘五钱　干生地五钱　车前子四钱 淡黄芩三钱　生栀子三钱　粉丹皮三钱　泽泻二钱　苦木通三钱　生甘草三钱

【用法】每日一剂，水煎三次混匀，分三次服。

【功用、主治】泻肝胆火，清利湿热。主治急性湿疹，带状疱疹（缠腰火丹），亚急性湿疹，传染性湿疹样皮炎，接触性皮炎，脂溢性皮炎等。

## 二妙丸

【方源】《医学纲目》卷二十引朱震亨方。

【组成、剂量、制法】黄柏末　苍术末各等分

炼蜜为丸，如梧桐子大。

【用法】口服，每次 30 丸，一日 3 次。

【功用、主治】《北京市中药成方选集》：清热燥湿。主治湿热下注之足膝肿痛，痿证，湿疮，湿疹，丹毒，白带，腰痛。《医学纲目》引朱震亨方：下焦湿疮。《正体类要》：下焦湿热肿痛，或流注游走，遍身疼痛。《明医指掌》：湿热腰痛。《症因脉治》：热痹，肌肉热极，唇口干燥，筋骨痛不可按，体上如鼠走状，属湿热伤气分者。《古今医彻》：脚气。《成方便读》：湿热盛于下焦，而成痿证者。《北京市中药成方选集》：湿热下注，腿脚发沉作肿，及膝下生疮。《中国药典》：湿热下注，足膝红肿热痛，下肢丹毒，白带，阴囊湿疹等。《中医外科学》：湿疮，臁疮等证，肌肤焮红，作痒出水，属于湿热内盛者。

## 泻肝汤

【方源】《秘传眼科龙木论》卷五。

【组成、剂量、制法】人参　黄芩　茯苓　大黄　桔梗　芒硝各一两
茺蔚子二两　黑参一两半

上为末。

【用法】每服一钱，以水一盏，煎至五分，去滓，食后温服。

【功用、主治】清热泻火，益气解毒。主治风赤疮痍，外障。

【注释】睑沿湿疹的某些阶段，临床表现类似"风赤疮痍"。

## 菊花散

【方源】《中医反肤病学简编》。

【组成、剂量】甘菊花9g 防风9g 枳壳9g 羌活6g 旋覆花9g 生石膏15g 荆芥6g 甘草6g

【用法】水煎服。

【功用、主治】疏风清热，除湿止痒。主治急性湿疹。

## 加减四物汤

【方源】《医宗金鉴》卷七十八。

【组成、剂量、制法】生地黄 苦参 牛蒡子 薄荷 防风 当归 赤芍药 天花粉 连翘 荆芥穗 川芎各一钱

上为粗末。

【用法】以水二盏，煎至一盏，食后去滓温服。

【功用、主治】凉血清热，祛风止痒。主治风赤疮痍，起于两眦，其黑睛端然无恙，唯睑边烂而红赤，脾经风热上攻所致者。

## 祛风燥湿汤

【方源】《朱仁康临床经验集》。

【组成、剂量】乌梢蛇9g 独活9g 白芷6g 藁本9g 黄柏9g 白鲜皮9g 银花9g 甘草6g

【用法】每日一剂，水煎三次混匀，分三次服。

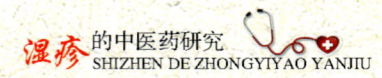
【功用、主治】祛风，除湿，清热。主治肾囊风（阴囊湿疹，阴囊神经性皮炎），风重于湿，肾囊干燥发痒，搔后略有出水者。

## 消风导赤汤

【方源】《医宗金鉴》卷七十六。

【组成、剂量】生地　赤茯苓各一钱　牛蒡（炒，研）　白鲜皮　金银花　南薄荷叶　木通各八分　黄连（酒炒）　甘草（生）各三分

【用法】上加灯心五十寸，水煎，徐徐服。

【功用、主治】凉血解毒，除湿止痒。主治婴儿胎敛疮，又名奶癣。其痒起白屑，形如癣疥。

## 蛇苓汤

【方源】《中医皮肤病学简编》。

【组成、剂量】乌梢蛇9g　淡黄芩9g　焦荆芥9g　川柏片9g　根生地31g　粉丹皮12g　苦参片12g　白鲜皮12g　地肤子12g　粉萆薢12g

【用法】水煎，内服。

【功用、主治】凉血解毒，燥湿止痒，主治急性湿疹。

## 新加苦参汤

【方源】《张皆春眼科证治》。

【组成、剂量】苦参15g　川黄连3g　薏苡仁9g　银花15g　赤芍9g　荆芥9g　防风3g

【用法】每日一剂，水煎三次混匀，分三次服。

【功用、主治】燥湿解毒。治风赤疮痍。

## 消风散

【方源】《外科正宗》卷四。

【组成、剂量、制法】当归 生地 防风 蝉蜕 知母 苦参 胡麻 荆芥 苍术 牛蒡子 石膏各一钱 甘草 木通各五分

上用水二盅，煎八分。

【用法】食远服。

【功用、主治】《方剂学》：疏风清热，除湿止痒。主治风湿热毒侵袭肌肤，致患瘾疹、湿疹、风疹。《外科正宗》：风湿浸淫血脉，致生疮疥，瘙痒不绝；及大人、小儿风热瘾疹，遍身云片斑点，乍有乍无。《医宗金鉴》：纽扣风，瘙痒无度，抓破津水，亦有津血者；疥疮，浸淫疮，抓破津血者；血疳，形如紫疥，痛痒时作，血燥多热。《方剂学》：湿疹，风疹，症见疹出色红，瘙痒，抓破后渗出津水，舌苔白或黄，脉浮数有力。

《方剂学》：服用本方时，不宜食辛辣、鱼腥、烟酒、浓茶等。

## 消风导赤汤

【方源】《外科真诠》卷下。

【组成、剂量】生地一钱 赤苓一钱 白鲜皮一钱 牛蒡子一钱 防风五分 金银花一钱 木通五分 竹叶五分 甘草三分

【用法】灯心为引，水煎服。

【功用、主治】凉血解毒，除湿止痒。主治奶癣。

## 除湿解毒汤

【方源】《中医症状鉴别诊断学》。

199

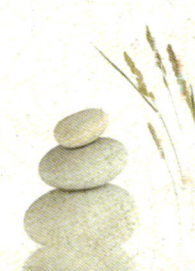

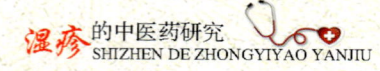

【组成、剂量】土茯苓　薏苡仁　萆薢　车前子　大豆黄卷　泽泻　板蓝根　赤芍

【功用、主治】利湿解毒。主治湿毒浸淫，指缝湿烂及皮肤糜烂，湿毒血瘀痤疮。

## 黄连解毒汤

【方源】方出《肘后备急方》卷二，名见《外台秘要》卷一引《崔氏方》。

【组成、剂量、制法】黄连三两　黄柏　黄芩各二两　栀子十四枚

水六升，煎取二升。

【用法】分两次服。

【功用、主治、宜忌】泻火解毒。主治一切实热火毒之证，三焦热盛。症见大热烦躁，口燥咽干，目赤睛痛，错语不眠；或热病吐血、衄血、便血，甚或发斑；外科痈疽疮疡。现亦用于胆道感染、脓疱疮、湿疹等属于实热火毒壅盛者。①《肘后备急方》：烦呕不得眠。②《外台秘要》引《崔氏方》：大热盛，苦烦闷，干呕，口燥，呻吟，错语不得卧。《外科发挥》：流注、积热疮疡，焮肿作痛，烦躁饮冷，脉洪数或口舌生疮，或疫毒发狂。④《医统》：一切火热毒，狂躁烦心，口燥舌干，热势之甚者，及吐下后，热不解而脉洪，喘急，郑声目赤，睛痛。⑤《医方考》：阳毒，上窍出血，里热壅盛者。⑥《幼幼集成》：吐血，并便前下血；麻疹出后，仍发热烦躁，疹未出尽。⑦《医林纂要》：丹毒有热甚速甚者，初发头角或脑后，不一时流走耳前后，又不一时流及肩膊，若流入腹内，则不可救。⑧《痘麻绀珠》：痘疮夹疹夹瘢。⑨《疡科遗编》：痔疮初起，阳物痛痒、坚硬、色紫腐烂，血水淋漓。

宜忌：《外台秘要》引《崔氏方》：忌猪肉、冷水。

## 升麻汤

【方源】《圣济总录》卷一三三。

【组成、剂量、制法】升麻　大黄（锉，微炒）　黄芩（去黑心）枳实（去瓤，麸炒令黄）　芍药各一两　甘草（炙）　当归（切、焙）各半两

上为粗末。

【用法】每服五钱匕，用水一盏半，加灯心一握，煎至一盏，去滓，空心、晚食前温服。

【功用、主治】主治心有风热，生浸淫疮遍体。

【注释】芍药古未分赤芍药、白芍药，此处宜赤芍药。

## 湿疹汤

【方源】《临证医案医方》。

【组成、剂量】冬瓜皮30g　冬瓜子30g　赤小豆30g　薏苡仁24g　赤茯苓15g　滑石12g　银花15g　连翘15g　黄柏6g　苍术6g　胡黄连9g　甘草3g

【用法】水煎服。

【功用、主治】利湿，清热，解毒。主治湿疹瘙痒，糜烂，流黄水。

## 金银花汤

【方源】《中医皮肤病学简编》。

【组成、剂量】金银花62g　菊花62g　黄连9g　土茯苓31g　苡米仁15g　防风15g　蝉蜕9g　甘草9g

【用法】水煎内服。

【功用、主治】解毒燥湿，祛风止痒。主治急性湿疹。

## 追风解毒汤

【方源】《古今医鉴》卷十五引两川叔传方。

【组成、剂量、制法】连翘　黄芩　栀子　黄柏　防风　荆芥　羌活　独活　全蝎　僵蚕　蒺藜　金银花　威灵仙　归尾　赤芍　甘草各等分
　　上锉。

【用法】水煎服。

【功用、主治】养血祛风，燥湿解毒，血风疮，并湿热生霉，其形如钉，高起寸许者。

【注释】主治中"湿热生霉"，《寿世保元》卷九作"湿热生微"。从血风疮病机分析，应是湿热比较轻微。

## 救急解毒丸

【方源】《伤暑全书》卷下。

【组成、剂量、制法】甘草二两　桔梗二两　荆芥一两　防风一两　连翘一两　酒芩一两　酒连一两　薄荷一两　升麻一两　酒大黄一两　僵蚕五钱　蒲黄五钱　青黛五钱　盆消五钱　射干五钱
　　上为极细末，以乌梅汤调柿霜为丸，如龙眼大。

【用法】噙化；煎汤亦可。

【功用、主治】泻热解毒，主治时行疫气，咽喉肿痛，项筋粗大，舌强声哑，鼻塞气闷，水浆难进。兼治头面浮肿，疙瘩坚硬，浸淫湿疮，耳内流脓，眼弦赤肿，口内糜烂。

【注释】盆消为盆硝之通假字，即今芒硝。

## 散风燥湿解毒汤

【方源】《中医眼科临床实践》。

【组成、剂量】银柴胡9g　黄芩9g　羌活9g　防风9g　白芷9g　陈皮9g　白术9g　金银花15g　蒲公英15g　连翘9g　赤芍9g　生地9g　枳壳9g　龙胆草9g　甘草3g

【用法】水煎服。

【功用、主治】散风燥湿，清热解毒。主治眼睑湿疹，痒重痛轻属脾胃湿热者。

## 湿疹合剂

【方源】《中医皮肤病学简编》。

【组成、剂量】白鲜皮9g　秦艽9g　苍术9g　紫草根9g　金银花9g　黄芩9g　赤茯苓6g　野菊花6g　赤芍药6g　黄连3g　生甘草4g

【用法】水煎服。

【功用、主治】凉血、解毒、燥湿。主治婴儿湿疹。

## 消风导赤汤

【方源】《中医皮肤病学简编》。

【组成、剂量】生地9g　赤芍9g　牛蒡子9g　白鲜皮9g　金银花9g　薄荷6g　木通7g　黄连6g　甘草6g

【用法】水煎服。

【功用、主治】凉血、解毒，燥湿止痒。主治急性湿疹。

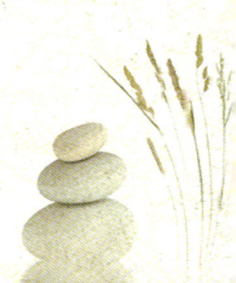

## 除湿丸

【方源】《赵炳南临床经验集》。

【组成、剂量、制法】威灵仙一两　猪苓一两　栀仁一两　黄芩一两
黄连一两　连翘一两　归尾一两　泽泻一两　紫草一两五钱　茜草根一两
五钱　赤苓皮一两五钱　白鲜皮二两　粉丹皮一两　干生地二两

上为细末，水泛为丸，如绿豆大。

【用法】每次一至二钱，一日二次，温开水送下。

【功用、主治】清热凉血，除湿利水，祛风止痒。主治急性湿疹、牛皮
癣、婴儿湿疹、单纯糠疹、多形红斑等。

## 百效丸

【方源】《疡医大全》卷三十五。

【组成、剂量、制法】黄柏　苦参　连翘　川牛膝　何首乌　当归尾
生地　牡丹皮　防风　防己　荆芥　紫苏叶

上为末，神曲打糊为丸。

【用法】每服三钱，白汤送下。一斤服完，除根不发。加蛇蜕一两研
更妙。

【功用、主治】养血凉血，燥湿解毒。主治不拘遍身上下手足脓窠，血
风疥癣。

## 二圣解毒丸

【方源】《幼科直言》卷五。

【组成、剂量、制法】川贝母　金银花

上为极细末，炼蜜为丸，重一钱。

【用法】每服一丸，白滚水化下。

【功用、主治、宜忌】癣毒润燥。主治小儿奶癣疮症。

宜忌：乳母戒葱、蒜、椒、姜、烧酒、牛、羊、鲤鱼等物。

## 牛黄解毒散

【方源】《保婴撮要》卷十二。

【组成、剂量、制法】生甘草一两　牛黄五钱（膏粱之子必用之）
金银花一两

上药各为细末。

【用法】每服二三分，乳汁调服。或用甘草煎膏为丸，如芡实大。每服
一丸，白汤化下。外敷清金散亦可。

【功用、主治】清热解毒。《保婴撮要》主治胎毒，头面生癞，或延及
遍身，痒痛不安，浸淫不愈，及眉炼疮。清·谈金章《诚书》：疔肿。

【注释】膏粱之子，指肥胖婴儿。

## 头号化毒丹

【方源】《朱仁康临床经验集》引《章氏经验方》。

【组成、剂量、制法】红升丹（红粉）1.5 g　水银 3 g　大枣肉 10 枚
先将大枣剥去核，在石臼内舂烂如泥，再加入红粉（研细）、水银再捣

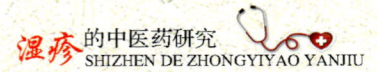

至极烂，以不见星为度。

【用法】每日摘粟粒大小粒，开水送下。

【功用、主治、宜忌】清化解毒。主治小儿胎毒，胎敛疮（婴儿湿疹）。

宜忌：服药期间，忌吃花生、鸡蛋、鱼腥发物。

【注释】本方有毒，仅作研究参考，现临床已不用。

## 二号化毒丹

【方源】《朱仁康临床经验集》。

【组成、剂量、制法】牛黄1.5g  轻粉3g

先将牛黄研细，再加轻粉研细，以不见星为度，装瓶密封。

【用法、用量】量儿大小，每日服0.15~0.3g，蜂蜜少许调服。

【功用、主治、宜忌】清化解毒。主治胎毒，胎敛疮（婴儿湿疹），头面热毒，疖肿，大便干秘者。

宜忌：服药期间，忌食鸡蛋、花生、鱼腥发物。

【注释】本方轻粉为汞制剂，现多已不内服，仅作研究参考。

## 西黄化毒丹

【方源】《朱仁康临床经验集》引章氏方。

【组成、剂量、制法】牛黄1.5g  琥珀末30g

先将牛黄研细，再将琥珀研细装瓶内。

【用法】每日服0.15~0.3g，蜂蜜少许调下。

【功用、主治、宜忌】清化解毒。主治胎敛疮（婴儿湿疹），大便不成形者。

宜忌：服药期间，忌食鸡蛋、鱼腥、发物。

## 疮毒化毒散

【方源】《全国中药成药处方集》（沈阳方）。

【组成、剂量、制法】乳香　没药　赤芍　花粉　川军　元连　甘草　绿豆面　白芷各三钱　贝母六钱　冰片五分　雄黄八分

上为极细末，后兑冰片、雄黄，再共为细末调匀，贮瓷瓶内。

【用法】周岁小儿每服一分至五分，周岁以上者，每服五分至一钱，白开水送下。

【功用、主治】解毒活血，透达经络壅塞，退热消肿，宣通气血凝滞。主治痈毒热疖，焮肿痛疼；小儿胎毒，头疮秃疮；斑疹余毒，流脓流水；项肿腮肿，溃破流脓；耳疮耳底流脓水；各种血毒流脓；风火毒，血风疮。

## 除风解毒汤

【方源】《眼科临证笔记》。

【组成、剂量】金银花一两　蒲公英八钱　生地一两　归尾四钱　赤芍三钱　防风三钱　石膏八钱　连翘四钱　牛蒡子三钱（炒）　薄荷三钱菊花四钱　黄芩三钱　甘草一钱

【用法】水煎服。外涂三白散。

【功用、主治】凉血解毒。主治风赤疮痍症（眼胞湿疹）。初起赤疼，眵多流泪，隐涩羞明，睑肿而痒，重则眼睑内生粟疮。

## 散血疏风汤

【方源】《外科百效》卷一。

【组成、剂量、制法】荆芥穗　牛蒡　乌药　甘草　防风　金银花　羌

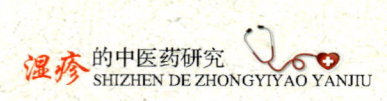

活　血竭　红花　白芷　升麻　黄柏　地黄

【用法】水煎，入盐、酒服。

【功用、主治】疏风散血。主治血风黄疱诸疮，肿热痛痒。

【注释】本方原书无剂量。今可据《中国药典》用量使用。

## 当归芍药饮

【方源】《眼科临症笔记》。

【组成、剂量、制法】当归五钱　赤芍三钱　生地四钱　防风三钱　黄芩三钱　栀子三钱　牛蒡子三钱（炒）　连翘三钱　大黄四钱　白芷三钱　红花三钱　甘草一钱

【用法】水煎服。

【功用、主治】主治风赤疮痍症（眼胞湿疹）。

## 立效丸

【方源】《普济方》卷二七四。

【组成、剂量、制法】雄黄一两　雌黄五钱　没药半两　巴豆一两（去皮，不出油，另研）　乳香五钱　木香一两

上为细末，面粉为丸，如梧桐子大。

【用法】食后每服五丸，夏月清茶送下，冬月温水送下。

【功用、主治】解毒止痛。主治浸淫疮，疼痛动脏腑。

【注释】疼痛动脏腑，指疼痛牵涉内脏。浸淫疮是急性湿疹表现，本不痛只痒。本方治浸淫疮痛，可知古人之浸淫疮不单指急性湿疹，还包含其他疼痛性疾病。

## 木香行气散

【方源】《普济方》卷二四一引《仁存方》。

【组成、剂量、制法】黄芪　桑白皮　木通　白术各半两　木香二钱半　黑牵牛一两（生）

上为末。

【用法】每服一大钱，初更时酒调服，一服可效。作丸子服亦可。

【功用、主治】止痛去湿，除风行气。主治脚气，风气走注，风寒湿气，及脚生细黄疱疮。一切湿疮。

## 皮癣汤

【方源】《朱仁康临床经验集》。

【组成、剂量】生地30g　当归9g　赤芍9g　黄芩9g　苦参9g　苍耳子9g　白鲜皮9g　地肤子9g　生甘草6g

【用法】水煎服。

【功用、主治】凉血润燥，祛风止痒。主治泛发性神经性皮炎，皮肤瘙痒症，丘疹性湿疹。

## 除湿清热散

【方源】《洞天奥旨》卷九。

【组成、剂量】茯苓二钱　炙甘草一钱　白术一钱　白芷五分　蒲公英二钱　泽泻一钱　猪苓一钱　苍术一钱　羌活五分　天花粉一钱五分

【用法】水煎服。

【功用、主治】除湿解毒。主治燕窝疮，羊胡疮。

## 芩连平胃散

【方源】《外科证治全书》卷三。

【组成、剂量、制法】黄连三钱　陈皮三钱　苍术一两（炒）　生甘草三钱　茯苓一两　厚朴三钱

上为细末。

【用法】每服三钱，白滚汤调下。外撒三妙散。

【功用、主治、宜忌】健脾燥湿解毒。主治肠胃积湿，脐中不痛不肿甚痒，时流黄水，或浸淫成片。

宜忌：忌酒、面、生冷、果菜。

## 健脾除湿汤

【方源】《赵炳南临床经验集》。

【组成、剂量】生薏米五钱至一两　生扁豆五钱至一两　山药五钱至一两　芡实三至五钱　枳壳三至五钱　萆薢三至五钱　黄柏三至五钱　白术三至五钱　茯苓三至五钱　大豆黄卷三至五钱

【用法】水煎服。

【功用、主治】健脾除湿利水。主治慢性湿疹，渗出较多；慢性下肢溃疡（湿臁疮），慢性足癣（脚蚓）渗出液较多者；下肢浮肿，盘状湿疹（瘑疮）。

## 加减除湿胃苓汤

【方源】《赵炳南临床经验集》。

【组成、剂量】苍术二钱　厚朴二钱　陈皮三钱　滑石块四钱　炒白术四钱　猪苓四钱　炒黄柏四钱　炒枳壳三钱　泽泻三钱　赤苓四钱　炙甘草三钱

【用法】水煎服。

【功用、主治】健脾燥湿，温中利水。主治带状疱疹（湿盛型缠腰火丹），湿疹（湿疡），牛皮癣（湿寒性白疕）。

## 沈氏温脐丸

【方源】《杂病源流犀烛》卷二十七。

【组成、剂量、制法】补骨脂五钱　巴戟　白术　杜仲　乌药　苡仁各一两　菟丝子一两半　苍术　小茴　青盐各四钱

神曲糊丸。

【用法】空心米汤送下。

【功用、主治】温阳利水。主治脐湿。

## 十二味地黄饮

【方源】《外科证治全书》卷四。

【组成、剂量】大生地六钱　当归　生黄芪各三钱　何首乌五钱（生）地骨皮三四钱　丹皮　荆芥穗　白芷各一钱五分　白芍（酒炒）白僵蚕白蒺藜　麦冬各二钱

【用法】水煎，早、晚服。

【功用、主治】滋血、润燥、祛风。主治血风疮，燥热内淫，风邪外袭，风湿相搏，发为疙瘩，或如粟米，搔痒无度，破浸滋水，津淫成片，小便不调，心烦口渴，夜热内热，日轻夜重者。

## 七圣散

【方源】《传家秘宝》。

【组成、剂量、制法】川羌活　绵黄芪　白附子　沙苑蒺藜　五灵脂（别研后微炒）　地龙（去土，略炒）各等分

上为细末。

【用法】每服五钱。用羊或獖猪肾一对，去筋膜，批作六片，掺药末，以线缠定，用酒半升煮熟，空心蘸盐服，良久，别以温酒一二盏投之。

【功用、主治】温阳益气、除湿。肾脏风，上攻下注，生疮。

## 小儿化湿汤

【方源】《朱仁康临床经验集》。

【组成、剂量】苍术6g　陈皮6g　茯苓6g　泽泻6g　炒麦芽9g　六一散6g（包）

【用法】一日一剂，水煎三次混匀，分三次服。

【功用、主治】健脾化湿。主治婴幼儿湿疹而有消化不良、纳食不多、乳积之证。

## 土槐饮

【方源】《赵炳南临床经验集》。

【组成、剂量】土茯苓一两　生槐花一两　生甘草三钱

【用法】煎煮服用，或泡水代饮。

【功用、主治】除湿，清热，解毒。主治亚急性湿疹，慢性湿疹，植物日光性皮炎，脂溢性皮炎，牛皮癣。

## 白术汤

【方源】《张皆春眼科证治》。

【组成、剂量】白术　茯苓各9g　橘络　甘草各3g　荆芥1.5g

【用法】水煎服。

【功用、主治】健脾除湿，疏风散邪。主治脾虚有湿，外受风邪，症状轻微，粟疮。颗粒稀少，形体瘦弱者。

## 加味茱萸内消丸

【方源】《保命歌括》卷一六。

【组成、剂量、制法】吴茱萸（半酒半醋浸一宿，焙干）　舶上茴香（盐炒）　山茱萸（去核）　马兰花（醋洗，焙）　川楝子（取肉）　官桂　玄胡索（略炒）　黑牵牛（炒，取头末）　橘红　青皮　海藻（洗去咸盐）各一两　桃仁（浸，去皮尖）　白蒺藜（炒，去粗）　木香各半两

上为末，酒面稀糊为丸，如梧桐子大。

【用法】每服40丸，食前温酒、盐汤下。

【功用、主治】温肾、理气、化瘀。主治肾虚为邪所侵，留伏作痛，阴癫偏大，或生湿疮，出脓水。

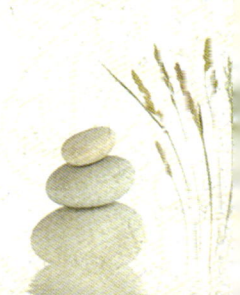

## 地黄饮

【方源】《医宗金鉴》卷七十四。

【组成、剂量】生地 熟地 何首乌（生）各三钱 当归二钱 丹皮 黑参 白蒺藜（炒去刺） 僵蚕（炒）各一钱五分 红花 甘草（生）各五分

【用法】水煎，早、晚服。

【功用、主治】养血润燥，祛风止痒。主治血风疮，血燥痒盛不眠。

## 当归饮

【方源】《校注妇人良方》卷二十四。

【组成、剂量】当归 白芍药 川芎 生地黄 白蒺藜（炒） 黄芪各一钱 防风 荆芥 何首乌（不见铁器） 甘草各五分

【用法】水煎服。

【功用、主治】养血祛风。《校注妇人良方》治妇人血风疮，血热瘾疹痒痛，脓血淋漓，发热等症。《诚书》治疮疥风癣，湿毒燥痒。

## 牡蒙散

【方源】《太平圣惠方》卷三十。

【组成、剂量、制法】牡蒙一两 菟丝子二两（酒浸二日，晒干，别捣为末）柏子仁一两 肉苁蓉二两（酒浸一宿，去皱皮，炙干）

上为细散。

【用法、用量】每服一钱，食前以温酒调下。

【功用、主治】补肾除湿。主治虚劳，阴下湿痒，生疮及萎弱。

【注释】《神农本草经》卷二："紫参，味苦辛寒，主心腹积聚，寒热邪气，通九窍，利大小便。一名牡蒙，生山谷"。

## 芳香化湿汤

【方源】《朱仁康临床经验集》。

【组成、剂量】藿香9g　佩兰9g　苍术9g　陈皮9g　茯苓9g　泽泻9g　白鲜皮9g　地肤子9g

【用法】水煎服。

【功用、主治】芳香化浊，健脾理湿。主治亚急性湿疹，钱币形湿疹，慢性湿疹之胃纳不馨，消化不良、大便溏薄者。

## 补泻丸

【方源】《疡科选粹》卷四。

【组成、剂量、制法】黄芪一两　木通　甘草　黑丑各五钱　斑蝥七个

上锉，用斑蝥七枚，去翅，同药炒焦黑，去斑蝥，余为末，蒸饼糊为丸。

【用法】每服30丸，空心盐汤送下。

【功用、主治】补气泻水。主治肾脏风，指缝白者。

## 秦艽丸

【方源】《太平圣惠方》卷六十五。

【组成、剂量、制法】秦艽二两（去苗）　黄芪二两（锉）　漏芦一两半　乌梢蛇四两（酒浸，去支骨，炙令微黄）　防风一两半（去芦头）黄连一两半（去须）　苦参二两（锉）　川大黄二两（锉碎，微炒）

上为末，炼蜜为丸，如梧桐子大。

【用法】每服 30 丸，食后以温酒送下。

【功用、主治、宜忌】功用：《医宗金鉴》：清热除痒。《赵炳南临床经验集》：清血解毒。主治：疥疮、湿疹、顽癣。《太平圣惠方》：遍身生疥，干痒，搔之皮起。《医宗金鉴》：脓窠疥。《赵炳南临床经验集》：慢性湿疹（顽湿疡）、神经性皮炎（顽癣）、皮肤瘙痒症（瘾疹）、寻常性狼疮（流皮漏）、盘状红斑性狼疮。

宜忌：《赵炳南临床经验集》：体弱者慎用，孕妇忌服。

## 滋阴除湿汤

【方源】《朱仁康临床经验集》。

【组成、剂量】生地 30 g　元参 12 g　当归 12 g　丹参 15 g　茯苓 9 g　泽泻 9 g　白鲜皮 9 g　蛇床子 9 g

【用法】水煎服。

【功用、主治】滋阴养血，除湿止痒。主治：亚急性湿疹，慢性阴囊湿疹，天疱疮等反复不愈，日久伤阴耗血，舌淡苔净或光者。

## 大蒜丸

【方源】《世医得效方》卷九。

【组成、剂量、制法】大蒜不以多少（煨，剥去皮，烂研）。

上药同淡豆豉末搜丸，如梧桐子大，朱砂为衣。

【用法】每服 30 丸，大枣、灯心煎汤送下。

【功用、主治】除湿解毒。主治阴汗湿痒。

## 三味乌蛇散

【方源】《圣济总录》卷一三七。

【组成、剂量、制法】乌梢蛇（酒浸，去皮骨，炙）一两　干荷叶半两　枳壳（去瓤，麸炒）三分

上为散。

【用法】每服一钱匕，空心蜜酒调下，日晚再服。

【功用、主治】祛风解毒。主治一切干湿癣。

## 二八济阳丹

【方源】《解围元薮》卷三。

【组成、剂量、制法】玄参半斤（酒浆浸、晒三次）　苦参一斤（姜汁、酒浆各浸一夜，晒，炒，末半斤）　犀角　当归　蒺藜　熟地　白芷（姜汁炒）　独枝　防风　全蝎（去足，土炒）牛蒡子　乳香　没药　石楠藤　红花各二两　甘草五钱　僵蚕（炒，去丝足嘴）一两五钱

上为末，炼蜜为丸，如梧桐子大。

【用法】每服40丸，陈酒送下，一日三次。

【功用、主治】养血活血、凉血止痒。主治软瘫，疬麻，血风，痒风，干风，冷麻半肢，血痹，鹅掌风，血枯气败。

【注释】犀角，今已禁用，可用水牛角替代。

## 大消风散

【方源】《解围元薮》卷三。

【组成、剂量、制法】防风　蒺藜　荆芥　苦参各十二两　乳香　没药

217

各二两　麝香五钱　当归　黄柏各八两　黄芩　胡麻各十两 大风子肉一斤（煮一昼夜）

先以一料去大风子、没、麝、乳，均作十帖煎服。再用一全料，不见火，为末，酒、米糊为丸，如梧桐子大。

【用法】辰、午、戊时各服三钱，温酒下。如服此药，须用细辛、苍耳草、豨莶草、遍地香、马鞭子草煎汤，不时洗浴，待汗透神爽方止，久则脱愈。

【功用、主治】燥湿解毒，润燥止痒。主治鸡爪、痒风、脱跟、鱼鳞、鹅掌等症。

## 己字化毒丸

【方源】《疮疡经验全书》卷六。

【组成、剂量、制法】牛黄　牙皂各五分　木香二钱　生生乳一钱　乳香　没药各一钱七分　穿山甲　白鲜皮　朱砂　雄黄　月月红各一钱五分 熟大黄　僵蚕各二钱　血竭一钱七分

上为末，用神曲末五钱打稠糊，入药捣匀为丸，如梧桐子大，另研朱砂为衣。

【用法】每早空心服 13 丸，每晚空腹服 9 丸，人参汤送下；砂糖汤亦可。

【功用、主治】清热解毒，化瘀生肌。主治毒结于脾胃二经，外为小块肌肉蛀烂蔓延，或发大块破溃腿臁，或手足生鹅掌风癣，或传他经，致生别病。

【注释】生生乳待考。

## 小枣丹

【方源】《解围元薮》卷三。

【组成、剂量、制法】防风　僵蚕　首乌　全蝎　羌活　独活　芍药　生地　威灵仙　蔓荆子　牛蒡子　苦参　胡麻　大黄　黄芩各二两　枸杞子　薄荷　南星　天麻各一两　荆芥　柳枝　山栀各四两　炙甘草五钱　白术一斤　丢子肉一斤　两头尖一钱（要大者为佳）

上为末，枣肉为丸，如吾桐子大。

【用法】每服60丸，薄荷汤送下。

【功用、主治】搜风止痒，清热解毒。主治鹅掌风、刺风、疹风。

【注释】"丢子肉"即大风子肉；"两头尖"即毛茛科植物多被银莲花的干燥根茎。

## 天毒丹

【方源】《赵炳南临床经验集》。

【组成、剂量、制法】白芷蛇四寸（酥）　金头蜈蚣二条（煅）　全虫四个（酒浸炙后，去头足）　露蜂房一个　龟板一两（醋炙）　雄黄一钱　飞黄丹一钱　辰砂五分　槐花米五分　雨前细茶五分　麝香三分　孩儿茶五分

上为细末，以黄米饮为丸，如绿豆大，朱砂为衣。

【用法】成人体壮者，每次五至十粒，白水送下，一日二次。体弱者酌减。

【功用、主治、宜忌】散风止痒，清血解毒。主治寻常狼疮（流皮漏），慢性湿疹（顽湿），慢性溃疡（顽疮）。

宜忌：孕妇禁服，胃弱者慎用。

## 正阳丹

【方源】《疡医大全》卷二十八。

【组成、剂量、制法】苦参一斤（酒浆姜汁各浸一夜，晒干）　人参八两（酒浆浸，晒）　白蒺藜　犀角　石楠枝　乳香（去油）　没药（去油）　红花各二两　白僵蚕（炒）一两五钱　甘草五钱

上为末，蜜为丸，如梧桐子大。

【用法】每服40丸，茶、酒任下，一日三次。

【功用、主治】扶正、凉血、祛风。主治血风，鹅掌，血痹，半肢软瘫，痒风、冷风、蛤蟆风。

【注释】犀角今已不用，可用水牛角代替。

## 四物消风汤

【方源】《外伤科学》。

【组成、剂量】当归三钱　川芎二钱　赤芍四钱　干地黄五钱　防风二钱　荆芥穗二钱　白鲜皮五钱　生薏苡仁六钱

【用法】水煎服。

【功用、主治】养血祛风。主治慢性湿疹、神经性皮炎、荨麻疹。

## 仙掌丸

【方源】《疡科选粹》卷六。

【组成、剂量、制法】乌药　白芷各五钱　雄黄　朱砂　没药　乳香各二钱

上为末，面为丸，如梧桐子大。

【用法】每服20丸，烧酒送下。五七日见效。

【功用、主治】祛风止痒。主治鹅掌风。

## 白术膏

【方源】《摄生众妙方》卷二。

【组成、制法】上好白术（全无一些苍色者）。

切开，入瓷锅，水浮于药一手背，文武火煎干一半，倾置一瓶盛之。又将滓煎，又如前并之于瓶，凡煎三次，验术滓曬无味乃止，去滓，却将三次所煎之汁，仍入瓷锅内文武火慢慢熬成膏。

【用法】口服，每日服相当于10g白术饮片量即可。

【功用、主治】健脾祛湿，湿润止泻，益气固表。主治：①《古今医鉴》：脾胃大虚，自汗乏力，四肢怠倦，饮食不思．或食而不化，呕吐泻痢，泻下完谷、白沫。②《赵炳南临床经验集》：慢性湿疹（顽湿），下肢慢性溃疡（臁疮），手足汗疱疹。

## 白疕丸

【方源】《赵炳南临床经验集》。

【组成、剂量、制法】苍术二两　白附子二两　桂枝二两　当归二两西秦艽二两　草乌二两　追地风二两　千年健二两　威灵仙二两　川芎二两　钩藤二两　菟丝子二两　川牛膝二两　何首乌二两　川乌二两　知母二两　栀子二两　红花二两　白花蛇一两　苦参四两　刺蒺藜四两　防风四两　小胡麻四两　苍耳子四两　黄柏四两　桃仁四两　紫草四两　全虫四两　丹皮四两　荆芥六两　白鲜皮六两

上为细末，水泛为丸，如绿豆大。

【用法】每服一至二钱，温开水送下，一日二次。

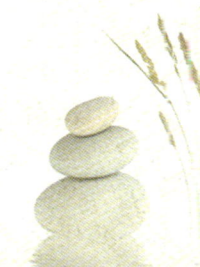

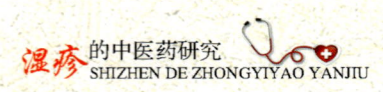

【功用、主治】祛风攻毒，除湿止痒。主治牛皮癣（白疕风），神经性皮炎（顽癣），慢性湿疹（顽湿疡）。

## 白鲜皮汤

【方源】《外科大成》卷四。

【组成、剂量】白鲜皮　海风藤各三两　金银花　白茯苓　肥皂子肉　苦参各二两　五加皮　汉防己　鸭脚花根　蝉蜕各一两　猪牙皂角　皂角刺　苡仁各一两五钱　土茯苓四两

【用法】上分十剂。水三盅，煎一盅服。每日空心食雄猪肉三四两。

【功用、主治、宜忌】燥湿解毒杀虫。主治杨梅疯癣及鹅掌风。忌发物。

## 加味地黄汤

【方源】《洞天奥旨》卷十。

【组成、剂量、制法】熟地八两　山茱萸四两　山药四两　丹皮三两　泽泻三两　柴胡一两　麦冬三两　当归三两　白芍三两　肉桂一两　菖蒲五钱　茯苓三两

上各为末，炼蜜为丸。

【用法】每服五钱，早、晚空腹滚水送下。

【功用、主治】养血滋阴温阳。主治鹅掌风，足癣。

## 加减全虫汤

【方源】《外伤科学》。

【组成、剂量】淡全蝎二钱　皂角刺四钱　苦参三钱　白鲜皮五钱　刺

蒺藜五钱　枳壳三钱　威灵仙五钱　防风一钱五分　黄柏三钱

【用法】水煎服。

【功用、主治】祛风除湿。主治顽固性湿疹，神经性皮炎，银屑病等。

## 全虫方

【方源】《赵炳南临床经验集》。

【组成、剂量】全虫（粉碎）二钱　皂角刺四钱　猪牙皂角二钱　刺蒺藜五钱至一两　炒槐花五钱至一两　威灵仙四钱至一两　苦参二钱　白鲜皮五钱　黄柏五钱

【用法】水煎药汁，分三次，冲全虫粉口服。

【功用、主治、宜忌】祛风止痒，除湿解毒。主治慢性湿疹，慢性阴囊湿疹，神经性皮炎，结节性痒疹等慢性顽固瘙痒性皮肤病。

宜忌：本方对于慢性顽匿性的瘙痒性皮肤病偏于实证者最为相宜，而对于血虚受风而引起的瘾疹（如皮肤瘙痒症）不宜用。服此方时，禁食荤腥海味、辛辣动风的食物。孕妇慎用。

## 苍耳散

【方源】《古今医鉴》卷十五。

【组成、剂量、制法】苍耳子　金银花　皂角刺　防风　荆芥　连翘各一钱　蛇床子　天麻　前胡各五分　土茯苓　牙皂　甘草各三钱

上锉。

【用法】加生姜一片，川椒一撮，水煎服，不拘时候。

【功用、主治】祛风解毒。主治杨梅疮，已服轻粉，愈后发鹅掌风，手发癣，或手掌上皮退一层，又退一层，生生不绝者。

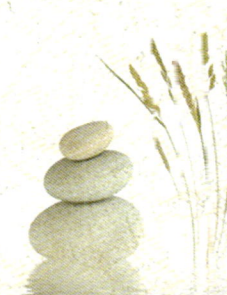

## 皂角苦参丸

【方源】《医宗金鉴》卷七十三。

【组成、剂量、制法】苦参一斤　荆芥十二两　白芷　大风子肉　防风各六两　大皂角　川芎　当归　何首乌（生）　大胡麻　枸杞子　牛蒡子（炒）　威灵仙　全蝎　白附子　蒺藜（炒，去刺）　独活　川牛膝各五两　草乌（汤泡，去皮）　苍术（米泔水浸，炒）　连翘（去心）　天麻　蔓荆子　羌风　青风藤　甘草　杜仲（酥炙）各三两　白花蛇（切片，酥油炙黄）　缩砂仁（炒）各二两　人参一两

上为细末，醋打老米糊为丸，如梧桐子大。

【用法】每服三四十丸，饮食前后温酒送下。

【功用、主治、宜忌】养血祛风，润燥止痒。主治粟疮作痒，年久肤如蛇皮者。

宜忌：避风，忌口。

## 角皂皮丸

【方源】《外科大成》卷四。

【组成、剂量、制法】皂角树根皮四两　当归二两　黄芪一两五钱　陈艾一两　人参一两　麻黄三钱

上为末，炼蜜为丸，如梧桐子大。

【用法】每服五七十丸，以土茯苓汤送下。

【功用、主治】益气、养血、祛风。主治杨梅疯癣，及鹅掌风。

## 斩痒丹

【方源】《赵炳南临床经验集》。

【组成、剂量、制法】人参八两　白蒺藜二两　苦参一斤（以酒浆、姜汁各浸泡一日，晾干）　白僵蚕一两五钱　石楠枝二两　没药二两　乳香（去油）二两　红花二两　玳瑁四两　甘草五钱

上为细末，炼蜜为丸，如绿豆大。

【用法、用量】每次30～60粒，每日1～2次，黄酒或温开水送下。

【功用、主治、宜忌】益气活血，除湿止痒。主治皮肤瘙痒症，慢性湿疹。

宜忌：孕妇慎服。

## 荆芥蝉蜕汤

【方源】《中医皮肤病学简编》。

【组成、剂量】荆芥9g　蝉蜕9g　金银花9～15g　川黄柏9g　茯苓9g　丹皮9g　赤药9g　白薇9g

【用法】水煎，内服。

【功用、主治】凉血解毒，祛风止痒。主治慢性湿疹。

## 荆防败毒散

【方源】《摄生众妙方》卷八。

【组成、剂量】羌活　独活　柴胡　前胡　枳壳　茯苓　防风　荆芥桔梗　川芎各一钱五分　甘草五分

【用法】上用水一盅半。煎至八分，温服。

225

【功用、主治】解表、散风、祛湿。《摄生众妙方》主治疮肿初起。《医宗金鉴》：血风，遍身瘙痒之疹；风温汗少者；及痘夹斑，毒火郁遏，伤于阴血，血热相搏，浮游之火散布皮肤之间，与痘相类而出，片片如云头突起者。

## 祛风地黄丸

【方源】《医宗金鉴》卷六十八。

【组成、剂量、制法】生地　熟地各四两　白蒺藜　川牛膝（酒洗）各三两　知母　黄柏　枸杞子各二两　菟丝子（酒制）　独活各一两

上为末，炼蜜为丸，如梧桐子大。

【用法】每服三钱，黄酒送下，夏月淡盐汤送下。

【功用、主治】滋肾养血，祛风清热。主治鹅掌风。即无故掌心燥痒起皮，甚则枯裂微痛。

## 养血祛风汤

【方源】《中西结合治疗皮肤病学》。

【组成、剂量】生地15g　当归9g　川芎9g　白芍9g　荆芥9g　防风9g　苍术9g　黄柏9g　甘草6g

【用法】水煎服。

【功用、主治】养血润燥，祛风利湿。主治慢性瘙痒症、慢性湿疹和慢性荨麻疹等属血虚生风者，证见慢性全身瘙痒性丘疹，头晕，五心烦热，全身奇痒，咽干，舌质淡红，脉细。

## 通仙五宝散

【方源】《万病回春》卷八引王范泉方。

【组成、剂量、制法】钟乳粉三分　大丹砂二分　琥珀五厘　冰片五厘　珍珠二厘半

上为细末，另入飞白霜二分半（炒过）合作一服。每服五厘，每一料分作十二帖。

【用法】每日用土茯苓一斤，水煎作十二碗，去滓，清晨用一碗入药一帖，搅匀温服。其茯苓汤须一日服尽，不可别用汤水并茶，日日如是。服尽一料，至十二日即愈；或有不终剂而愈者；如病重，须再服一料，无不愈也。

【功用、主治、宜忌】解毒化瘀。主治凡人病过杨梅、天泡、翻花等疮，致成一切难名状之疾；或杨梅疮烂见骨，经年不收口者；或筋骨疼痛，举发无时；或通身疙瘩不消；或手足皲破出血；或通身起皮发屑，好一层起一层；或赤癜、白癜，鹅掌风癣；或皮好骨烂，口臭难当，及年久臁疮不愈；一切顽疮恶毒。

宜忌：忌食鸡、鹅、牛肉及房事。

## 润肤丸

【方源】《赵炳南临床经验集》。

【组成、剂量、制法】桃仁一两　红花一两　熟地一两　独活一两　防风一两　防己一两　粉丹皮一两五钱　川芎一两五钱　全归一两五钱　羌活二两　生地二两　白鲜皮二两

共为细末，水泛为丸，如绿豆大。

【用法】每服1~2钱，温开水送下一日二次。

227

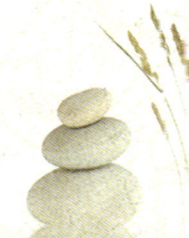

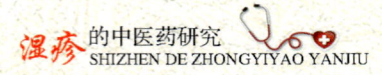

【功用、主治】活血润肤，散风止痒。主治牛皮癣（白疕风），鱼鳞癣（蛇皮癣），皮肤淀粉样变（松皮癣），毛发红糠疹，脂溢性湿疹，皲裂性湿疹（鹅掌风）。

## 清热活血汤

【方源】《中西医结合皮肤病学》。

【组成、剂量】生地30ɡ　金银花15ɡ　土茯苓30ɡ　荆芥9ɡ　防风9ɡ　红花9ɡ　赤芍9ɡ　三棱9ɡ　莪术9ɡ　刺蒺藜30ɡ

【用法】水煎服。

【功用、主治、宜忌】清热解毒，活血化瘀，祛风止痒。主治痒疹血热血瘀证。四肢伸侧有疣状结节或孤立丘疹，或为盘状皮损，奇痒，可有化脓结痂角化，迁延难愈，口干，心烦，失眠，脉沉滑有力，舌苔黄，舌质红。及结节性痒疹、各种痒疹、钱币状湿疹、银屑病、皮肤淀粉样变等。

宜忌：孕妇忌用。

## 黄柏苍术汤

【方源】《中医皮肤学简编》。

【组成、剂量】黄柏9ɡ　苍术9ɡ　蒲公英9ɡ　滑石15ɡ　龙胆草15ɡ生地15ɡ

【用法】水煎，内服。

【功用、主治】除湿、凉血、解毒。主治慢性湿疹。

## 银花丹皮汤

【方源】《中医皮肤病学简编》。

【组成、剂量】金银花9~15g　丹皮9g　青蝉蜕9g　黄柏9g　茯苓9g　白鲜皮9~15g　黑山栀6g

【用法】水煎，内服。

【功用、主治】清热解毒，燥湿止痒。主治慢性湿疹。

## 搜风除湿汤

【方源】《赵炳南临床经验集》。

【组成、剂量】全虫二钱至四钱　蜈蚣三至五条　海风藤三至五钱　川槿皮三至五钱　炒黄柏三至五钱　炒白术三至五钱　威灵仙五钱至一两　炒薏米五钱至一两　炒枳壳三至五钱　白鲜皮五钱至一两

【用法】水煎服。

【功用、主治】搜风、除湿、止痒。主治：慢性湿疹，慢性顽固性神经性皮炎，年久色素沉着，皮肤蚤痒症，皮肤淀粉变，皮肤结节性痒疹。

## 防风通圣丸

【方源】《中国药典》2015。

【组成、剂量、制法】防风50g　荆芥穗25g　薄荷50g　麻黄50g　大黄50g　芒硝50g　栀子25g　滑石300g　桔梗100g　石膏100g　川芎50g　当归50g　白芍50g　黄芩100g　连翘50g　甘草200g　白术（炒）25g

以上17味，滑石粉碎成极细粉；其余防风等16味粉碎成细粉，过筛，

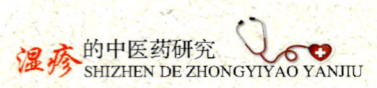
混匀，用水制丸，干燥，用滑石粉包衣，打光，干燥，即得。或以上 17 味，粉碎成细粉，过筛，混匀，用水制丸，干燥，即得。每 20 丸重 1 g。

【用法】口服。一次 6 g，一日 2 次。

【功用、主治、宜忌】解表通里，清热解毒。用于外寒内热，表里俱实，恶寒壮热，头痛咽干，小便短赤，大便秘结，瘰疬初起，风疹湿疮。

宜忌：孕妇慎用。

## 防风通圣颗粒

【方源】《中国药典》2015。

【组成、剂量、制法】防风 75.5 g　荆芥穗 37.8 g　薄荷 75.5 g　麻黄 75.5 g　大黄 75.5 g　芒硝 75.5 g　栀子 37.8 g　滑石 453 g　桔梗 151 g　石膏 151 g　川芎 75.5 g　当归 75.5 g　白芍 75.5 g　黄芩 151 g　连翘 75.5 g　甘草 302 g　白术（炒）37.8 g

以上 17 味，防风、荆芥穗、川芎、当归、薄荷、麻黄、连翘加水温浸 1~2 小时后，蒸馏提取挥发油，挥发油备用；药渣与其余大黄等十味加水煎煮二次，每次 1 小时，煎液滤过，滤液合并，浓缩至适量，加入糊精适量，制颗粒，干燥，喷入上述挥发油，混匀，密闭 24 小时，制成 1 000 g，即得。每袋装 3 g。

【用法】口服。一次 6 g，一日 2 次。

【功用、主治、宜忌】解表通里，清热解毒。用于外寒内热，表里俱实，恶寒壮热，头痛咽干，小便短赤，大便秘结，瘰疬初起，风疹湿疮。孕妇慎用。

治疗防风通圣丸同样病证。

# 苦参片

【方源】《中国药典》2015。

【组成、剂量、制法】苦参 1 000 g

先取苦参 167 g，粉碎成细粉，过筛，混匀。其余苦参 833 g，加水煎煮二次，第一次 3 小时，第二次 2 小时，煎液滤过，合并滤液，浓缩成稠膏，与上述细粉混匀，干燥，粉碎，过筛，制成颗粒，或加入淀粉适量，混匀，制成颗粒，压制成 1 000 片，包糖衣或薄膜衣，即得。

【用法】口服。一次 4~6 片，一日 3 次。

【功用、主治】清热燥湿，杀虫。用于湿热蕴蓄下焦所致之痢疾，肠炎、热淋及阴肿阴痒，湿疹、湿疮等。

# 复方珍珠暗疮片

【方源】《中国药典》2015。

【组成、剂量、制法】山银花 28 g　蒲公英 28 g　黄芩 106 g　黄柏 28 g　猪胆粉 0.65 g　地黄 84 g　玄参 56 g　水牛角浓缩粉 10 g　山羊角 3 g　当归尾 28 g　赤芍 50 g　酒大黄 56 g　川木通 112 g　珍珠层粉 3 g　北沙参 50 g

以上 15 味，除猪胆粉、水牛角浓缩粉、珍珠层粉外，山羊角锉研成细粉；黄芩 50 g，赤芍、北沙参粉碎成细粉；剩余的黄芩及其余山银花等 9 味加水煎煮二次，每次 1 小时，煎液滤过，滤液合并，加入猪胆粉，搅匀，浓缩至相对密度为 1.10~1.15（60℃），干燥，与山羊角及黄芩等三味的细粉、水牛角浓缩粉、珍珠层粉及适量的淀粉等辅料制颗粒，干燥，压制成 1 000 片，包糖衣或薄膜衣，即得。

【用法】口服。一次 4 片，一日 3 次。

【功用、主治、宜忌】清热解毒，凉血消斑。用于血热蕴阻肌肤所致的

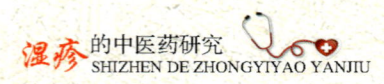

粉刺、湿疮，症见颜面部红斑、粉刺疙瘩、脓疱，或皮肤红斑丘疹、瘙痒；痤疮、红斑丘疹性湿疹见上述证候者。

孕妇及脾胃虚寒者慎服；忌食辛辣、油腻及海鲜之品。

## 豨莶丸

【方源】《中国药典》2015。

【组成、剂量、制法】豨莶草 1 000 g 切碎，取出粗茎 500 g，加水煎煮二次，每次 2 小时，煎液滤过，滤液合并，浓缩成稠膏；剩余豨莶草用黄酒 1 000 g 浸拌，置罐中，加盖密闭，隔水加热至酒被吸尽，与上述稠膏混合，干燥，粉碎成细粉，过筛，混匀。每 100 g 粉末加炼蜜 170～200 g 制成大蜜丸，即得。每丸重 9 g。

【用法】口服。一次 1 丸，一日 2～3 次。

【功用、主治】清热祛湿，散风止痛。用于风湿热阻络所致的痹病，症见肢体麻木、腰膝痠软、筋骨无力、关节疼痛。亦用于半身不遂，风疹湿疮。

## 八宝五胆药墨

【方源】《新编国家中成药》。

【组成】白茅根　冰片　蟾酥　川芎　大蓟　丁香　红花　羚羊角　牡丹皮　牛胆　牛黄　藕节　青鱼胆　蛇胆　麝香　水牛角浓缩粉　夏枯草　小蓟　熊胆　珍珠　朱砂　猪胆

【用法】捣碎后开水冲服，一次 0.5 g，一日 2 次；小儿酌减。外用，取适量，加水磨浓汁涂患处。

【功用、主治、宜忌】消炎解毒，活血止痛，凉血止血，消肿软坚，防腐收敛。用于吐血，咳血，鼻衄，便血，赤白痢下，痈疽疮疡，无名肿毒，顽癣、皮炎、湿疹等。

孕妇忌服；凡疔疮、囊肿表面已溃处禁用。

## 当归苦参丸（归参丸）

【方源】《新编国家中成药》。

【组成】当归　苦参

【用法】口服，一次 1 丸，一日 2 次。

【功用、主治、宜忌】凉血、祛湿。用于血燥湿热引起的头面生疮，粉刺疙瘩，湿疹刺痒，酒齄鼻赤。忌食烟、酒、辛辣物。

## 肤痒颗粒

【方源】《新编国家中成药》。

【组成】白英　苍耳子　川芎　地肤子　红花

【用法】开水冲服，一次 9~18 g，一日 3 次。

【功用、主治、宜忌】祛风活血，除湿止痒。用于皮肤瘙痒症，湿疹，荨麻疹及瘙痒性皮肤病。消化道溃疡病患者慎用。

## 复方珍珠暗疮片

【方源】《新编国家中成药》。

【组成】北沙参　赤芍　黄芩　羚羊角粉　水牛角浓缩粉　珍珠层粉

【用法】口服，一次 4 片，一日 3 次。

【功用、主治】清热解毒，凉血通脉。用于消除青年脸部痤疮（俗称暗疮）及皮肤湿疹、皮炎等。

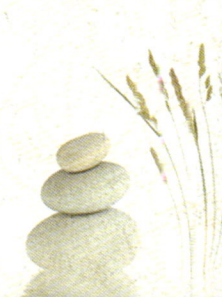

## 黄柏胶囊

【方源】《新编国家中成药》。

【组成】黄柏

【用法】口服，一次 3~4 粒，一日 3~4 次。

【功用、主治、宜忌】清热燥湿，泻火除蒸，解毒疗疮。用于湿热泻痢，黄疸，带下，热淋，脚气，痿躄，骨蒸劳热，盗汗，遗精，疮疡肿毒，湿疹瘙痒。不宜久服。

## 凉血祛风糖浆

【方源】《新编国家中成药》。

【组成】白茅根　白芍　地黄　防风　甘草　金银花　荆芥油　牛蒡子　升麻　石膏　玄参　知母

【用法】口服，一次 40 ml，一日 3 次。

【功用、主治】清热解毒，凉血祛风。用于荨麻疹、湿疹、药物性皮炎、牛皮癣等病见血热风盛证候者。

## 皮肤病血毒丸

【方源】《新编国家中成药》。

【组成】白茅根　白芍　白鲜皮　白芷　苍耳子　蝉蜕　赤茯苓　赤芍　川芎　大黄　当归　地肤子　地黄　防风　浮萍　甘草　红花　黄柏　鸡血藤　金银花　荆芥穗　桔梗　苦地丁　苦杏仁　连翘　牡丹皮　牛蒡子　茜草　忍冬藤　蛇蜕　熟地黄　桃仁　天葵子　土贝母　土茯苓　益母草　皂角刺　紫草　紫荆皮

【用法】口服，一次 20 粒，一日 2 次。

【功用、主治、宜忌】清血解毒，消肿止痒。用于经络不和，湿热血燥引起的风疹，湿疹，皮肤剧痒，雀斑粉刺，面赤鼻齇，疮疡肿毒，脚气疥癣，头目眩晕，大便燥结。

感冒期间停服，孕妇忌服。

## 荨麻疹丸

【方源】《新编国家中成药》。

【组成】白鲜皮　白芷　薄荷　赤芍　川芎　当归　防风　何首乌　红花　黄芩　蒺藜　荆芥　菊花　苦参　三棵针　升麻　土茯苓　威灵仙　亚麻子

【用法】口服，一次 10 g，一日 2 次。

【功用、主治】清热祛风，除湿止痒。用于风、湿、热而致的荨麻疹、湿疹，皮肤瘙痒等症。

## 青大将丸

【方源】《新编国家中成药》。

【组成】乌梢蛇

【用法】口服，一次 2 g，一日 2 次。

【功用、主治】祛风湿，通经络。用于风湿痹痛，湿疹顽癣。

## 清热散结片

【方源】《新编国家中成药》。

【组成】千里光

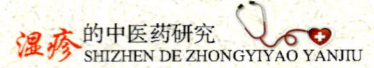

【用法】口服，小片：一次 5~8 片，大片：一次 2~3 片，一日 3 次。

【功用、主治】消炎解毒，散结止痛。用于急性结膜炎，急性咽喉炎，急性扁桃体炎，急性肠炎，急性菌痢，上呼吸道炎，急性支气管炎，淋巴结炎，疮疖疼痛，中耳炎，皮炎湿疹。

## 五花茶颗粒

【方源】《新编国家中成药》。

【组成】甘草　葛花　槐花　鸡蛋花　金银花　木棉花

【用法】开水冲服，一次 10 g，一日 2 次。

【功用、主治】清热，凉血，解毒。用于湿热，下血下利，湿疹。

## 消风止痒颗粒

【方源】《新编国家中成药》。

【组成】苍术　蝉蜕　当归　地骨皮　地黄　防风　甘草　关木通　荆芥　石膏　亚麻子

【用法】口服，1 岁以内一日 1 袋，或 1 块；1~4 岁一日 2 袋或 2 块；5~9 岁一日 3 袋或 3 块；10~14 岁一日 4 袋或 4 块；15 岁以上一日 6 袋或 6 块。分 2~3 次服用；或遵医嘱。

【功用、主治、宜忌】消风清热，除湿止痒。用于丘疹样荨麻疹，也用于湿疹、皮肤瘙痒症。

宜忌：服药期间忌食鲜鱼海腥、葱蒜辛辣等物。若有胃痛或腹泻，可暂停服药。

## 药制龟苓膏

【方源】《新编国家中成药》。

【组成】川木通　地黄　防风　甘草　广金钱草　龟甲　槐花　金银花　土茯苓　茵陈

【用法】口服，一次 100～150 g，一日 1～2 次。

【功用、主治】滋阴降火，清热解毒。用于湿热下注引起的湿疹，皮肤瘙痒，便血，尿痛及妇女黄带。

## 防风通圣丸（大蜜丸）

【方源】《新编国家中成药》。

【组成】白芍　白术　薄荷　川芎　大黄　当归　防风　甘草　滑石　黄芩　荆芥穗　桔梗　连翘　麻黄　芒硝　石膏　栀子

【用法】口服，一次 1 丸，一日 2 次；或遵医嘱。

【功用、主治、宜忌】解表通里，清热解毒。用于外寒内热，表里俱实，恶寒壮热，头痛咽干，小便短赤，大便秘结，瘰疬初起，风疹湿疮。

宜忌：孕妇慎服。

## 防风通圣丸（浓缩丸）

【方源】《新编国家中成药》。

【组成】白芍　白术　薄荷　川芎　大黄　当归　防风　甘草　滑石　黄芩　荆芥穗　桔梗　连翘　麻黄　芒硝　石膏　栀子

【用法】口服，一次 8 丸，一日 2 次。

【功用、主治、宜忌】解表通里，清热解毒。用于外寒内热，表里俱

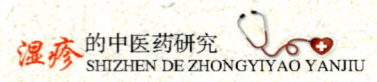

实，恶寒壮热，头痛咽干，小便短赤，大便秘结，瘰疬初起，风疹湿疮。

宜忌：孕妇慎用。

## 二 湿疹外用处方

### 甘草水

【方源】《中医皮肤病学简编》。

【组成、剂量、制法】甘草（切碎）40 g

加水 2 000 ml，煮沸过滤，冷后备用。

【用法】取五六层纱布，浸于 2%甘草水溶液，外敷患处，每 1~2 小时换用湿敷一次。

【功用、主治】清热解毒。主治急性湿疹，湿润糜烂，流水淋漓。

### 五枝洗剂

【方源】《中医皮肤病学简编》。

【组成、制法】榆树枝 柳树枝 桑树枝 槐树枝 桃树枝

各取半尺长，如筷子粗细，剪碎。

【用法】适量水煎，熏洗。

【功用、主治】凉血解毒除湿。主治急性湿疹。

### 水沉膏

【方源】《普济方》卷二七四。

【组成、剂量、制法】乳香 轻粉 白蔹 赤蔹各二钱 雄黄半钱 白及 黄丹 乌鱼骨各一钱

上为细末；后将草药一处再为末。先用热绢子放在水上，浸少时取出，量疮大小，调药摊于绢子上。

【用法】贴疮口。三二日勿敷之。

【主治】浸淫疮。

【注释】三二日勿敷之，指二三日勿覆盖疮口。

## 九圣散

【方源】《中国药典》2015。

【组成、剂量、制法】苍术 150 g　黄柏 200 g　紫苏叶 200 g　苦杏仁 400 g　薄荷 200 g　乳香 120 g　没药 120 g　轻粉 50 g　红粉 50 g

以上九味，除轻粉、红粉外，其余苍术等七味粉碎成细粉；将轻粉、红粉分别水飞成极细粉，与上述粉末配研，过绢筛（不得用金属筛），混匀，即得。

【用法】外用，用花椒油或食用植物油调敷或撒布患处。

【功用、主治、宜忌】解毒消肿，燥湿止痒。用于湿毒瘀阻肌肤所致的湿疮、臁疮、黄水疮，症见皮肤湿烂、溃疡、渗出脓水。

不可内服。密闭，防潮。

## 马应龙麝香痔疮膏

【方源】《中国药典》2015。

【组成、制法】人工麝香　人工牛黄　珍珠　煅炉甘石粉　硼砂　冰片　琥珀

以上七味，分别粉碎成细粉，混匀。取凡士林 785 g 及羊毛脂 50 g，加热，滤过，放冷至约 50℃，加入人工麝香等细粉，搅匀至半凝固状，制成 1 000 g，即得。

【用法】外用，涂搽患处。

【功用、主治、宜忌】清热燥湿，活血消肿，去腐生肌。用于湿热瘀阻所致的各类痔疮、肛裂，症见大便出血，或疼痛、有下坠感；亦用于肛周湿疹。

孕妇慎用或遵医嘱。遮光，密闭。

## 老鹳草软膏

【方源】《中国药典》2015。

【组成、剂量、制法】老鹳草1 000 g加水煎煮二次，每次1小时，煎液滤过。滤液合并，浓缩至相对密度为1.05～1.10（80～85℃），加等量的乙醇使沉淀，静置，滤取上清液，浓缩至适量，加入羟苯乙酯0.3 g，羊毛脂50 g与凡士林适量，混匀，制成1 000 g，即得。

【用法】外用，涂敷患处，一日1次。

【功用、主治】除湿解毒，收敛生肌。用于湿毒蕴结所致的湿疹、痈、疔、疮、疖及小面积水、火烫伤。

## 止痒洗剂

【方源】《中医外伤科学》。

【组成】黄柏　地榆　苦参　甘草　银花　荆芥各适量

【用法、用量】煎水外洗。

【功用、主治】清热收敛，消炎止痒。主治：急性皮炎及湿疹瘙痒等。

## 白连散

【方源】《卫生宝鉴》卷十。

【组成、剂量、制法】白矾（枯）乌贼鱼骨　黄连　龙骨各一两

上为末。

【用法】以绵裹枣核大塞耳中，一日换三次。

【功用、主治】敛湿解毒。《卫生宝鉴》主治聤耳，出脓汁。《青囊秘传》：浸淫疮。

## 加吊陈散

【方源】《中医皮肤病学简编》。

【组成、剂量、制法】加吊陈叶（烘干，加黄酒少许炒焙）62 g　煅牡蛎 31 g　白疗散 15 g　氧化锌 9 g

上为细末，调匀即成，或以清油、花生油制成浊膏。

【用法】外用。

【功用、主治】清热除湿。主治急性湿疹。

【注释】加吊陈为大戟科植物石岩枫，俗名木梗梨头草、马西草、吊钩陈。

## 一扫光散

【方源】《全国中药成药处方集》（沈阳方）。

【组成、剂量、制法】松香　铜绿　枯矾　章丹各三钱　梅片二钱　铅粉三钱

上为极细末。

【用法、用量】涂于患处。

【功用、主治】收敛疮毒。主治一切湿疮浸淫，黄水疮，梅毒破烂。

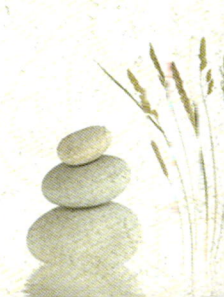

## 皮脂散

【方源】《中国医学大辞典》引马氏方。

【组成、剂量、制法】青黛（飞）　黄柏各二钱　熟石膏二两　烟膏二两四钱

上为细末。

【用法】麻油调敷。

【功用、主治】解毒除湿。主治浸淫疮，黄水湿毒，蔓延成片，久而不愈。

## 芦荟散

【方源】《太平圣惠方》卷六十五。

【组成、剂量、制法】芦荟半两　甘草半两

上为末。

【用法、用量】先用浆水洗癣上讫，用帛裹干，便以药敷之。三五日愈。

【功用、主治】清热解毒。主治湿癣，搔之有黄汁者。

## 鸡冠血涂方

【方源】方出《肘后备急方》卷五，名见《圣济总录》卷一四九。

【组成】鸡冠血

【用法】敷患处。

【功用、主治、宜忌】解毒。《肘后备急方》主治卒得浸淫疮。《圣济总录》：蜈蚣咬伤。

## 湿疡雄冰膏

【方源】《赵炳南临床经验集》。

【组成、剂量、制法】雄黄解毒散一两　冰片粉三钱　清凉膏八两七钱

上药调匀成膏。

【用法】外敷患处。

【功用、主治】清热解毒，止痒定痛。主治急性湿疹（风湿疡），匐行疹（火燎疮），脂溢性皮炎（面热风毒）。

## 普榆膏

【方源】《赵炳南临床经验集》。

【组成、剂量、制法】生地榆面一两　普连软膏九两混匀。

【用法】涂敷患处。

【功用、主治】解毒止痒，除湿消炎。主治一度烧、烫伤、亚急性湿疹、皮炎、带状疱疹、神经性皮炎、阴囊湿疹等。

## 普连软膏

【方源】《赵炳南临床经验集》。

【组成、剂量】黄柏面一两　黄芩面一两　凡士林八两

【用法】直接涂于皮损上，或用软膏摊在纱布上，敷于患处，或加入其他药粉作为软膏基质。

【功用、主治】清热除湿，消肿止痛。主治脓疱疮（黄水疮），急性亚急性湿疹（风湿疡），烫烧伤，单纯疱疹（火燎疮），牛皮癣，红皮症。

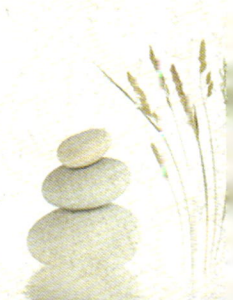

## 豆蛤散

【方源】《青囊立效秘方》卷二。

【组成、剂量、制法】黄柏末一两　枯矾二钱　铜绿二钱　烟膏三钱　金佗僧三钱　蛤粉八钱　青黛三钱　生石膏一两　黄豆炭五钱

上为细末。

【用法】头面部用白蜜或米醋和敷，腿足用老桐油调敷。

【功用、主治】燥湿解毒敛疮。大人、小儿头面破烂流水，黄水疮水至处即烂，或结厚靥；并治腿足血风疮。

## 解毒雄黄散

【方源】《外科正宗》卷四。

【组成、剂量、制法】雄黄四两　硫黄八两

上为细末。

【用法、用量】柏油调搽，纸盖之，三日一换。

【功用、主治】解毒燥湿。主治风湿流注腿脚，致生血风顽疮，紫黑瘙痒者。

## 新三妙散

【方源】《赵炳南临床经验集》。

【组成、剂量、制法】黄柏面十两　寒水石面五两　青黛面一两

上和匀，直接撒布，或用鲜芦荟蘸搽，或用植物油调成糊状。

【用法】外用。

【功用、主治】除湿清热，解毒止痒。主治急性湿疹、婴儿湿疹、过敏性皮炎、脓疱病。

## 马齿苋粉

【方源】《中医皮肤病学简编》。

【组成、剂量、制法】蛇床子 20 g　马齿苋 20 g　侧柏叶粉 20 g　丝瓜叶 20 g　芙蓉叶 20 g　蚌壳粉 20 g　苦参 20 g　大黄 20 g　陈小麦粉 20 g　枯矾 10 g　炉甘石 10 g　甘草 10 g

上为细末。

【用法、用量】急性水疱渗液，以干末直接撒布；无渗液，以植物油或凡士林调，外用。

【功用、主治】清热解毒，燥湿止痒。主治急性湿疹。

## 潮脑膏

【方源】《外科启玄》卷十二。

【组成、剂量、制法】黄连一两　白芷五钱　轻粉三钱　潮脑二钱　川椒三钱

上为细末。

【用法】用熟菜子油调稠，摊在一个大碗底上，倒合将瓦高支，用艾四两揉作十团，烧熏碗底上药，如油干，再添油拌再熏，必待艾尽。乘热搽在患处，外用油纸草纸包之，次日即消。不过三宿全好。

【功用、主治】杀虫、解毒、止痒。主治血风疮。

## 四圣散

【方源】《良朋汇集》卷四。

【组成、剂量、制法】宫粉　黄丹　松香　白矾（飞）各等分

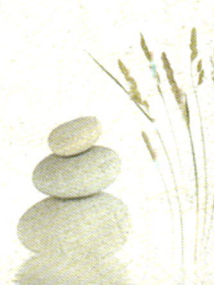

上为细末。

【用法】疮湿干用，干则油调。

【功用、主治】功用：《全国中药成药处方集》（兰州方）：渗湿消毒，杀菌止痒。《全国中药成药处方集》（天津方）：收敛生肌。主治：《良朋汇集》：黄水疮，小儿肥疮胎毒。《全国中药成药处方集》（天津方）：皮肤湿痒，薄皮疮，浸淫疮。

## 金不换

【方源】《万病回春》卷八。

【组成、剂量】蛇床子五钱　大风子（去壳）　水银二钱　白锡一钱　枯白矾一钱

【用法】上药各为细末，先将白锡化开，次入水银，研匀不见星，再入末药，柏油共捣匀，搽疮宜干些。或无柏油，腊猪油亦可。

【功用、主治】杀虫止痒。主治血风疮，癣疮，疥疮，虫疮及坐板疮、疥癞。

## 柏粉膏

【方源】《外科大成》卷二。

【组成、制法】轻粉

上为末。

【用法】用生柏油调，随疮大小摊纸上；先用米泔水煎甘草洗过，贴之，布扎紧勿动。先三日痛，次二日痒，再二日共七日去药，已愈。

【功用、主治】解毒杀虫。主治血风等疮。

## 柏蛤散

【方源】《医学入门》卷八。

【组成、剂量】黄柏（以瓷锋割末）　蛤粉末各等分

【用法】掺疮上。

【功用、主治】燥湿敛疮。治下疳湿疮。

## 螺壳散

【方源】《太平圣惠方》卷九十一。

【组成、剂量、制法】螺壳一两（烂者）　乱发半两（烧灰）　龙胆末半两　胡粉半两

上为细散。

【用法】以油脚调涂。

【功用、主治】清热敛疮。主治：《太平圣惠方》：小儿瘑疮痒痛。《奇效良方》：湿癣痒不可忍。

## 疥疮膏

【方源】《全国中药成药处方集》（南京方）。

【组成、剂量、制法】西雄黄十二两　斑蝥虫五钱　江子五钱　以麻油两斤　猪油四两　黄蜡四两，文火化开，将药放入，炸枯，去滓，滤清。

寒水石十二两　硫黄三两　樟脑三两　花椒九钱　雄黄三两　明矾三两（炒枯）　黄丹三两。

上为细末，乳之极细，和入膏内搅匀，俟凝时分装瓶盛。

【用法】每用少许，于沐浴后蘸搽患处，以摩擦均匀为度。

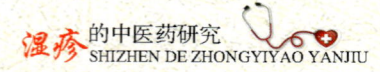

【功用、主治】杀虫止痒。主治疥疮、湿癣、脓窠。

## 燥湿丹

【方源】《青囊秘传》。

【组成、制法】蛇床子

上为末。

【用法】干掺患处。

【功用、主治】除湿止痒。主治浸淫疮湿烂诸症。

## 藜芦膏

【方源】《外科大成》卷二。

【组成、剂量、制法】藜芦　苦参各一两　猪脂半斤

浸七日，煎十数沸，去渣，入松香一两化，离火，入雄黄末、枯矾末各一两，搅匀。

【用法、用量】涂之，以愈为度。

【功用、主治】除湿润燥止痒。主治瘑疮痒痛，黄水浸淫。

## 藜芦膏

【方源】《太平圣惠方》卷六十五。

【组成、剂量、制法】藜芦二两（去芦头）　　白矾二两（烧灰，细研）

雄黄二两（细研）　　苦参二两（锉）

先捣藜芦、苦参为散，入猪脂一斤相和，煎十余沸，绵滤去滓，次入松脂、雄黄、白矾等末，搅令匀，待冷，收于瓷盒中。

【用法】旋取涂之，以愈为度。

【功用、主治】杀虫止痒。主治诸瘑疮，经久则生虫。

## 雄黄膏

【方源】《圣济总录》卷一三四。

【组成、剂量、制法】雄黄（研）　黄连（去须为末）各一两　黄芩（去黑心末之）　松脂各二两　乱发灰一分（末）　猪脂六两

先熬脂令沸，下松脂煎令烊尽，即下药末，以柳蓖搅令匀，瓷盒内盛。

【用法】取涂摩疮上，以愈为度。

【功用、主治】清热解毒，杀虫润燥。主治瘑疮。

## 踯躅花涂洗方

【方源】《圣济总录》卷一三四。

【组成、剂量、制法】踯躅花三斤

上以水五升，于瓷瓶内浸半月，滤去滓。

【用法】取洗疮上，一日三次。更炙鲊，涂抹疮上。

【功用、主治】杀虫止痒。主治瘑疮。

## 轻粉散

【方源】《普济方》卷二八一。

【组成、制法】轻粉　斑蝥（去翅足）

上为细末。

【用法】用温水以鸡翎扫之周围。立效。

【功用、主治】杀虫。主治人面上湿癣。

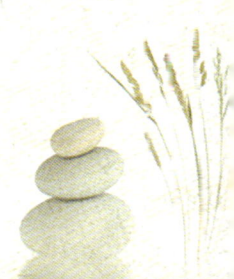

## 银松散

【方源】《中西医结合皮肤病学》。

【组成、剂量、制法】银朱 3 g　松香 9 g　冰片 6 g

上为细末。

【用法】加花生油调敷。

【功用、主治】杀虫。解毒杀菌，消炎止痒。主治匍行性皮炎，掌跖脓疱病，脓疱性或水疱性湿疹等。

## 蛇床子洗剂

【方源】《中医皮肤病学简编》。

【组成、剂量】蛇床子 31 g　苦参 31 g　威灵仙 9 g　苍术 9 g　黄柏 9 g

明矾 9 g（一方加荆芥、防风、五倍子）

【用法】水煎，熏洗。

【功用、主治】清热解毒，除湿止痒。主治急性湿疹。

## 救苦灵丹

【方源】《青囊秘传》。

【组成、剂量、制法】三黄汤　煅石膏（研末）四两　黄蜡十两　白蜡十两　密陀僧（研末）一两　花椒（去茎）一两五钱

上用麻油三斤，浸三黄汤三日；煎滚入花椒，煎黑去滓，煎至滴水成珠，将白蜡溶化，次下煅石膏、密陀僧，调匀成膏，将皮纸裁成八寸长，三寸阔，油面拖之，晾干收用，愈陈愈妙。

【用法】外涂患处。

【功用、主治】清热解毒，杀虫止痒。主治臁疮，血风湿毒诸疮。

【注释】①"次下煅石膏"，原作"次下甘石"。因方中并无"甘石"，故改。②三黄汤，古方共有二十多个，据《张氏医通》引仓公方，三黄汤以生大黄二两，黄连、黄芩各一两为妥。

## 黄连胡粉膏

【方源】《外台秘要》卷三十四引《集验方》。

【组成、剂量】黄连二两　胡粉十分　水银一两（同研令消散）

【用法】上三味，捣黄连为末，三物相和合，皮裹，熟挼之，自和合也。纵不成一家，且得水银细散入粉中也，以敷乳疮。诸湿痒黄烂肥疮。若著甲煎为膏。

【功用、主治】妇人女子乳头生小浅热疮，搔之黄汁出，浸淫为长，百疗不愈者；小儿头疮月蚀，口边肥疮痼疮。

【注释】①若著甲煎为膏，《普济方》卷三百二十五作"若干，著甲煎为膏"，可从。②甲煎，《证类本草》"味辛，平，无毒。主……小儿头疮，吻疮，耳后月蚀疮"。《本草纲目》"甲煎，以甲香同沉、麝诸药花物治成，可作口脂。"

## 黄连油膏

【方源】《中医皮肤病学简编》。

【组成、剂量】黄连 25 g　蓖麻油 75 g

【用法】混合，外用。

【功用、主治】清热燥湿。主治急性湿疹。

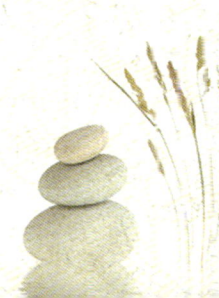

## 黄蛤散

【方源】《北京市中药成方选集》。

【组成、剂量、制法】黄柏四两　蛤粉四两　轻粉五钱

上为细末。

【用法】用花椒油调敷患处。

【功用、主治】祛热燥湿，解毒止痒。主治皮肤湿疮，瘙痒溃烂，破流黄水。

## 敷疮药

【方源】《普济方》卷四零八。

【组成、剂量、制法】剪草　宣连　苦参各等分

上为细末。

【用法】洗尽疮面，次用麻油、轻粉调敷。

【功用、主治】燥湿解毒。主治湿疮。

## 椒柏洗剂

【方源】《中医皮肤病学简编》。

【组成、剂量】川椒 15 g　黄柏 15 g　蛇床子 15 g　生苍术 12 g　石菖蒲 12 g　荆芥 9 g　银花 9 g　连翘 9 g　白芷 6 g　明矾 6 g　刺蒺藜 6 g　生甘草 6 g　蝉蜕 9 g

【用法】水煎，熏洗。

【功用、主治】清热解毒，燥湿止痒。主治急性湿疹，初见皮肤潮红赤热，继起粟粒丘疹，易于湿润流水。慢性者加大风子。

## 祛湿药粉

【方源】《赵炳南临床经验集》。

【组成、剂量、制法】川黄连八钱　川黄柏八两　黄芩四两八钱　槟榔三两二钱

研细粉。

【用法】直接撒扑，或用植物油调敷，或配制软膏用。一般丘疹样或有少量渗出液的皮损，可以直接撒扑或用鲜芦荟蘸药外搽，流水多或脓汁多者可用油调外用，暗红干燥脱皮者，可用药粉配成软膏。

【功用、主治、宜忌】清热解毒，除湿止痒。主治急性湿疹，接触性皮炎，脓疱疮，婴儿湿疹。

宜忌：阴疮禁用。

## 祛湿药油

【方源】《赵炳南临床经验集》。

【组成、剂量、制法】苦参四两　薄荷三两　白芷三两　防风三两　芥穗四两　连翘四两　白鲜皮五两　鹤虱草三两　大黄三两　苍术三两　威灵仙四两　大风子（碎）十两　五倍子（碎）五两　香油二十斤

将群药放香油内一昼夜后，文火炸黄焦，过滤，每斤油加青黛面五分。

【用法】调药粉处敷，或涂油后外撒药粉。也可作清洁剂。

【功用、主治、宜忌】除湿润肤。主治急性湿疹（风湿疡），接触性皮炎。

宜忌：慎勿入目、入口。

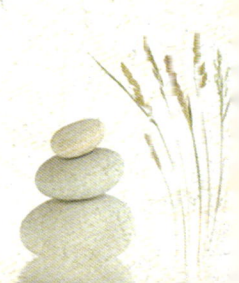

## 湿气药

【方源】《全国中药成药处方集》（南京方）。

【组成、剂量、制法】寒水石三钱　铅粉一钱　生石膏四钱　轻粉六分 金陀僧五钱　陶丹五分　陈石灰一钱　冰片五分　红升药一钱

共研细粉，乳至极细，冰片加后，用黄连膏调匀。

【用法】外涂患处。

【功用、主治】祛湿收水。主治手脚湿疮破烂，流脓流水。

## 仙拈散

【方源】《春脚集》卷三。

【组成、剂量、制法】寒水石三两（另研）　　飞滑石三两（另研） 蛇床子四两（炒）　鳖甲五两（炙）　　白薇四两（炒）　　地肤子四两 （炒）　白芷三两（晒）　　白鲜皮三两（炒）　　百部三两（生蒸再炒） 樟脑（临用时加入同研）

上为细末。

【用法】以麻油调搽，一日一换，不可用水淋洗，不可燥抹，直待结靥 退后，方可净洗。一月可愈。如黑影未退，须搽百日，才能断根。

【功用、主治】燥湿解毒，杀虫软坚。主治远年风湿，血风皮蛀，寒湿 浸淫，流水发痒，搔之疼痛，两腿肌肤黑肿，似溃未溃，或时热烘麻木。

## 玄精汤

【方源】《外科大成》卷二。

【组成】盐卤水

【用法】用盐水温洗之，或食盐一碗，滚水冲化洗之，洗去腐肉以出红

筋为度，则好肉自生，次用雄黄、黄柏各二两，轻粉三钱和匀敷之，绢帛扎之，半月方解。

【功用、主治】杀虫止痒。主治血风疮、并臁疮痒至彻骨者。

## 戎盐散

【方源】《外台秘要》卷二十九引《古今录验》。

【组成、剂量、制法】戎盐二分　大黄四分　菖茹一分

上为散。

【用法】以酒和敷疮上，一日三次。

【功用、主治】解毒杀虫。主治浸淫疮。

【注释】菖茹，载于《神农本草经》，又名离娄、掘据。味辛，寒，有小毒，治痈疽肿痛。

## 地榆水

【方源】《中医皮肤病学简编》。

【组成、剂量、制法】地榆 31 g

加水两碗，煎成半碗。

【用法】用纱布浸药液，湿敷。

【功用、主治】凉血燥湿。主治急性湿疹，湿润糜烂，流水淋漓。

## 苏矾洗剂

【方源】《中医皮肤病学简编》。

【组成、剂量】苏花 15 g　甘草 6 g　明矾 6 g　黄柏 9 g　茶叶 15 g

【用法】将上药用开水冲后，洗涤。

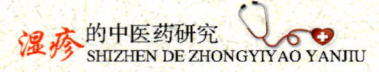
【功用、主治】清热解毒，燥湿止痒。主治急性湿疹。

【注释】苏花，即金银花花蕾，能清热解毒，疏散风热。

## 收湿粉

【方源】《朱仁康临床经验集》。

【组成、剂量、制法】铅粉 310 g　松香末 310 g　枯矾 310 g　五倍子末 150 g

上为细末，调和。

【用法】用药末直接掺于皮损上，或用麻油调敷疮面。

【功用、主治】收湿止痒。主治湿疹渗水多时。

## 花椒油

【方源】《赵炳南临床经验集》。

【组成、剂量、制法】红点花椒三钱　芝麻油一斤

将油放于铜锅内，数开后离火，将花椒放入锅内，待油凉后，将花椒取出，贮瓶备用。

【用法】涂敷患处。

【功用、主治】解毒，润肤，清洁消毒疮面。主治急性湿疹。

## 青黛散

【方源】《中医外科学讲义》。

【组成、剂量、制法】青黛二两　石膏四两　滑石四两　黄柏二两

上为细末。

【用法】干掺或麻油调敷患处。

【功用、主治】收湿止痒，清热解毒。主治一般湿疹，焮肿痒痛出水。

## 青黛散

【方源】《赵炳南临床经验集》。

【组成、剂量】青黛粉三钱　黄柏面五钱　滑石粉二两

【用法】直接撒扑外用。

【功用、主治】收干止痒，清热定痛。主治脓疱疮，急性湿疹，接触性皮炎，或脂溢性皮炎，痱子等。

## 枇杷地榆液

【方源】《中医皮肤病学简编》。

【组成、剂量、制法】枇杷叶 31 g　地榆 31 g
水煎。

【用法】热渍患部，罨包外用。

【功用、主治】凉血清热。主治急性渗出性湿疹、皮炎。

## 天麻膏

【方源】《外科精义》卷下。

【组成、剂量、制法】草乌头　钓苓根　木鳖子　天麻　藜芦　川芎
狼毒各五钱　轻粉　粉霜各二分（另研）　猪脂二丙　黄蜡六两，油一斤

上前七味，细锉如麻豆大，于油内煎至焦紫色，令冷，滤去渣，上火，入黄蜡、猪脂熔开，再用重绵滤过，入轻粉、粉霜搅凝，瓷合内收贮。

【用法】用以涂摩之。

【功用、主治】解毒杀虫。主治疥癣、赤秃、手足癣皮剥起，瘑疮、疳疮侵蚀痛，脓汁浸淫滋蔓，经久不愈者。

【注释】钓苓根，具解毒消肿功效。

## 五石膏

【方源】《朱仁康临床经验集》。

【组成、剂量、制法】青黛9g　黄柏末9g　枯矾9g　蛤粉60g　炉甘石60g　煅石膏90g　滑石12g　凡士林370g　麻油250ml

上为细末。

【用法】加入凡士林及香油内，调和成膏。薄涂皮损上。

【功用、主治】收湿止痒。主治湿疹渗水不多时。

## 十神膏

【方源】《洞天奥旨》卷八。

【组成、剂量、制法】蚯蚓粪一两　血竭三钱　马齿苋一两　黄柏五钱　轻粉一钱　乌柏根三钱　银朱四钱　胡粉三钱　潮脑二钱　麝香三分

上药各为末。

【用法】用猪油调为膏，贴在油纸上，照疮之大小贴之。另用布包好缚定，听其出水，连用数个则水干。换膏药时，用金银花一两，煎汤温洗疮口，另再贴此膏。若无水流出，不必频换，再用数个，必然奏功。

【功用、主治、宜忌】燥湿杀虫。主治血风疮。忌房事及酒。

【注释】蚯蚓粪含多种细菌、真菌、放线菌，今已不用，临床可用蚯蚓烘干代替。

## 七珍膏

【方源】《万氏家抄方》卷一。

【组成、剂量、制法】乳香　没药　轻粉　白花蛇　孩儿茶各三钱　朝

脑二两　麝香七分（俱细末）

先用香油一斤，槐枝青者截百段，陆续下槐枝，俟煎枯再下，至滴水成珠，次下黄蜡一两五钱，又下定粉十二两，提起微温，方下上细药，即成膏，用水浸一宿，去火气，收藏。

【用法】涂患处。

【功用、主治】解毒杀ヨ，止痒润肤。主治血风疮极痒，抓见血者；并治一切恶疮痈毒。

## 马齿苋膏

【方源】《丹溪心法附余》卷四。

【组成、剂量、制法】马齿苋（切碎，焙干，净）五钱　黄丹（飞）黄柏　枯白矾　孩儿茶各三钱　轻粉一钱

上为细末，和匀后入轻粉，用生桐油调摊于厚桐油纸上。

【用法】用葱椒汤洗净患处，贴之。

【主治】两足血风疮，并两脚背风湿疮，疼痒至骨。

## 松油膏

【方源】《外科大成》卷二。

【组成、剂量、制法】枯矾十两　矾红二两　麝香三分　冰片五分　熊胆一钱　轻粉三钱　乳香　没药　黄丹　甘草　黄柏　大风子肉　天麻子肉（四味俱炒黑色）各五钱　雄黄　苍术　厚朴　苦参各一两

上为末。

【用法】先用槐枝、葱、艾、川椒煎水洗过，次用松油调敷，纸盖布扎，二日一换，敷洗如前。

【功用、主治】燥湿解毒，杀虫止痒。主治血风等疮，诸药罔效者。

## 松炭散

【方源】《仙拈集》卷四。

【组成、剂量、制法】老松香（熬六七次，每次入冷水去毒）　木炭（烧红，闷熄）各等分。

上为末。

【用法】厚敷疮上，一日一换。二三日愈。

【功用、主治】排脓拔毒，祛风燥湿。主治血风臁疮，并刀斧狗咬。

## 松香散

【方源】《慈幼心传》。

【组成、剂量、制法】松香　五倍　黄连　海螵蛸　黄丹　轻粉　雄黄各等分

上为末。

【用法】掺之；如干，腊猪油调搽。

【功用、主治】燥湿、解毒、杀虫。主治黄水疮，即浸淫疮。

## 松香散

【方源】《易简方便医书》卷五。

【组成、剂量、制法】老松香二两（炒）　黄丹一两（微炒）　铅粉五钱（炒，净，勿留铅气）　真青黛一两　白矾二两（入头发少许，同烧，以拈为度）

上为细末。

【用法】湿则干敷；干则用麻油调搽。

【功用、主治、宜忌】杀虫解毒。主治小儿胎毒，并癞痢头疮，及男妇一切湿疮。宜忌：《经验奇方》忌水洗，及食发气诸物。

【注释】拈，指用手指搓捏或拿东西。此处指白矾和头发同烧后，能用手指捏取的火候。

## 松黄散

【方源】《外科方外奇方》卷三。

【组成、剂量、制法】雄黄六钱　川柏一两五钱　炒蛇床子一两　炒川椒　轻粉　水银各二钱（共为末）　密陀僧四两　硫黄三钱　明矾一钱二分　烟胶九钱　松香一两三钱（研末，用葱三两捣汁拌，熬烊，入阴水内，取起再拌，入水，取起，三次为度）

上为极细末。

【用法】湿疮，用桐油调敷；诸疮，用木鳖子煎菜油调搽。

【功用、主治】燥湿、杀虫、止痒。主治腿上湿疮，红紫流水，奇痒，久不得愈，并治一切疥癣诸疮。

【注释】烟胶，为老法熏硝牛皮过程中，牛皮受热后煏出的油状液体，日久积累于灶台面上的黑褐色胶状物。有杀虫、止痒、收湿作用。

## 苦楝敷方

【方源】方出《备急千金要方》卷二十二，名见《圣济总录》卷一三三。

【组成、剂量】苦楝皮若干

【用法】烧作灰，敷。干者猪膏和涂。

【功用、主治】杀虫止痒。主治浸淫疮，并小儿秀疮，诸恶疮。

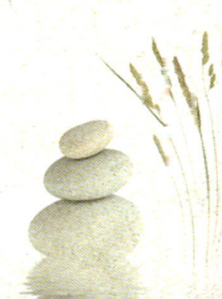

## 三妙散

【方源】《中医皮肤病学简编》。

【组成、剂量、制法】黄柏 31 g　寒水石 156 g　青黛 31 g

上为细末。

【用法】花生油调，外涂。

【功用、主治】清热燥湿。主治急性湿疹。

## 三妙散

【方源】《中医皮肤病学简编》。

【组成、剂量】黄连 30 g　苍术 30 g　姜黄 30 g

【用法】上为细末。撒布或水调外敷。

【功用、主治】燥湿解毒。主治急性湿疹。

## 飞蛇散

【方源】《中医皮肤病学简编》。

【组成、剂量】蛇总管 9 g　乌桕叶 9 g　芙蓉叶 9 g　蒲公英 9 g　银花叶 9 g　荆芥 9 g　黄柏 9 g　薄荷 9 g　枯矾 9 g　樟脑 3 g　冰片 3 g

上为末，搅匀，装入罐内备用。

【用法】患部糜烂渗水，以温水调和，涂患处，一日 3~4 次。

【功用、主治】清热解毒，燥湿止痒。主治急性湿疹。

【注释】蛇总管为多种植物的俗称。此处用玄参科植物苦玄参全草较妥，有清热解毒、消肿止痛作用。

## 硫矾散

【方源】《中医皮肤病学简编》。

【组成、剂量、制法】硫黄 93 g　枯矾 93 g　煅石膏 500 g　青黛 31 g 冰片 6 g

共为细末。

【用法】菜油调涂于患处。

【功用、主治】燥湿、解毒、敛疮。主治急性湿疹，初起瘩疱，继之破裂，溃烂流水，浸淫成片，瘙痒异常。

## 马齿苋洗方

【方源】《赵炳南临床经验集》。

【组成、剂量、制法】马齿苋 二两（鲜马齿苋半斤）

净水洗净后，用水四斤煎煮 20 分钟，过滤去滓（鲜药煮 10 分钟）。

【用法】用净纱布六七层蘸药水湿敷患处，每日 2~3 次，每次 20~40 分钟。

【功用、主治】清热解毒，除湿止痒。主治急性湿疹，过敏性皮炎，接触性皮炎（湿毒疡），丹毒，脓疱病（黄水疮）。

## 龙胆草擦剂

【方源】《赵炳南临床经验集》。

【组成、剂量、制法】胆草 10 斤

水煎，第一次加水 20 升，开锅后煮 1 小时；第二次加水 10 升，开锅后煮 40 分钟。两次药液合并，过滤，浓缩为 9 600 毫升，装瓶。

【用法】涂于患处。

【功用、主治】清热解毒，止痒止痛。主治急性亚急性湿疹，过敏性皮炎，日光性皮炎，小儿痱子，丘疹性荨麻疹，急性荨麻疹，毛囊炎等。

## 连粉散

【方源】《丹溪心法附余》卷十六。

【组成、剂量、制法】黄连一钱　轻粉五分　腻粉　黄柏　黄丹　枯白矾各一钱　龙骨　炉甘石各五分

上为细末。

【用法】每用少许，疮湿则干搽，疮干则香油调搽。

【功用、主治】杀虫解毒，燥湿止痒。风癣湿疮。

## 清凉散

【方源】《外科方外奇方》卷三。

【组成、剂量、制法】轻粉　杭粉　蛤粉各一钱　青黛五分　煅石膏三钱　六一散三钱

上为细末。

【用法】天疱疮用丝瓜汁调搽，或叶亦可；发火丹用火丹草捣汁调搽；余湿火疮等俱用麻油调搽。

【功用、主治】燥湿杀虫。主治天疱疮，火丹，湿疮。

## 糠地糊膏

【方源】《赵炳南临床经验集》。

【组成、剂量、制法】糠焦油 5 g　地榆粉 10 g　液化酚 1 g

用氧化锌糊膏，加到 100 g。

【用法】直接涂于皮损处。

【功用、主治】消炎杀菌，止痒剥脱，软化浸润。主治亚急性慢性肥厚性皮肤病，神经性皮炎，湿疹等。

## 湿疹膏

【方源】《朱仁康临床经验集》。

【组成、剂量、制法】青黛 60 g　黄柏末 60 g　氧化锌 620 g　煅石膏末 620 g　麻油 620 g　凡士林 930 g

先将青黛入乳钵内研细，加入黄柏末研和，加氧化锌研和，加煅石膏研和，最后加入凡士林、麻油调和成膏。

【用法】薄涂皮损上。

【功用、主治】收湿止痒。主治婴儿湿疹，或亚急性湿疹，渗水不多者。

## 皮炎膏

【方源】《外伤科学》。

【组成、剂量、制法】炉甘石 5 g　黄连末 5 g　冰片 1.5 g

用凡士林 88.5 g，调上药末，冰片最后调入，密贮备用。

【用法】直接外涂皮损处，每日 2~3 次。

【功用、主治】消炎、止痒、润肤。主治亚急性皮炎，湿疹。

## 三石水

【方源】《朱仁康临床经验集》。

【组成、剂量、制法】炉甘石 90 g　滑石 90 g　赤石脂 90 g　冰片 9 g 甘油 150 ml

上为细末，加入蒸馏水 10 L 中，最后加入甘油，配成药水。

【用法】用时摇动，然后用毛笔涂布皮损上。

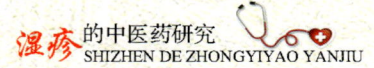
【功用、主治】收湿止痒。主治丘疹性湿疹，皮肤瘙痒症，脂溢性皮炎，过敏性皮炎。

## 九华粉洗剂

【方源】《朱仁康临床经验集》。

【组成、剂量】朱砂18 g　川贝母18 g　龙骨120 g　月石90 g　滑石620 g　冰片18 g

上药各为细末，研和，每用30 g，加甘油30 g，蒸馏水1 L，配成洗剂。

【用法】用毛笔刷涂局部。

【功用、主治】收湿止痒。主治脂溢性皮炎，丘疹性湿疹。

## 止痒药粉

【方源】《赵炳南临床经验集》。

【组成、剂量、制法】老松香一两　官粉一两　枯矾一两　乳香二两轻粉五钱　冰片二钱　密陀僧五钱　炉甘石一两

研细粉装入布袋。

【用法】外扑皮损处，或用油调外敷，也可配成5%~20%软膏外用。

【功用、主治、宜忌】去湿收敛，杀虫止痒。主治湿疹（湿疡），神经性皮炎（湿癣），皮肤瘙痒症（瘾疹）。

宜忌：本药有一定刺激性，对于急性炎症性皮肤病、黏膜病损慎用。对汞过敏者禁用。

## 止痒药膏

【方源】《赵炳南临床经验集》。

【组成、剂量、制法】止痒药粉一两　祛湿药膏（或凡士林九两）

上药混匀成膏。

【用法】外敷患处。

【功用、主治、宜忌】除湿收敛，杀虫止痒。主治慢性湿疹（顽湿疡），神经性皮炎（干癣），皮肤瘙痒症（瘾疹），痒疹（粟疮）等瘙痒性皮肤病。

宜忌：此药有一定刺激作用，对于急性炎症性皮肤病禁用。

## 五味去湿散

【方源】《中医皮肤病学简编》。

【组成、剂量、制法】黄柏 31 g　蛤粉 62 g　轻粉 31 g　白芷 31 g　石膏 62 g　冰片 6 g

上为极细末，和匀；亦可调成油膏。

【用法】外用。

【功用、主治】润燥、解毒、止痒。主治慢性湿疹。

## 创灼膏

【方源】《中药知识手册》。

【组成、制法】生茅术　黄柏　防己　木瓜　地榆　白及　石膏　炉甘石　冰片　虎杖　延胡索　郁金

制成膏剂。

【用法】外搽患处。

【功用、主治】提脓拔毒，祛腐生肌。主治烧伤，老烂脚，挫裂伤口，褥疮，冻疮溃烂，慢性湿疹及疮疖。

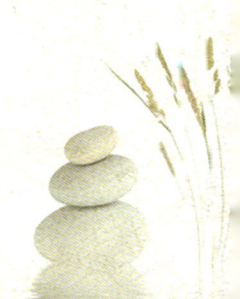

## 保肤膏

【方源】《中医皮肤病学简编》。

【组成、剂量】煅石膏 31 g　白及粉 15 g　密佗僧 3 g　轻粉 3 g　枯白矾 6 g

上为细末。

【用法、用量】有脓水淋漓者，可用药粉干撒创面；慢性湿疹，可加红粉 0.6 g，研细加入，临用时以香油或凡士林调成 50% 软膏外用。

【功用、主治、宜忌】收湿杀虫。主治慢性湿疹。忌用温水或肥皂水洗涤，不宜大面积应用。

## 湿疡雄甘膏

【方源】《赵炳南临床经验集》。

【组成、剂量、制法】雄黄解毒散一两　甘石粉二两　清凉膏七两

上药调匀成膏。

【用法】外敷患处。

【功用、主治】除湿收敛，润肤止痒。主治慢性湿疹，下肢溃疡。

## 湿痒油膏

【方源】《中医皮肤病学简编》。

【组成、剂量、制法】三黄末 6 g　青黛 3 g　紫金锭 1 g　无名异 3 g　黄丹 1 g　煅石膏 9 g　密陀僧 1 g　寒水石 6 g　铜绿 3 g　烟胶 3 g

上药共为细末，用麻油调成糊状油膏。

【用法】外用。

【功用、主治】清热解毒，杀虫止痒。主治慢性湿疹。

# 蓝药膏

【方源】《中医皮肤病学简编》。

【组成、剂量、制法】青黛 15 g　海螵蛸 68 g　石膏末 125 g　冰片 3 g
凡士林 936 g

调膏。

【用法】外用。

【功用、主治】润肤、辟毒、止痒。主治神经性皮炎，慢性湿疹。

# 硫痒膏

【方源】《赵炳南临床经验集》。

【组成、剂量】硫黄粉一两　止痒药膏九两上药调匀。

【用法】外敷患处。

【功用、主治、宜忌】止痒杀虫，润肤收敛。主治神经性皮炎，慢性湿疹，阴囊湿疹。宜忌：急性皮疹，及新鲜肉芽疮面勿用。

# 薄肤膏

【方源】《朱仁康临床经验集》。

【组成、剂量】密陀僧末 620 g　白及末 180 g　轻粉 125 g　枯矾 30 g
凡士林 1 870 g

【制法、用法】先将轻粉研细，至不见星为度，逐次加入密陀僧、白及末，最后加入枯矾研极细，加入凡士林调成油膏。涂搽于皮损上。

【功用、主治】杀虫薄肤。主治慢性湿疹，皮损咬厚者。

## 癣症熏药

【方源】《赵炳南临床经验集》。

【组成、剂量、制法】苍术　黄柏　苦参　防风各三钱　大枫子　白鲜皮各一两　松香　鹤虱草各四钱　五倍子五钱

上研细末。

【用法】用较厚草纸卷药末，成纸卷，燃烟熏皮损处，每日 1~2 次，每次 15~30 分钟，温度以患者能耐受为宜。

【功用、主治】除湿祛风，杀虫止痒。主治神经性皮炎（癣症），慢性湿疹（顽湿疡），皮肤淀粉样变（松皮癣），皮肤瘙痒症（瘾疹）。

## 癣症熏药油膏

【方源】《赵炳南临床经验集》。

【组成、剂量、制法】苍术　黄柏　苦参　防风各三钱　大风子　白鲜皮各一两　松香　鹤虱草各四钱　五倍子五钱

上药经减压后干馏成焦油物质，用凡士林或祛湿药膏调成 5%~10% 油膏。

【用法】外敷患处。

【功用、主治】软坚止痒。主治神经性皮炎（干癣），慢性湿疹（顽湿疡），皮肤淀粉样变（松皮癣）。

## 铜绿软膏

【方源】《中医皮肤病学简编》。

【组成、剂量】铜绿 30 g　密陀僧 30 g　铅粉 30 g　松香 30 g　黄蜡 30 g

香油 500 g 常法炼膏。

【用法】用时取膏涂患处。

【功用、主治】解毒止痒。主治慢性湿疹，神经性皮炎。

## 粉色干燥药粉

【方源】《赵炳南临床经验集》。

【组成、剂量】樟丹六两　五倍子八两　枯矾四两　上官粉四两　轻粉四两

【用法】与其他药粉合用撒扑或油调成糊剂用。常用量为 5%～20%。

【功用、主治、宜忌】祛湿收敛，固皮止痒。主治慢性湿疹（顽湿疡），神经性皮炎，头癣（秃疮）。

宜忌：本药粉有一定刺激性，凡发现湿热性（急性皮炎）皮肤病，溃烂疮面面积大，黏膜损害慎用，对汞过敏者禁用。

## 狼毒洗剂

【方源】《中医皮肤病学简编》。

【组成、剂量】狼毒 6 g　苦参 62 g

【用法】水煎洗。

【功用、主治】燥湿杀虫。主治慢性湿疹。

## 臭梧桐洗剂

【方源】《中医皮肤病学简编》。

【组成、剂量、制法】臭梧桐 31 g　野菊花 31 g　地肤子 31 g　明矾 10 g 水煎。

271

【用法】熏洗。

【功用、主治】燥湿、解毒、止痒。主治慢性湿疹。

## 烟熏散

【方源】《外伤科学》。

【组成、剂量、制法】苍术一两五钱　松香二两　大风子五两　五倍子二两五钱　苦参　黄柏　防风各一两五钱　白鲜皮五钱　鹤虱二两

上为细末。

【用法】取草纸两张，上置药物二钱，卷成纸条，点火将烟熏于患处，每次 10~15 分钟，用药量多少可依据皮损范围大小而定，一般三至四钱（二钱约能燃 10 分钟），每日二次。温度的标准，可依据患者耐受程度而定。

【功用、主治】杀虫止痒。主治鹅掌风，慢性湿疹等皮肤干燥瘙痒者。

## 湿毒膏

【方源】《朱仁康临床经验集》。

【组成、剂量、制法】青黛 150 g　黄柏末 310 g　煅石膏末 310 g　煅炉甘石末 180 g　五倍子末 90 g

先将青黛、黄柏研细，后加入后三种药末研和，再加入凡士林调成 30% 油膏。

【用法】涂敷皮损上，每日一两次。

【功用、主治】收湿止痒。主治慢性湿疹，皲裂性湿疹。

## 雄黄膏

【方源】《中医皮肤病学简编》。

【组成、剂量、制法】雄黄精9 g　羌黄6 g　滑石粉18 g　儿茶5 g　樟丹9 g　黄柏9 g　黄连3 g　甘草3 g　冰片2 g上药共研细末，取其一份，与密陀僧三份，混合均匀。

【用法】外用。

【功用、主治】清热解毒，燥湿杀虫。主治慢性湿疹。

## 艾叶洗剂

【方源】《中医皮肤病学简编》。

【组成、剂量】艾叶62 g　雄黄6 g　防风62 g　花椒6 g

【用法】煎水熏洗。

【功用、主治】杀虫止痒。主治慢性湿疹、过敏性皮炎、泛发性神经皮炎。

## 黄药粉

【方源】《赵炳南临床经验集》。

【组成、剂量、制法】栀子一两　雄黄四钱　朱砂四钱　轻粉四钱

上药细研。

【用法】用黄瓜蒂、茄子皮或生姜片蘸药外搽；或配成10%软膏外用。

【功用、主治、宜忌】祛风止痒，剥脱上皮。主治神经性皮炎（干癣），慢性湿疹（顽湿疡）。

宜忌：溃疡勿用。

## 苍松烘疗条

【方源】《中医皮肤病学简编》。

【组成、剂量、制法】苍术12 g　松香31 g　风子仁62 g　蛤壳粉31 g

273

白鲜皮 31 g　黄柏 31 g　鹤虱 15 g　防风 15 g　苦参 15 g　硫黄 31 g　红砒 3 g。

上为细末。

【用法】取 10 g 和艾绒 90 g，混卷如艾灸条状。燃烟烘疗。

【功用、主治】解毒、杀虫、止痒。主治慢性湿疹。

## 连柏湿疹膏

【方源】《中医皮肤病学简编》。

【组成、剂量、制法】黄连 31 g　黄柏 31 g　白芷 31 g　轻粉 3 g　冰片 3 g

前三味药，共研为细末，再加后二味研匀，最后加蛋黄油调成油膏。

【用法】外用。

【功用、主治】清热解毒，润肤、止痒。主治慢性湿疹。

## 全虫散

【方源】《中医皮肤病学简编》。

【组成、剂量、制法】全蝎 15 克　白矾 62 克　冰片 3 克

将白矾入锅内化开后，加入全蝎煅枯，待冷后，与冰片共为细末即成。

【用法】用于小面积奇痒不止，撒播，外敷藤黄软膏。

【功用、主治】收湿祛风止痒。主治慢性湿疹。

## 皮湿一号膏

【方源】《中医皮肤病学简编》。

【组成、剂量、制法】地榆粉 93 g　煅石膏 93 g　枯矾 3 g　凡士林 31 g

调膏。

【用法】外用。

【功用、主治】清热凉血，燥湿润肤。主治慢性湿疹。

# 皮湿二号膏

【方源】《中医皮肤病学简编》。

【组成、剂量、制法】地榆粉 46 g　密陀僧（矿匀）62 g　凡士林 125 g
调膏。

【用法】外用。

【功用、主治】凉血杀虫。主治慢性湿疹。

# 皮脂膏

【方源】《朱仁康临床经验集》。

【组成、剂量、制法】青黛 6 g　黄柏末 6 g　煅石膏 60 g　烟胶 60 g
上为细末，加凡士林 500 g 调成油膏。

【用法】外涂患处。

【功用、主治】收湿止痒。主治慢性湿疹。

# 三白散

【方源】《中医皮肤病学简编》。

【组成、剂量、制法】煅石膏 31 g　轻粉（炒）3 g　冰片 1.5 g
上为细末。

【用法】撒布，外敷藤黄软膏。

【功用、主治】收湿止痒。主治慢性湿疹，局部溃疡及瘙痒者。

## 大飞扬洗剂

【方源】《中医皮肤病学简编》。

【组成、剂量】大飞扬 500 g　青凡木 1 000 g　毛麝香 12 g

上药加水 2.25 L，煎成 750 ml。

【用法】湿敷、坐浴或外洗。

【功用、主治】解毒、除湿、止痒。主治慢性湿疹。

【注释】大飞扬，又名夜合叶、马鞍叶、蝴蝶风。为豆科植物马鞍叶羊蹄甲的枝叶。苦，涩，凉。有解湿毒、止咳功效。

## 白簕洗剂

【方源】《中医皮肤病学简编》。

【组成、剂量】白簕 15 g　水杨梅 15 g　三角泡 15 g

【用法】水煎，外洗。

【功用、主治】凉血解毒。主治慢性湿疹。

【注释】白簕，《广西药用植物名录》，为五加科五加属植物白簕的嫩枝叶。苦、涩、微寒。有凉血解毒，逐风、排脓功效。西南、华南地区少数民族多用。

## 疯油膏

【方源】《中医外科学讲义》。

【组成、剂量、制法】轻粉一钱半　东丹一钱　飞辰砂一钱

上为细末，先以麻油四两煎微滚，入黄蜡一两再煎，以无黄沫为度，取起离火，再将药末渐渐投入，调匀成膏。

【用法】涂搽患处。

【功用、主治】润燥，杀虫，止痒。主治鹅掌风、牛皮癣、慢性湿疹等皮肤皲裂，干燥作痒。

## 龙骨散

【方源】《赵炳南临床经验集》。

【组成、剂量】龙骨三两　牡蛎三两　海螵蛸三两　黄柏十六两　雄黄三两　滑石粉一两

【用法】直接扑上；或油调外用。

【功用、主治、宜忌】解毒收敛。主治湿疹（湿疡），接触性皮炎（湿毒疡），脂溢性皮炎，趾间足癣（臭田螺）。

宜忌：化脓性陈久肉芽疮面禁用。

## 三石散

【方源】《中医外科学讲义》。

【组成、剂量、制法】制炉甘石　熟石膏　赤石脂各三两
上为细末。

【用法】麻油调搽。

【功用、主治】收涩生肌。主治一切湿疹及烫伤。

## 四黄散

【方源】《疡科心得集·家用膏丹丸散方》。

【组成、剂量、制法】大黄一两　黄柏一两　黄芩一两　川连五钱　尖槟榔一两　老松香一两　熟石膏三两　厚朴一两　寒水石二两

上为细末。

【用法】香油调搽。

【功用、主治】清热燥湿，解毒敛疮。主治一切白疱痛疮、湿疮、坐板疮、烫火疮。

## 五黄膏

【方源】《普济方》卷二七二。

【组成、剂量、制法】大黄　黄芩　黄柏　黄连　姜黄各等分
上为细末。

【用法】冷水调敷。

【功用、主治】解毒消痈。《普济方》主治：一切疮肿。《中医皮肤病学简编》治：湿疹、天疱疮。

## 外科黄连膏

【方源】《全国中药成药处方集》（上海方）。

【组成、剂量、制法】黄连一两　大黄　黄柏　黄芩各四两　麻油三斤黄蜡一斤
将黄连、大黄、黄柏、黄芩浸入麻油内，浸一天后，用文火熬煎至药枯，去滓滤清，加入黄蜡，再用文火徐徐熬成膏。

【用法】将膏匀涂于纱布上，敷贴患处。

【功用、主治、宜忌】清热解毒。主治湿疮。
宜忌：不可入口。

## 白疗散

【方源】《中医皮肤病学简编》。

【组成、剂量、制法】海螵蛸 21 g　滑石 9 g　寒水石 9 g　煅石膏 9 g
青黛 3 g　冰片 1 g

上为细末。

【用法】外用。

【功用、主治】解毒敛疮。主治湿疹。

## 一扫光

【方源】《全国中药成药处方集》（南京方）。

【组成、剂量、制法】淡吴萸　硫黄各一两　苦参四两　雄黄　花椒
升药底　蛇床子　明矾各一两　樟脑五钱　烟胶　大风子肉　白芷各一两

先将明矾、升药底、雄黄、硫黄四味另研乳细　再和余药共研细末，
以猪油或牛油调匀。

【用法】用纱布包裹，于沐浴后搓擦患处。

【功用、主治】杀虫止痒。主治疥疮，湿疹，干癣。

## 二味消毒散

【方源】《外科大成》卷一。

【组成、剂量、制法】白矾一两　明雄黄二钱

上为末。

【用法】茶清调化，鹅翎蘸扫患处。

【功用、主治】《浙江中医杂志》（1958 年 12 期）：杀菌化腐，燥湿敛

疮。《中药成药制剂手册》：除湿止痒。主治：风湿热毒引起的疮疡、湿疹，红肿痒痛，及毒虫咬伤。《外科大成》：热疖、痱、痤、疥、疹、风湿痒疮。《疡科遗编》：喉袋蛇缠，湿热时毒。《验方新编》：毒虫咬伤。《中药成药制剂手册》：湿毒引起的疮疡，红肿痛痒流水，及湿疹，慢性中耳炎。《中医皮肤病学简编》：皮炎、疮疹。

## 石黄散

【方源】《青囊秘传》。

【组成、剂量、制法】熟石膏　黄柏各等分

上为细末，和匀。

【用法】可掺，可调油，外用。

【功用、主治】燥湿解毒。治湿疮发痒。

## 羊蹄散

【方源】方出《备急千金要方》卷二十二，名见《普济方》卷二七六。

【组成】羊蹄根（净去土）。

【用法】细切熟熬，以醋和熟捣，净洗疮，敷上一时间，以冷水洗之，每日一次；又阴干作末，痒时搔汁出，以粉之，又以生葱根揩之。

【功用、主治】收湿止痒。主治久癞疥湿疮，浸淫日广，痒不可堪，搔之黄汁出，愈后复发。

## 轻黄膏

【方源】《全国中药成药处方集》（沈阳方）。

【组成、剂量、制法】轻粉　川黄连各等分

上为细末，用麻油或凡士林油混合成膏。

【用法】洗净患处，将药膏涂布之。

【功用、主治】杀菌，燥湿。主治黄水疮、头疮，瘙痒浸淫，皮肤湿疹。

## 独炼硫

【方源】《疡科纲要》卷下。

【组成】明净硫黄。

【制法、用法】入铁锅，文火熔化，倾入盐卤中，凝定取出，再熔再淬数十次，俟硫色深紫为度，为细末。熬鸡子黄成油调敷。先须洗涤净，揾干敷药，每日一洗，再敷。

【功用、主治】杀虫止痒。主治疥疮湿疮痒者。

【注释】硫黄是固体，不会在文火中熔化。当是文火熔化盐卤，再放入硫黄。

## 解毒丹

【方源】《青囊秘传》。

【组成、剂量、制法】熟石膏一两　青黛二钱

研极细末。

【用法】入凉血散内，或菜油调搽。

【功用、主治】功用：《外科传薪集》长肉生肌。主治：《青囊秘传》丹毒，湿疹。《外科传薪集》火烫，烂腿疮。

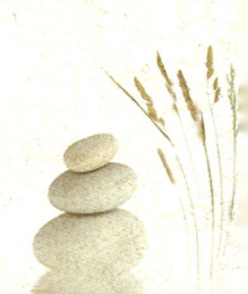

## 解毒丹

【方源】《中医皮肤病学简编》。

【组成、剂量、制法】熟石膏62 g　黄柏15 g　青黛9 g　轻粉3 g

上为细末。

【用法】麻油调敷。

【功用、主治】燥湿、解毒、杀虫。主治湿疹、皮炎、烧伤、溃疡。

## 煤红膏

【方源】《中西医结合皮肤病学》。

【组成、剂量、制法】京红粉30 g　利马锥4 g（炼红升丹后剩下锅底的药粉）　白蜡4 g　凡士林加到100 g　煤焦油若干

先将前四味调制成京红粉膏，后以京红粉膏和煤焦油按不同比例调制①10%（90 g∶10 g）、②15%（85 g∶15 g）和③20%（80 g∶20 g）的煤红膏。

【用法】用时先洗浴，除去鳞屑，然后外搽煤红膏，扑以滑石粉，1~2日换一次药。由低浓度煤红膏开始，根据病损消退情况，采用较高浓度煤红膏。

【功用、主治】润燥、杀虫、止痒。主治银屑病，湿疹，神经性皮炎。

【注释】上述煤红膏的汞含量较高，可有汞的中毒反应，所以近年来采用5%京红粉与10%煤焦油配成软膏治疗，也有较好的疗效。

## 搽药

【方源】《慈禧光绪医方选议》。

【组成、剂量、制法】炒僵蚕一钱　薄荷八分　大黄一钱　食盐二钱六一散一钱

上为细末。

【用法】装布袋，搽患处。

【功用、主治】祛风止痒。主治皮肤湿疮，湿疹。

## 珠蛤散

【方源】《中医皮肤病学简编》。

【组成、剂量、制法】熟石膏 62 g　煅蛤粉 31 g　黄柏 15 g　冰片（方中用量原文缺）

上为细末。

【用法】麻油调敷。

【功用、主治】收敛燥湿。主治湿疹、皮炎、烧伤、溃疡。

## 复方陀柏散

【方源】《中西医结合皮肤病学》。

【组成、剂量】陀柏散加轻粉 3 g

【用法】花生油调敷。

【功用、主治】燥湿杀虫。主治腋臭，各类湿疹有继发感染者。

## 荆芥散

【方源】《圣济总录》卷一三七。

【组成、剂量、制法】荆芥穗不拘多少以瓦罐子盛，盐泥固济，只留一窍，用炭火烧，候出清烟，便拨去火，用湿泥塞了窍子，放冷取出，研为

细末。

【用法】每用末五钱匕，入麝香一钱匕，腻粉五钱匕，同研匀细，先以口含盐浆水抓洗令破，帛子揾了，生油调药涂患处。

【功用、主治】杀虫止痒。主治多年湿癣。

【注释】揾，音温，"指按也"（《中华大字典》）。帛子揾了，相当于今天用棉签按压破损处。

## 胡燕窠涂敷方

【方源】方出《太平圣惠方》卷六十五，名见《普济方》卷二七六。

【组成、剂量、制法】胡燕窠一个（取最大宽者，用抱子处，余处不用）。

上为细散。

【用法】先以水煎甘草，及入盐少许，净洗，干便以窠末敷之，一日二三次便愈；若患恶疮，以醋和裹之，每日两易。

【功用、主治】收湿。主治湿瘑疮。

## 胡粉膏

【方源】方出《外台秘要》卷三十引《肘后备急方》，名见《普济方》卷二八一。

【组成、制法】水银　胡粉

研令匀。

【用法】涂患处。

【功用、主治】杀虫。主治《外台秘要》引《肘后备急方》：燥癣。《普济方》：一切干湿癣，瘙痒。

## 五灯头草膏

【方源】《青囊秘传》。

【组成、剂量、制法】五灯头草三斤（二三月中采收，阴半干）　麻油二斤　雄黄二钱　血竭二钱　麝香二钱　梅片一钱　白信二分　干姜一钱　川乌一钱　草乌一钱

将五灯草头入油煎枯，沥滓，熬至滴水成珠，加黄丹收膏，约油一斤，加黄丹七两。余药为末，收贮备用。

【用法】临用时，膏中掺入药末。涂患处。

【功用、主治】解毒散结，燥湿杀虫。瘰疬不收口，肿毒湿疹。

【注释】五灯头草即中药泽漆，有解毒散结，利水消肿功效。

## 柏脂膏

【方源】《卫生宝鉴》卷十三引颜和卿方。

【组成、剂量、制法】柏油一斤　黄蜡半斤　杏仁四十五个（锉）朴消一抄

上于铁器内熬，老生葱三根一顺搅五七沸，滤过戎膏。

【用法】搽疮。

【功用、主治】杀虫、润肤、止痒。主治干湿癣。

【注释】抄，是计量方法。即用元代时的钱币撮一撮的量。

## 黄柏散

【方源】《圣济总录》卷一三七。

【组成、剂量、制法】黄柏（去粗皮）　黄连（去须）　胡粉（研）各一两　雌黄（研细）半两

285

上为散。

【用法】先以米泔清洗净，拭干敷药，一日两三次。

【功用、主治】燥湿、解毒、杀虫。主治湿癣痒不可忍。

## 蛇床子软膏

【方源】《中医皮肤病学简编》。

【组成、剂量、制法】蛇床子（粉末）30 g　白凡士林 70 g
调成软膏。

【用法】外用。

【功用、主治】燥湿止痒。主治湿疹。

## 蛇床子散

【方源】《外科传薪集》。

【组成、剂量】蛇床子二斤　川黄柏二斤　生石膏四斤

【用法】湿毒疮，小青油调敷；脓滚疥疮，麻油调敷。

【功用、主治】清热燥湿，杀虫止痒。主治湿毒疮，脓滚疥疮。

【注释】青油，为乌桕籽榨的油，有杀虫解毒作用。

## 蛇床子散

【方源】《圣济总录》卷一三七。

【组成、剂量、制法】蛇床子　黄连　腻粉各等分
上为散。

【用法】用小油调涂之，腻粉多入不妨。

【功用、主治】清热、杀虫、止痒。主治久患湿癣不愈。

【注释】小油，即菜油。

## 蛇床子汤

【方源】《圣济总录》卷一三七。

【组成、剂量、制法】蛇床子　白土　羊蹄根　葛根　苦参　菖蒲　莽草各三分　黄连（去须）半两

上锉细。

【用法】以水五斗，煎至三斗，滤去滓，温暖沐洗癣上。三日后，重暖药汤更洗之，不过三五度愈。

【功用、主治】燥湿解毒，杀虫止痒，主治一切干湿诸癣，岁久不愈。

【注释】白土，又叫白垩、白善土、画粉，入药烧用，可收敛燥湿。

## 黄丹油膏

【方源】《中医皮肤病学简编》。

【组成、剂量、制法】松香6g　黄丹6g　硫黄6g　黄柏6g　铅粉1g

上为细末。

【用法】麻油调，外敷。

【功用、主治】燥湿杀虫。主治湿疹。

## 黄柏散

【方源】《中医皮肤病学简编》。

【组成、剂量、制法】黄柏31g　黄连31g　大黄31g　黄芩31g　穿山甲31g　木鳖子（去壳）31g　槐枝63g　香油500ml

常法熬膏。

【用法】外用。

【功用、主治】清热凉血，燥湿止痒。主治湿疹。

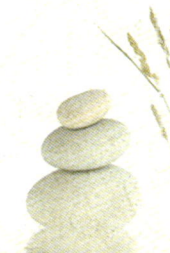

## 硫黄散

【方源】《太平圣惠方》卷六十五。

【组成、剂量、制法】硫黄半两　斑蝥半两（去翅足）　龙脑一两　腻粉一分

上药细研如粉，以面脂调如泥。

【用法】痒痛时，抓破后以药搽之。

【功用、主治】润肤、杀虫、止痛。主治湿癣，痒痛不可忍。

【注释】面脂，古人保护面部皮肤的油类涂抹用品。

## 琥珀珍珠八宝丹

【方源】《经验奇方》卷上。

【组成、剂量、制法】煅甘石　赤石脂　上血竭　儿茶各二钱　煅龙骨一钱　煅珍珠　琥珀　象皮各五分

上为极细末，储瓷瓶听用。

【用法】使用时撒于疮面。

【功用、主治】收湿止痒，化瘀生新。主治一切湿疮。

## 葱连膏

【方源】《种福堂方》卷三。

【组成、剂量、制法】飞丹二钱　乳香　没药　黄连各五分　血竭一钱　冰片一分　松香五钱　蓖麻子十八粒　葱白（带须）七根

上为末，将葱头打烂和匀，以菜油调作夹纸膏。

【用法】贴之。

【功用、主治】润肤止痒。主治湿疮。

# 黄连膏

【方源】《圣济总录》卷一三四。

【组成、剂量、制法】黄连（去须） 黄柏（去粗皮） 杏仁（去皮尖） 蔓菁子 胡粉 水银各一两一分 猪脂一斤 豉心三合

除胡粉、水银、猪脂外锉碎，先熬脂令沸，下者药，煎候黄黑色漉出，以绵滤过，入粉、水银，搅令匀，以瓷盒盛。

【用法】取涂抹疮上，一日三五度。

【功用、主治】清热燥湿，杀虫止痒。主治湿瘑。

# 祛湿散

【方源】《卫生宝鉴》卷一三。

【组成、剂量、制法】蚕沙四两 薄荷半两

上为末。

【用法】生油调搽之，湿者干掺之。

【功用、主治】祛风除湿。主治干湿癣。

# 鹅黄散

【方源】《中医皮肤病学简编》。

【组成、剂量、制法】熟石膏62g 黄柏15g 青黛9g 轻粉3g 六一散

上为细末。

【用法】麻油调敷。

【功用、主治】清热、敛湿、杀虫。主治湿疹、皮炎、烧伤、溃疡。

【注释】神六一散剂量原文缺。

## 百花散

【方源】《扁鹊心书·神方》。

【组成、剂量、制法】川乌五两

上为末。

【用法】凡一切疮毒，以麻油调涂，湿者干掺；耳中出水，吹入。

【功用、主治】燥湿止痒。主治腿肚血风臁疮，小儿蝼蛄疮，或耳底出脓，瘰疬痔漏。

## 夹纸膏

【方源】《良方汇录》卷下。

【组成、剂量、制法】甲片八钱　生地　当归各六钱　葱叶十五茎　菜油一斤

上先将甲片煎至黄色，次下生地等，煎枯去滓，再入锅，下黄蜡八钱烊化，用福倘油纸作大小块，蘸油收贮。

【用法】外用。

【功用、主治】主治远近湿疮。

【注释】福倘油纸，是制做油伞的一种桐油浸过的纸，有防水作用，用作膏药的承载。福倘疑为地名。

## 吴茱萸散

【方源】《中医皮肤病学简编》。

【组成、剂量、制法】炒吴茱萸45 g　乌贼骨45 g　硫黄10 g

上为细末。

【用法】湿疹渗液多者，撒干粉；无渗液者，用蓖麻油或猪板油调敷。

【功用、主治】敛湿杀虫。湿疹。

## 陀柏散

【方源】《中西医结合皮肤病学》。

【组成、剂量、制法】密陀僧 9 g　黄柏 6 g　冰片 3 g

上为细末。

【用法】用花生油调敷。

【功用、主治】清热除湿，止痒祛风。主治各种湿疹。

## 血风散

【方源】《古方汇精》卷二。

【组成、剂量、制法】烟胶　红土各四两　水龙骨二两

上各为细末，和匀。

【用法】桐油调敷，间日一换，葱水洗。

【功用、主治】敛湿杀虫。主治远年近月烂腿，血风等疮。

## 如神膏

【方源】《鸡峰普济方》卷二十二。

【组成、剂量、制法】斑蝥三十个　巴豆三十粒

上入芝麻或菜油半盏许，和盏坐慢火上，入甘草一寸，同熬黑色，滤去三色药，入黄蜡一块，轻粉半两，凝冷成膏。

【用法】涂疮上。

【功用、主治】杀虫止痒。主治湿癣、疥癞、风疮久不愈。

## 红灵药

【方源】《青囊秘传》。

【组成、剂量、制法】滑石一两　银粉一两　轻粉一两　熟石膏四两

上为末。

【用法】外用。

【功用、主治】收敛杀虫。主治湿疹。

## 三油膏

【方源】《外科大成》卷二。

【组成、剂量、制法】柏油　牛油　香油各一两　黄蜡一两　银朱一两

铅粉二钱　麝香二钱

成膏。

【用法】搽患处，火烘之，以油干为度。

【功用、主治】杀虫润肤。主治鹅掌风及血风等疮。

## 丹砂膏

【方源】《圣济总录》卷一三四。

【组成、剂量、制法】丹砂（研）　雄黄（研）　雌黄（研）各一两

菌茹三两（末）　乱发灰半两　猪脂一斤

先熬猪脂令沸，下诸药末，以柳蓖搅令匀，瓷盒盛。

【用法】先用盐汤洗疮，取涂抹疮上，一日三五次，即愈。

【功用、主治】杀虫润肤。主治三十年瘑疮，及小儿干瘑、湿瘑疮

坏烂。

## 水银膏

【方源】《外科精义》卷下。

【组成、剂量、制法】蒿茹（锉）　黄蜡各一两　黄连（锉）　蛇床（微炒）　白矾（枯）　水银各二两

上药用腊猪脂七两熬开，下三味锉药，煮至焦紫色，去滓，再入黄蜡溶开出火，稍凝，下水银，白矾搅至匀。

【用法】每用涂抹。

【功用、主治】燥湿解毒，杀虫、润肤。瘑疮疥癣，无名恶疮，手足疮疥，浸淫多汁，久而虫生。

## 水银膏

【方源】《圣济总录》卷一三四。

【组成、剂量、制法】水银（唾研入药）　黄连（去须，为末）　胡粉（研）各一两

上为末，以乳汁调如糊。

【用法】涂敷疮上，一日三五次，即愈。

【功用、主治】燥湿杀虫。《圣济总录》主治瘑疮。《普济方》：身体生风毒疮；瘑疮及恶疮；癣湿，痒不可忍。

## 荆沥涂洗方

【方源】《圣济总录》卷一三四。

【组成、剂量、制法】荆条一把

上烧，沥汁。

【用法】涂敷疮上，一日三五次，即愈。

【功用、主治】祛风止痒。主治痫疮。

## 青白散

【方源】《朱仁康临床经验集》。

【组成、剂量、制法】青黛 30 g　海螵蛸末 90 g　煅石膏末 370 g　冰片 3 g

先将青黛研细，次加海螵蛸末研和，后加煅石膏末研和；冰片入研钵内轻轻研细，加入上药少许研和，再加全部药末研和。

【用法】渗水多时，将药末掺上；渗水不多，用麻油调敷。

【功用、主治】收湿止痒，消炎退肿。主治湿疹，过敏性皮炎。

## 苦参汤

【方源】《证治准绳·疡医》。

【组成、剂量、制法】地榆　桃皮　苦参各五两
上锉细。

【用法】以水二斗煮，滤去滓，稍温，每日一度洗之。

【功用、主治】凉血解毒，燥湿止痒。主治痫疮。

## 炉倍油膏

【方源】《中医皮肤病学简编》。

【组成、剂量、制法】炉甘石 9 g　五倍子 9 g　冰片 3 g　黄连 15 g
上为细末，油调成膏。

【用法】外用。

【功用、主治】敛湿解毒。主治湿疹。

## 治湿疮并臁疮膏

【方源】《医便》卷三。

【组成、剂量、制法】黄蜡一两　头发一拳大　香油一两　轻粉二钱（另研）猪胆两个

上先将香油熬四五沸，次下黄蜡又熬四五沸，再后下头发文火熬，用槐柳条不住手搅，候发消化，滤净后下轻粉略熬一时，取起放瓷碗内，冷水浸少顷即成膏。

【用法】贴患处半日黄水流出，拭干，加药再贴。

【功用、主治】清热润肤。主治一切湿疮、臁疮。

## 湿疮并臁疮膏

【方源】《疡科选粹》卷六。

【组成、剂量、制法】黄蜡一两　头发一拳大　香油一两　轻粉二钱（另研）　猪胆二斤

上先将香油熬四五沸，次下黄蜡，又熬四五沸，再后下头发、文火熬，用槐条不住手搅，候发消化，滤净后下轻粉，略熬一时，取起放瓷碗内，冷水浸少顷即成膏。

【用法】一切湿疮、臁疮贴半日；黄水流出，拭干加药，再贴一七愈。

【功用、主治】清热润肤。主治一切湿疮、臁疮。

## 紫金散

【方源】《中药成方配本》。

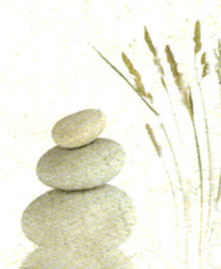

【组成、剂量、制法】炒苍术一两　炒黄柏二两　黄连五钱　生石膏二两　黑山栀一两　青黛五钱　花椒一两　枯矾二两　烟膏一两

上为细末。

【用法】用油调敷患处。

【功用、主治】杀虫止痒。主治癞痢头，天疱疮，皮肤湿疹。

## 发际散

【方源】《朱仁康临床经验集》。

【组成、剂量、制法】五倍子末 310 g　雄黄末 30 g　枯矾末 30 g

先将雄黄及枯矾研细，后加五倍子末研和。

【用法】毛囊炎用香油或醋调敷疮上，脓疱疮或湿疹感染时与湿疹粉用香油调搽。

【功用、主治】灭菌止痒，收湿化毒。主治毛囊炎，脓疱疮或湿疹感染者。

## 湿疹粉

【方源】《朱仁康临床经验集》。

【组成、剂量、制法】煅石膏末 310 g　枯矾末 150 g　白芷末 60 g　冰片 15 g

将冰片、白芷研细，后加煅石膏末、枯矾末，同研极细。

【用法】先渗水多时，用药末外掺；流水少时，用植物油调如糊外搽，亦可加入其他药膏外用。

【功用、主治】收湿止痒。主治湿疹，脚湿气。

## 皮枯膏

【方源】《中医外科学》。

【组成、剂量、制法】青黛6g　黄柏6g　煅石膏60g　烟膏（见前"松黄散"）60g　枯矾粉110g

上为细末，和匀，以药末60g，加凡士林240g，调匀成膏。

【用法】涂搽患处。

【功用、主治、宜忌】清热杀虫止痒。主治湿疹、肛门瘙痒。

## 九圣散

【方源】《全国中药成药处方集》（天津方）。

【组成、剂量、制法】苍术一两五钱　黄柏　苏叶各二两　杏仁（去皮）四两　生乳香　生没药各一两二钱　薄荷二两（共为细粉）　轻粉
红粉各五钱

上为细末，和匀，二钱重装袋。

【用法】用花椒油调匀，敷患处。

【功用、主治】消肿渗湿，解毒止痛。主治各种湿疮、臁疮、脚气、黄水疮，红肿溃烂，流脓流水，疼痒不止。

## 土大黄膏

【方源】《外科正宗》卷四。

【组成、剂量、制法】硫黄八两　生矾四两　点红川椒二两
上各为末，用土大黄根捣汁，和前药调成膏，碗贮。

297

【用法】新癣，抓损搽之；多年顽癣，加醋调搽；如日久药干，以醋调搽；牛皮癣，用穿山甲抓损擦之。

【功用、主治】杀虫、止痒。主治干湿顽癣，不论新久，但皮肤顽厚，串走不定，唯痒不痛者。

## 千里光洗剂

【方源】《中医皮肤病学简编》。

【组成、剂量】千里光 31~93 g

【用法】用纱布捆包，加水 1~1.5 L，煎煮 5~10 分钟，熏洗。

【功用、主治】清热解毒。主治湿疹、皮炎。

## 九圣散

【方源】《北京市中药成方选集》。

【组成、剂量、制法】薄荷十六两　苏叶八两　黄柏十二两　苍术十六两　防风十六两　杏仁炭八两　甘草八两　青黛四两二钱

上为细末，过罗，兑红粉五两，轻粉二两五钱研细，混合均匀。

【用法】用花椒油调敷患处。

【功用、主治】消肿祛湿，解毒止痛。主治各种湿疮，黄水疮，溃烂流脓流水，疼痒不止。

## 黄金霜

【方源】《中医皮肤病学简编》。

【组成、剂量、制法】水银 31 g　白矾 31 g　火硝 63 g　白砒 1 g　轻粉

31 g 硇砂 3 g

上药共为细末，放锅内用碗和盖，盐泥封固，用麻秆火烧三炷香时即成。碗上金黄色结晶为灵药，下剩是药滓。

【用法】掺撒或麻油调涂。

【功用、主治】解毒收湿，剥脱顽皮。主治银屑病，湿疹，白癜风。

【注释】白砒、硇砂，均有腐蚀皮肤作用，并有毒，不能用于进行期疾病，也不能用于小儿。

## 文蛤散

【方源】《外科正宗》卷四。

【组成、剂量、制法】文蛤四两 点红川椒二两 轻粉五钱

先将文蛤打成细块，锅内炒黄色，次下川椒同炒黑色，烟起为度，入罐内封口存性，次日入轻粉碾为细末，瓷罐收贮。

【用法】香油调搽。

【功用、主治、宜忌】收湿止痒。主治奶癣。宜忌：奶母戒口为妙。

## 乌云膏

【方源】《外科大成》卷三。

【组成、剂量、制法】松香末二两 硫黄末一两

和匀，香油拌如糊，摊南青布条上，少半指厚，卷成条线扎之，再用油浸一日，取出，刮去余油，以火点着一头，下以粗碗按之，其布灰陆续剪去，取所滴药油浸冷水内一宿，出火毒。

【用法】搽用。

【功用、主治】杀虫。主治头癣，脓疥，下部寒湿疮，胎敛疮，奶癣。

## 桃红散

【方源】《普济方》卷四零七。

【组成、剂量、制法】明矾（煅）二两　嫩松香四两（末）　黄丹二两（煅）

上为末。

【用法】用烛油调敷之。

【功用、主治】收湿杀虫。主治小儿奶癣疮。

## 雄黄膏

【方源】《医方类聚》卷一六九引《居家必用》。

【组成、剂量、制法】槟榔　雄黄（别研，如无，舶上硫黄代之）　轻粉（别入）　枯矾　黄蜡各半两　蛇床子　黄柏　吴茱萸　苦参　黄连各一两　五倍子　海桐皮各六钱　莴茹二两

上为细末，先将腊月猪脂肪一斤，入皂角五条，带须葱五茎，全蝎十个，巴豆三十粒去壳，蓖麻仁四十粒去壳，川椒三钱，同煎黑色，去滓，入前药末，再熬成膏子，方入轻粉，腊月内合者，瓷盒内收贮，可留十年余。若治疥疮，加入舶上硫黄与雄黄同分两。

【用法】涂抹患处。

【功用、主治】杀虫敛湿，润肤止痒。主治顽恶疮疥癣，小儿奶癣，头疮，无时痛痒；大人脚气下疰。

## 连蛤散

【方源】《外科真诠》卷上。

【组成、剂量、制法】黄连一钱　蛤粉一钱　枯矾五分　明雄一钱　海螵蛸一钱　黄柏一钱　上片一分　青黛一钱

上为末。

【用法】用烛油调刷。

【功用、主治】解毒收湿，杀虫止痒。《外科真诠》治小儿月蚀疮并黄水疮毒。《中医皮肤病学简编》：婴儿外耳湿疹。

【注释】上片，即质量好的冰片。

## 鸡腰膏

【方源】《验方新编》卷十一。

【组成、剂量、制法】大鸡腰子一对（蒸熟去皮）　枯矾三分共捣融，加顶上冰片一二分。

【用法】敷之。

【功用、主治】收敛止痒。主治小儿胎毒及头、面、耳前、耳后一切湿疮，并羊须疮。

## 拔毒散

【方源】《保婴撮要》卷十二。

【组成、剂量、制法】黄芩　黄连　白矾（俱生用）　雄黄各五钱铜绿二钱（痒甚加之）　松香

上药各为末。

【用法】干掺患处；或用油词搽。

【功用、主治】清热解毒，杀虫止痒。主治胎毒，头面生癞，或延及遍身，痒痛不安，浸淫不愈；及眉炼疮，疥癞，疮癣。

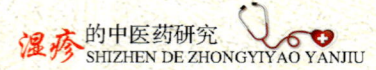

【注释】松香剂量原缺。古代有 30 个处方名"拔毒散"，没有使用药物和本处方相同者，故难以考证松香剂量。今可据临床实际确定。

## 枸杞根散

【方源】《圣济总录》卷一八二。
【组成、剂量、制法】枸杞根一两
上为散。
【用法、用量】和腊月猪脂敷之。
【功用、主治】润燥止痒。主治小儿湿癣。

## 婴儿湿疹洗剂

【方源】《中医皮肤病学简编》。
【组成、剂量、制法】制甘石 8 g　赤石脂 10 g　滑石粉 7 g　煅石膏 7 g
甘油 8 ml

上为细末，再加入适量常温饱和氢氧化钙溶液研成薄糊状，然后加入甘油及常温饱和氢氧化钙溶液，使成 200 ml，摇匀即成。
【用法】外用。
【功用、主治】婴儿湿疹。

## 婴儿湿疹软膏

【方源】《中医皮肤病学简编》。
【组成、剂量、制法】轻粉 10 g　黄丹 10 g　枯矾 10 g　松香 10 g　烟粉 10 g

上为末，放入香油，配戎油膏。

【用法】用于干性湿疹；渗出性湿疹，用粉末外敷（不拌香油）。

【功用、主治】燥湿、杀虫、止痒。主治婴儿湿疹。

## 婴儿湿疹软膏

【方源】《中医皮肤病学简编》。

【组成、剂量、制法】煅蛤粉5g　煅石膏5g　枯矾5g　青黛5g　轻粉5g　硫黄3g　冰片1g　黄丹1g　川椒0.1g　蜂蜜30g　凡士林40g

上为细末。

【用法】调膏，外用。

【功用、主治】燥湿、杀虫、止痒。主治婴儿湿疹。

## 婴儿湿疹软膏

【方源】《中医皮肤病学简编》。

【组成、剂量、制法】煅蛤粉5g　煅石膏5g　枯矾5g　青黛5g　冰片1g　黄丹1g　蜂蜜30g　凡士林40g

上为细末。

【用法】调膏，外用。

【功用、主治】燥湿、杀虫、止痒。主治婴儿湿疹。

【注释】和上方比，本方少了轻粉、硫黄、川椒，杀虫、止痒力量较弱，但药性温和一些。

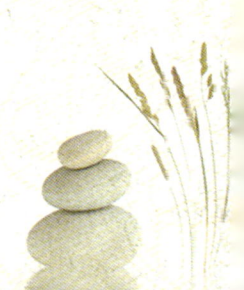

## 掺脐散

【方源】方出《颅囟经》卷下，名见《保婴易知录》卷下。

【组成、剂量、制法】白矾一钱（煅过）　　龙骨一分

上为细末，入麝香少许。

【用法】每次使拭脐干掺之。用帕裹，避风。

【功用、主治】收湿。主治小儿脐中不干。

## 黄药子散

【方源】《普济方袖珍》卷二百八十一引《经验良方》。

【组成、剂量、制法】黄连　玄参　赤芍药各五钱

上为细末，随多少入轻粉少许。

【用法】嚼芝麻取汁调，先煎韭菜汤温洗令净，以药敷之。

【功用、主治】燥湿凉血。主治乳癣疮，积年不瘥。

## 换形散

【方源】《奇方类编》卷下。

【组成、剂量、制法】青黛　黄柏　枯矾　雄黄　百药煎　硫黄各等分

上为末。

【用法】先用涤垢汤洗之，后用此散搽之，湿则干搽，干则香油调搽。
以愈为度。

【功用、主治】燥湿、杀虫、止痒。主治小儿乳癣，起于手足，次遍腹
背，缠绵不已。

## 黑油膏

【方源】《中医皮肤病学简编》。

【组成、剂量、制法】龙骨 9 g　五倍子 18 g　轻粉 6 g　枯矾 9 g　生石膏 18 g　寒水石 18 g　蛤壳粉 18 g　冰片 1 g　薄荷脑 9 g

上为细末，加凡士林 220 g，配成软膏。

【用法】外用。

【功用、主治】清凉止痒，燥湿杀虫。主治婴儿湿疹。

## 百药煎油膏

【方源】《中医皮肤病学简编》。

【组成、剂量、制法】百药煎 15 g　白矾 6 g

上为细末。

【用法】油调外搽。

【功用、主治】收敛。主治小儿湿疹。

## 青金散

【方源】《保婴集》。

【组成、剂量、制法】白胶香二两（研）　蛤粉半两　青黛二钱半

上为细末。

【用法】干掺疮上。

【功用、主治】收湿、杀虫、解毒。主治小儿湿癣，浸淫疮。

【注释】方中蛤粉，《医学纲目》引做轻粉。

## 矾石软膏

【方源】《中医皮肤病学简编》。

【组成、剂量、制法】熟石膏6 g　枯矾2 g　雄黄7 g　冰片1 g　凡士林加至200 g

上为细末，配成软膏。

【用法】外用。

【功用、主治】燥湿、杀虫。主治婴儿湿疹。

## 碧玉散

【方源】《中医皮肤病学简编》。

【组成、剂量、制法】黄柏（研末）20 g　香油40 ml

调成糊状。

【用法】外敷。

【功用、主治】清热燥湿。主治婴儿耳、鼻、口围湿疹。

## 紫茸膏

【方源】《疡医大全》卷十。

【组成、剂量、制法】紫草　白芷各二钱　归身五钱　甘草一钱　麻油二两

同熬，白芷黄色为度，滤清，加白蜡、轻粉各二钱。

【用法】取膏涂之。

【功用、主治】清热凉血，养血润肤。主治眉风癣，小儿胎毒疥癣，两

眉生疮，或延及遍身瘙痒，或脓水淋漓，经年不愈。

## 蛇床子散

【方源】《太平圣惠方》卷九十一。

【组成、剂量、制法】蛇床子一分　附子一分　雄黄一分（细研）吴茱萸一分　白矾一分　苦参一两

上为细散。

【用法】燥湿、杀虫，止痒。敷疮上，一日三次。

【功用、主治】主治小儿𪖩疮及湿癣。

## 五石软膏

【方源】《中医皮肤病学简编》。

【组成、剂量、制法】制𪗱石 31 g　煅石膏 46 g　飞滑石 9 g　明矾 4 g　青黛 4 g

上为细末后，取 31 g，用凡士林 46 g，麻油 30 ml，放入铜锅内，加热搅匀后即成。

【用法】外用。

【功用、主治】清热收湿。主治婴儿湿疹。

## 黄连散

【方源】《卫生宝鉴》卷十九。

【组成、剂量、制法】黄连　大黄　黄芩　密陀僧　百药煎各等分　轻粉少许

上为极细末。

【用法】每日不拘多少，油蜜调搽。

【功用、主治】清热解毒，收敛杀虫。主治小儿眉癣。

## 释眉丹

【方源】《洞天奥旨》卷九。

【组成、剂量】黄连五分（油调涂碗内，艾烟熏过入）　皂矾一分（末）　轻粉一分（末）　冰片半分（末）

【用法】麻油少许，再调涂之。数次痊愈。

【功用、主治】解毒杀虫。主治恋眉疮。

## 胶髓膏

【方源】《外科启玄》卷十二。

【组成、剂量、制法】轻粉一钱　川椒末五分　烟胶一钱
上为末。

【用法】将猪骨髓入铫内煎熟，调搽上。

【功用、主治】杀虫、润肤、止痒。主治恋眉疮。

## 乌贼骨散

【方源】《中医皮肤病学简编》。

【组成、剂量、制法】乌贼骨30g　朱砂3g　冰片1g
上为极细末。

【用法】外用撒布。

【功用、主治】敛湿杀虫。主治耳道湿疹。

## 硫黄涂敷方

【方源】《圣济总录》卷一三三。

【组成、剂量、制法】硫黄（细研） 蒿茹（末）各一两 斑蝥（去翅足、细研）半两

上为末和匀。

【用法】先用盐汤洗疮，后涂敷疮上。如干者以猪脂调涂，一日三次。

【功用、主治、宜忌】杀虫薄肤。主治月蚀疮，息肉。

## 白矾散

【方源】《医方类聚》卷二四二引《经验良方》。

【组成、剂量、制法】白矾（枯） 蛇床子各一两 黄连半两

上为细末。

【用法】干掺疮口上；水调涂亦得。

【功用、主治】燥湿止痒。风湿搏于血气之月蚀疮，疮生于两耳鼻口间，时愈时发者。

## 一黄散

【方源】《外科大成》卷三。

【组成、剂量】黄连一两为末，水调，摊碗内；夏内加穿山甲一分，烧熏，以纯黑为度；加轻粉五钱、冰片二分。

【用法】槐汁煎油调敷，或猪胆汁调敷。

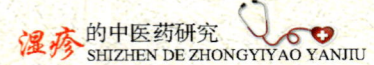

【功用、主治】燥湿解毒、杀虫止痒。主治黄水疮，头炼，眉炼，耳蚀，羊胡子、燕窠、脓窠等疮。

## 腻粉散

【方源】《太平圣惠方》卷六十五。

【组成、剂量、制法】腻粉一两　黄连一两（去根末）　胡粉一两（炒令微黄）　松脂一两

上都细研。

【用法】先以温浆盐水洗疮令净，拭干，以散敷之；如疮干，用生油调涂。以愈为度。

【功用、主治】燥湿杀虫。主治月蚀疮。

## 茱萸根散

【方源】《医心方》卷十七引《令李方》。

【组成、剂量、制法】茱萸根　蔷薇根各二两

上药治下筛。

【用法】生盐作汤洗创，以散粉，一日三次。

【功用、主治】敛湿止痒。主治月蚀疮。

## 茱萸汤

【方源】《圣济总录》卷一三三。

【组成、剂量、制法】茱萸根　地榆根　蔷薇根各一两

上锉细。

【用法】以水五升，煎至二升半，去滓，温洗疮，冷即止，一日洗二三次，敷以他药。

【功用、主治】敛湿、凉血、止痒。主治月蚀疮。

## 胡粉散

【方源】《仁斋直指方》卷二十四。

【组成、剂量、制法】胡粉（炒微黄）　白矾（煅）　虢丹（煅）　黄连（净）　轻粉各二钱　胭脂一钱　麝香少许

上为末。

【用法】先以温浆水入盐洗拭后掺药；如疮干，麻油调敷。

【功用、主治】燥湿解毒，杀虫止痒。主治月饲疮。

## 柏石散

【方源】《中医耳鼻喉科学》。

【组成、剂量、制法】黄柏 30 g　石膏 30 g　枯矾 15 g

研为细末。

【用法】外敷。

【功用、主治】清除湿热。主治旋耳疮，风热湿邪浸渍，黄水淋漓者。

## 斑蝥散

【方源】《太平圣惠方》卷九十。

【组成、剂量、制法】斑蝥半分（以糯米同炒至微黄，去翅足）　硫黄半两（细研）　菌茹半分

上为细散，重入乳钵内，同研如粉。

【用法】贴于疮上，即愈。或疮干，即以猪脂和涂之。

【功用、主治】燥湿杀虫，止痒薄肤。主治小儿月蚀疮，久不愈。

## 蔷薇散

【方源】《普济方》卷四零七。

【组成、剂量、制法】蔷薇根一两（细锉）　地榆根（锉）　虎头骨各半两

上为细末。

【用法】每用一字，先以温盐汤净洗，拭干敷之。

【功用、主治】凉血敛湿。主治小儿月蚀疮。

【注释】虎头骨为古人用法，仅供研究参考。今已禁用。

## 粉灰散

【方源】《洞天奥旨》卷十二。

【组成、剂量】轻粉一钱　枣子（烧灰）一钱　蚯蚓粪（火焙干）五钱　生甘草五分

上药各为末。

【用法】油调搽。

【功用、主治】解毒、敛湿、杀虫。主治小儿耳烂生疮。

## 穿粉散

【方源】《医宗金鉴》卷六十五。

【组成、剂量、制法】轻粉（研，隔纸微炒）　穿山甲（炙）　铅粉　黄丹（水飞过）各三钱

上为极细末。

【用法】香油调敷。

【功用、主治】杀虫薄厌。《医宗金鉴》主治旋耳疮。《中医皮肤病学简编》：外耳湿疹，黄水疮。

【注释】穿山甲为古人用法，仅供研究参考。

## 重粉散

【方源】《疡科遗编》卷下。

【组成、剂量、制法】轻粉三钱（夹纸炒）　铅粉三钱　穿山甲片三钱（炙）　漂冬丹三钱

上为末。

【用法】用油调敷。

【功用、主治】杀虫薄肤。主治小儿月蚀疮。

【注释】穿山甲片为古人用法，仅供研究参考。

## 香瓣散

【方源】《普济方》卷四零八。

【组成、剂量、制法】荆芥一两半　小枣十个（二味先煅存性）　羖羝羊须一两（烧灰存性）　枯白矾二钱半（另研细）

上为极细散，再入轻粉一钱半，调研匀。

【用法】每用少许，香油调搽。重者不过三次，立效。

【功用、主治】敛湿止痒。主治香瓣疮，又名月耳疮、浸淫疮。小儿耳

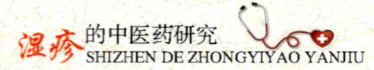
边、身面上、胸项上浸淫黄水，到处成疮。

【注释】羖羝羊即公羊。

## 三妙散

【方源】《仙拈集》卷三引《全幼心鉴》。

【组成、剂量、制法】蛇床子　黄连各一钱　轻粉一分

上为末。

【用法】吹入耳内。

【功用、主治】燥湿杀虫止痒。耳内湿疮。

## 香矾散

【方源】《普济方》卷三六四。

【组成、剂量、制法】白矾一两（烧灰）　　蛇床子一钱　　麝香一钱（研）

上为末，搅匀。

【用法】每用一分，掺疮上。

【功用、主治】燥湿止痒。主治小儿耳疮。

## 龙化丹

【方源】《洞天奥旨》卷十二。

【组成、剂量】黄丹一钱　赤枯矾一钱　蚯蚓粪三钱　冰片一分　轻粉三分　烟胶一钱　炉甘石一钱

上药各为末，研细。

【用法】加香油外搽。

【功用、主治】敛湿、杀虫、止痒。主治月蚀疮。

## 半夏根散

【方源】《圣济总录》卷一三三。

【组成、剂量】半夏根（五月五日取）一两　木瓜根　乌头各一两

上药阴干并锉细，捣罗为散。

【用法】每取枣核许大，以绵裹，纳谷道中。一日两次。

【功用、主治】燥湿杀虫。主治月蚀湿虫疮蜃。

## 三黄洗剂

【方源】《外伤科学》。

【组成、剂量、制法】大黄　黄柏　黄芩　苦参各等量

上为细末。

【用法】10～15 g 加入蒸馏水 100 ml、医用石炭酸 1 ml，摇匀，以棉签蘸搽，每日多次。

【功用、主治】功用：《外伤科学》清热止痒，保护收敛。《中医耳鼻喉科学》解毒除湿。主治风热湿毒蕴结所致的皮炎、疖毒、耳疮。《外伤科学》各种急性无渗出性皮炎，单纯性皮肤瘙痒。《中医症状鉴别诊断学》风热湿毒耳痒。《中医耳鼻喉科学》旋耳疮。患处红肿焮痛，瘙痒，出水者。《中医外科学》急性皮肤病、疖病等有红肿焮痒，渗液者。

## 川粉散

【方源】《外科大成》卷三。

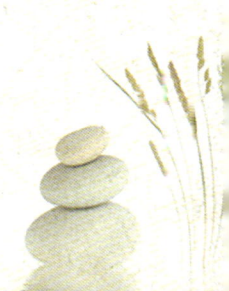

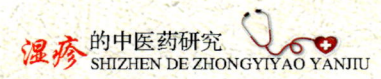

【组成、剂量、制法】穿山甲(炒)　铅粉(炒)　轻粉(隔纸微炒)各等分

上为末。

【用法】干掺或用麻油调敷。

【功用、主治】杀虫薄肤。主治耳旋及黄水等疮。

## 王不留行汤

【方源】《备急千金要方》卷十三。

【组成、剂量】王不留行　桃东南枝　东引茱萸根皮各五两　蛇床子牡荆子　苦竹叶　蒺藜子各三升　大麻仁一升

上㕮咀。

【用法】以水二斗半,煮取一斗。洗疮,一日二次。

【功用、主治】去虫止痛。主治白秃及头面久疮,痈疽妒乳,月蚀疮烂。

【注释】㕮咀,即打碎为小颗粒。

## 水银膏

【方源】《肘后备急方》卷五,名见《鬼遗》卷五。

【组成、剂量、制法】胡粉　水银　白松脂各二两(胡洽云:一方加黄连二两)

用腊月猪膏四两,合松脂煎,与水银、胡粉合研。

【用法】以涂疮上,一日两次。

【功用、主治】杀虫止痒。主治小儿疮疥,热疮,月蚀疮。

## 四圣散

【方源】《仙拈集》卷四。

【组成、剂量、制法】雄黄　枯矾　松香（一方作定粉）五倍子各等分

上为末。

【用法】香油调搽。

【功用、主治】燥湿杀虫。主治秃疮，肥疮，黄水疮，旋耳疮。

【注释】定粉，即粉锡、胡粉，铅，经炮制而成，能杀虫。

## 封脐散

【方源】《证治准绳·幼科》卷一。

【组成、剂量、制法】当归头（去芦）一钱　绵（缚脐带烧灰）一钱

上为极细末。

【用法】入麝香一小字，同研少许，干掺脐。

【功用、主治】敛湿。主治小儿脐内出水，汁不干。

【注释】麝香一小字，指少许。

## 黄柏墨散

【方源】《外台秘要》卷三十六引《古今录验》。

【组成、剂量、制法】黄柏（炙）一两　釜底墨四分

上为散。

【用法】以粉脐中。

【功用、主治】收敛解毒。主治小儿脐中汁不愈。

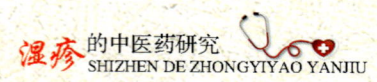

## 渗脐散

【方源】《医宗金鉴》卷五十。

【组成、剂量、制法】枯矾　龙骨（煅）各二钱　麝香少许

上研细末。

【用法】干撒脐中。

【功用、主治】收敛除湿。主治小儿脐湿。

## 神妙龙骨散

【方源】《幼科指掌》卷一。

【组成、剂量、制法】龙骨二钱　黄丹一钱　枯矾一钱　麝香少许

上为细末。

【用法】外敷。

【功用、主治】敛湿解毒。主治小儿初生月后，脐中有汁不愈者。

## 龙骨散

【方源】《杂病源流犀烛》卷二十七。

【组成、剂量】龙骨(煅)　枯矾少许

【用法】掺之；油调敷亦可。

【功用、主治】敛湿。《杂病源流犀烛》主治脐疮；《中医儿科学》：脐湿。

## 白矾散

【方源】《圣济总录》卷一六七。

【组成、剂量、制法】矾石(烧灰)　龙骨各一分

上为细末。

【用法】敷脐中，取愈为度。

【功用、主治】敛湿。主治小儿脐不干。

## 沈氏填脐散

【方源】《杂病源流犀烛》卷二十七。

【组成、剂量、制法】大附子1个　甘遂（研）一钱半　蛇床子（研，筛）一钱　麝香五厘

先将附子切一盖，挖空，将二末装入，以盖盖好，线扎；用火酒半斤入罐内，将附子并挖下屑俱放在内，细火同煮，罐口竹纸封好，盖上放糯米七粒，米熟取出，切片烘干，并屑亦烘干，同研细末，入麝香再研。

【用法】每用一匙，填脐为，外用膏药贴之。

【功用、主治】温阳、杀虫、除湿。主治脐湿。

## 青矾散

【方源】《疡科选粹》卷三。

【组成、剂量、制法】枯矾一钱　龙骨二分　黄丹二分　麝香三厘

上为末。

【用法】干掺。

319

【功用、主治】解毒敛湿。主治脓耳及小儿断脐不干。

## 国老散

【方源】《圣济总录》卷一六七。

【组成、剂量、制法】甘草（炙，锉）一分　当归（焙）　铅丹（研）各半分

上药前二味为散，入铅丹同研匀细。

【用法】朴脐中，一日三次。

【功用、主治】解毒养血。主治小儿脐中汁出。

## 石膏枯矾膏

【方源】《中医皮肤病学简编》。

【组成、剂量、制法】煅石膏 18 g　枯矾 18 g　雄黄 6 g　冰片 1 g

上为极细末，加凡士林 187 g，调成软膏。

【用法】外用。

【功用、主治】杀虫敛湿。主治阴囊湿疹。

## 石膏白及膏

【方源】《中医皮肤病学简编》。

【组成、剂量、制法】煅石膏 62 g　白及末 31 g　密陀僧 21 g　轻粉 15 g　枯矾 9 g

上为极细末，加凡士林 125 g，调成泥膏。

【用法】外用。

【功用、主治】敛湿杀虫。主治阴囊湿疹。

## 吴茱萸煎

【方源】《丹溪心法》卷四，名见《医统》卷六十。

【组成、剂量、制法】吴茱萸半两　寒水石三钱　黄柏二钱　樟脑半两蛇床子半两　轻粉一钱　白矾三钱　硫黄二钱　槟榔三钱　白芷三钱

上为末。

【用法】先用吴茱萸煎汤洗，麻油调搽。

【功用、主治】杀虫解毒，祛风止痒。主治肾囊湿疮。

## 矾石散

【方源】《普济方》卷三零一引《海上方》。

【组成、剂量、制法】白矾不拘多少

上为末。

【用法】入冷水内洗疮，即愈。

【功用、主治】收敛除湿。主治阴囊上生湿疮，黄水流注，有妨行步。

## 硫槟散

【方源】《医学入门》卷八。

【组成、剂量、制法】槟榔二个（破开，以黄丹三钱合在内，湿纸包裹煨）　蛇床子　硫黄各四钱　全蝎六个　轻粉　青黛各五分　麝香少许

上各为末，和匀。

【用法】每用少许，以清油词抹两掌，擦热抱阴囊一倾，次擦两腿上。

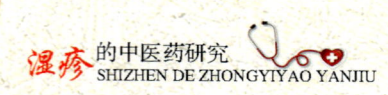

【功用、主治】杀虫止痒。主治阴囊及两腿风湿疮痒。

## 五倍子膏

【方源】《朱仁康临床经验集》。

【组成、剂量、制法】五倍子末 310 g　黄柏末 90 g　轻粉 60 g

先将轻粉研细末，不见星为度，然后与五倍子末、黄柏末同研极和。另用凡士林约 280 g，麻油 180 ml，调成适当稠度的油膏。

【用法】薄敷患处，每日一两次。

【功用、主治】薄肤、止痒。主治慢性阴囊湿疹，神经性皮炎。

## 二神散

【方源】《外科真诠》卷上。

【组成、剂量、制法】老杉木(煅存性)　　官粉各等分

上为细末。

【用法】用清油调搽。

【功用、主治】敛湿润肤。主治肾囊风。

## 肾囊风油膏

【方源】《中医皮肤病学简编》。

【组成、剂量、制法】吴萸 15 g　樟脑 15 g　蛇床子 15 g　黄柏 7 g　轻粉 3 g　寒水石 9 g　白矾 9 g　白芷 9 g　槟榔 9 g　硫黄 6 g

上为细末，配成油膏。

【用法】外用。

【功用、主治】燥湿杀虫，祛风止痒。主治慢性湿疹。

## 蛇床子汤

【方源】《医宗金鉴》卷六十九。

【组成、剂量、制法】威灵仙　蛇床子　当归尾各五钱　缩砂壳三钱　土大黄　苦参各五钱　老葱头七个

加水五碗，煎数滚，倾入盆内。

【用法】先熏，候温浸洗。

【功用、主治】燥湿解毒，润肤止痒。主治肾囊风。

## 蛇床子汤

【方源】《外科正宗》卷四。

【组成、剂量、制法】蛇床子　当归尾　威灵仙　苦参各五钱

水五碗，煎数滚，入盆内。

【用法】先熏，待温浸洗。二次愈。

【功用、主治】燥湿解毒，润肤止痒。主治肾囊风，湿热为患，疙瘩作痒，搔之作疼者。

## 烫洗囊湿止痒药方

【方源】《慈禧光绪医方选义》。

【组成、剂量、制法】白鲜皮五钱　地肤子五钱　蛇床子五钱　独活四钱　川楝子四钱　吴茱萸四钱　小茴香五钱　川椒三钱　枯白矾二钱　明雄黄二钱　生甘草三钱

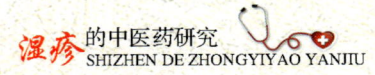

上为粗末，装布袋内水熬。

【用法】熨洗。

【功用、主治】清热渗湿，祛风止痒。主治阴囊湿疹，瘙痒者。

## 海桐皮散

【方源】《普济方》卷三零一。

【组成、制法】黄连　全蝎　硫黄　花椒　大腹皮　樟脑　海桐皮　白芷　轻粉　黄皮　蛇床　枯矾　榆树皮　斑蝥少许　径松皮　剪草

上为细末。

【用法】蜡油调敷。

【功用、主治】阴囊湿痒。

【注释】径松皮，指松的树干皮，剪草，载《神农本草经疏》，凉，无毒。治恶疮、疥癣、风瘙。其根即白药子。

## 狼毒膏

【方源】《外科正宗》卷四。

【组成、剂量、制法】狼毒　槟榔　硫黄　五倍子　川椒　风子肉　蛇床子各三钱

上为末，用香油一大杯煎滚，入皮硝三钱，再煎滚，次下公猪胆汁一个，和匀。

【用法】调前药搽患处。

【功用、主治】燥湿、杀虫、止痒。主治肾囊风。湿热为患，疙瘩作痒，搔之作疼。

## 盐梅汤

【方源】《普济方》卷三零一。

【组成、剂量、制法】乌梅十四枚　钱四十文　盐三撮　苦酒一升
于铜器内总渍九日。

【用法】洗之。

【功用、主治】阴囊下湿痒皮剥。

【注释】"钱四十文"，指明朝四十文数量的钱币。明朝货币为铜铸。

## 紫苏散

【方源】《外科方外奇方》卷四。

【组成、剂量、制法】六一散四钱　紫苏叶一钱五分　儿茶一钱　赤石
脂二钱
上为细末。

【用法】先以紫苏、紫背浮萍煎汤熏洗，然后敷之。

【功用、主治】清热敛湿。主治绣球风，阴囊烂。

## 百部洗方

【方源】《赵炳南临床经验集》。

【组成、剂量、制法】百部四两　苦参四两　蛇床子二两　狼毒二两五
钱　雄黄五钱
上为粗末。

【用法】装纱布袋内，同水五六斤煮沸 30 分钟。用软毛巾塌洗，或塌

洗后再加热水浸浴。

【功用、主治、宜忌】疏风止痒，祛湿杀虫。主治皮肤瘙痒症（瘾疹），神经性皮肤炎，阴囊湿疹（绣球风），荨麻疹（瘩瘰）。

宜忌：有抓破疮面慎用。

## 牡蛎散

【方源】《普济方》卷三零一。

【组成、剂量、制法】枯白矾四两　黄丹（炒）二两　牡蛎粉二两

上为细末。

【用法】遇夜睡，手捏药于痒处痛擦之，不一时又擦之，三四次后顿，次夜再擦，虽大减又擦，后日自然平复。如腋汗亦有顿擦方可；脚汗先擦大减，又擦后装药于靴，或靴底上脚板上涂药，缠脚裹之亦可。

【功用、主治】燥湿杀虫。主治阴囊两旁生疮，或阴湿水出，甚痒甚苦，夜则抓之无足，后必自痛，或两腋及脚心常汗湿者。

【注释】顿，指短时间停止。抓之无足，指搔抓后仍不能止痒。

## 牡蛎散

【方源】《医统》卷六十。

【组成、剂量、制法】醋牡蛎一两　枯矾　硫黄各二钱　雄黄一钱　苦参二钱　蛇床子二钱

上为细末。

【用法】先用苍术、椒盐水煎汤洗过后，用此药掺上。

【功用、主治】燥湿、杀虫、止痒。主治阴囊湿痒，搔之则汁水流珠。

## 沐浴长春散

【方源】《奇效良方》卷五十四。

【组成、剂量、制法】牡蛎　蛇床子　破故纸　紫梢花　官桂　干荷叶各等分

上㕮咀。

【用法】每用一两半，水一小锅，加葱白数茎，煎至八分，去滓，先熏后洗，却用后药：枯矾一两，黄丹、蛤粉各半两为细末。熏洗后，以手捏药末搽湿痒处。

【功用、主治】燥湿止痒。主治男子下元阴湿久冷，阴囊左右夜痒，抓之则喜，住之则痛，成疮流水，为害甚苦；及妇人下部阴湿，胎元久冷。

## 苦参汤

【方源】《普济方》卷三零一。

【组成】槐皮　苦参　黄芩　香薷

【用法】煮汁洗之。

【功用、主治】凉血清热，燥湿止痒。主治阴囊下湿痒疮。

## 乳香龙骨散

【方源】《仁斋直指方》卷十九。

【组成、剂量、制法】龙骨　石膏（生）　五倍子各一分　白及　乳香　黄虢丹各半分　麝香少许

上为细末。

【用法】先以苦参、大腹皮、紫苏茎叶煎汤温洗，后敷。

【功用、主治】清热、敛湿、杀虫。主治外肾湿痒淫烂。

## 冰黄肤乐软膏

【方源】《新编国家中成药》。

【组成】大黄　姜黄　硫黄　黄芩　甘草　冰片　薄荷脑

【用法】外用，涂搽患处，每日3次。

【功用、主治、宜忌】止痒、消炎。用于瘙痒为主要症状的神经性皮炎、湿疹、足癣及银屑病等瘙痒性皮肤病。治疗期间忌酒等辛辣发物。

## 创灼膏

【方源】《新编国家中成药》。

【组成】白及　冰片　甘石膏粉　炉甘石　石膏

【用法】外用，涂敷患处，如分泌物较多，每日换药1次，分泌物较少，2~3日换药1次。

【功用、主治】排脓，拔毒，去腐，生皮，长肉。用于烧伤，烫伤，挫裂创口，老烂脚，褥疮，手术后创口感染，冻疮溃烂，慢性湿疹及常见疮疖。

## 丹皮酚软膏（丹皮酚霜）

【方源】《新编国家中成药》。

【组成】丹皮酚　丁香油

【用法】外用，涂敷患处，一日2~3次；防治感冒可涂鼻下唇上，鼻炎涂鼻腔内。

【功用、主治】抗过敏药，有消炎止痒作用。用于各种湿疹，皮炎，皮肤瘙痒，蚊虫叮咬红肿等各种皮肤疾患，对过敏性鼻炎和防治感冒也有一定效果。

## 丁苄癣药水

【方源】《新编国家中成药》。

【组成】川芎酊　丁香酊　水杨酸　桃叶酊

【用法】外用，洗净患处，一日涂搽2~3次。

【功用、主治、宜忌】杀菌消炎，止痒。用于真菌感染引起的各种皮癣，湿疹，脚气等。皮肤严重溃疡者慎用。

## 耳炎药膏

【方源】《新编国家中成药》。

【组成】冰片　枯矾　盐酸小檗碱　樟脑　猪胆膏

【用法】涂抹患处。

【功用、主治】消炎，止痒。用于外耳道炎，耳部湿疹。

## 肤疾洗剂

【方源】《新编国家中成药》。

【组成】白鲜皮　百部　花椒　苦参　硼砂　雄黄

【用法】外用，用温水将患部洗净，使用前将所附的小袋雄黄颗粒加入药液中摇匀，取出部分药液，按1∶150的比例用温水稀释，外搽或外洗患

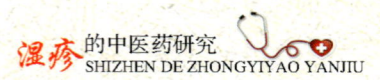

部，早晚各一次，用量可按患部面积大小而定；或遵医嘱。

【功用、主治】解毒杀虫，止痒收敛，活血祛瘀。用于疥疮，湿疹，脂溢性皮炎，瘙痒性皮肤病，花斑癣。

## 妇炎平散

【方源】《新编国家中成药》。

【组成】冰片　薄荷脑　枯矾　苦参　苦木　硼酸　蛇床子　盐酸小檗碱　珍珠层粉

【用法】外用，睡前洗净阴部，喷于阴道内或喷搽于外阴或皮肤患部，一日 3 次。

【功用、主治、宜忌】清热解毒，燥湿止带，杀虫止痒。用于湿热蕴结而致的阴道炎，子宫颈炎，外阴炎，皮肤真菌、细菌感染，体癣、脚癣、湿疹等。外用药，勿内服。孕妇慎用。月经期至经净后三天内停用。

## 复方硫黄乳膏（维肤康乳膏）

【方源】《新编国家中成药》。

【组成】硫黄　硼砂

【用法】外用，用水溶解后洗涤患处。本品亦可用于洗澡、洗头。

【功用、主治】解毒，杀虫，疗疮，止痒。主用于疥癣、湿疹等皮肤病及脂溢性皮炎。

## 海呋龙散

【方源】《新编国家中成药》。

【组成】冰片　呋喃西林　海螵蛸粉

【用法】外用，将患部洗净，撒于患处。

【功用、主治】杀菌，消炎，收敛止痛。用于耳廓湿疹，外耳道炎及创伤出血。

## 黑豆馏油软膏

【方源】《新编国家中成药》。

【组成】桉油　冰片　黑豆馏油　氧化锌

【用法】外用，取适量涂抹于患处，一日 1~2 次。

【功用、主治】消炎，收敛，止痒，使角质再生。用于神经性皮炎，亚急性、慢性皮炎及慢性湿疹等。

## 黄升丹（三仙丹）

【方源】《新编国家中成药》。

【组成】明矾　水银　牙硝

【用法】外用，研成细粉撒于患处，再用药膏贴敷，或与其他药物制成撒布剂、油剂或软膏使用。

【功用、主治、宜忌】杀菌，拔毒，排脓，去腐生肌。用于梅毒，下疳，横痃，溃疡漏管，疥疮秃疮，顽癣湿疹。本品有剧毒，具腐蚀性。

## 康肤酊

【方源】《新编国家中成药》。

【组成】百部　薄荷脑　辣蓼

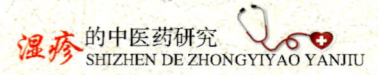
【用法】外用，喷于患处，每次适量，一日数次。

【功用、主治】润肤止痒，杀虫去臭。用于各种皮肤瘙痒、湿疹、神经性皮炎等皮肤瘙痒症。

## 克痒敏醑

【方源】《新编国家中成药》。

【组成】白芷　冰片　薄荷脑　虎杖　黄柏　荆芥　九里香　苦参　两面针　毛麝香　三叉苦　山苍子　山乌龟　蛇床子　水杨酸甲酯　细辛　地榆　重楼　钻骨风

【用法】外用，搽患处。

【功用、主治、宜忌】收敛止痒，消炎解毒。用于急慢性湿疹、荨麻疹，虫咬性皮炎、接触性皮炎等引起的皮肤瘙痒症。皮肤溃烂者忌用。

## 老鹳草软膏

【方源】《新编国家中成药》。

【组成】对羟基苯甲酸乙酯　凡士林　老鹳草　羊毛脂

【用法】外用，涂敷患处，一日1次。

【功用、主治】除湿解毒，收敛生肌。用于湿毒蕴结所致的湿疹，痈、疔、疮、疖及小面积水、火烫伤。

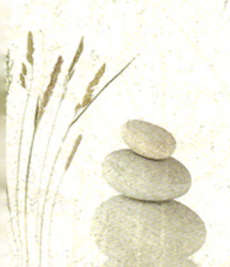

## 皮肤康洗液

【方源】《新编国家中成药》。

【组成】金银花　蒲公英　马齿苋　土茯苓　大黄　赤芍　地榆　蛇床子　白鲜皮　甘草

【用法】急性湿疹：一次适量，外搽皮损处，有糜烂面者可用5倍溶液稀释后湿敷，一日2次；用药前，先用清水洗净局部后，用蒸馏水将10 ml药液稀释5倍，用带尾线的棉球浸泡药液后置于阴道内，每晚换一次。或遵医嘱。

【功用、主治、宜忌】清热解毒，凉血除湿，杀虫止痒。用于湿热阻于皮肤所致湿疮，见有瘙痒、红斑、丘疹、水疱、渗出、糜烂等或湿热下注所致阴痒、白带量多等证。急性湿疹或阴道炎见有上述证候者。静脉曲张性湿疹不宜用本品。妊娠及月经期禁用。合并重度宫颈糜烂者禁用。

## 羌月乳膏

【方源】《新编国家中成药》。

【组成】月见草油　羌活　维生素E　硬脂酸　凡士林　羊毛脂　甘油　三乙醇胺

【用法】外用，涂于患处，一日2~3次。

【功用、主治】祛风、除湿、止痒、消肿。用于亚急性湿疹和慢性湿疹。

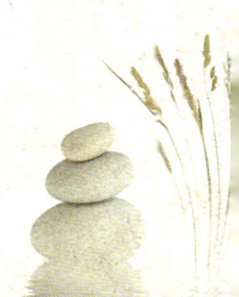

## 烧伤肤康液

【方源】《新编国家中成药》。

【组成】白及 冰片 地榆 虎杖 黄连 忍冬藤

【用法】外用，将本品摇匀，用消毒棉球蘸取药液，轻轻涂于清洁的创面或患处，一日3~4次，2~3日后不再涂，任其愈合，或遵医嘱。

【功用、主治】清热解毒，收敛止痛，保护创面。用于Ⅱ度以下烧伤、烫伤及热疖、痱子、湿疹等。

## 湿疡气雾剂

【方源】《新编国家中成药》。

【组成】当归 黄柏 黄连

【用法】外用。取下瓶帽，将罩横插于喷头上，将瓶体倒置，摇匀药液，揿压揿钮，距创面20 cm喷射，一日4~6次。

【功用、主治、宜忌】清热燥湿，解毒止痒。用于急性湿疹见有皮肤红斑、渗液、瘙痒等属于湿热毒邪蕴于肌肤者。

宜忌：①在使用中如出现皮肤红肿或过敏等现象应停止使用。②小儿面部湿疹应防止将药液喷入眼内。

## 湿疹散

【方源】《新编国家中成药》。

【组成】冰片 侧柏叶 陈小麦粉 大黄 芙蓉叶 甘草 黄柏 枯矾

苦参　炉甘石　马齿苋　蛇床子　珍珠母

【用法】取少许外敷患处。

【功用、主治】清热解毒，祛风止痒，收湿敛疮。用于急、慢性湿疹，脓疱疮等，对下肢溃疡等皮肤病亦具有一定疗效。

## 消炎癣湿药膏

【方源】《新编国家中成药》。

【组成】苯酚　冰片　蛇床子　升华硫　升药底　樟脑

【用法】外用。洗净，涂搽患处，一日数次。

【功用、主治、宜忌】杀菌，收湿，止痒。用于头癣，体癣，足癣，慢性湿疹，滋水瘙痒，疥疮。本品含毒性药，不宜大面积使用。

## 一扫光药膏

【方源】《新编国家中成药》。

【组成】红丹　枯矾　铅粉　轻粉　石膏　松香

【用法】外用，涂敷患处，一日 1 次。

【功用、主治】消肿，解痒，止痛。用于小儿肮毒，湿疹，黄水疮及疥癣类疾病。

## 痱子粉

【方源】《卫生部药品标准·第七册》。

【组成】白芷　冰片　薄荷脑　官粉　滑石　枯矾　香精

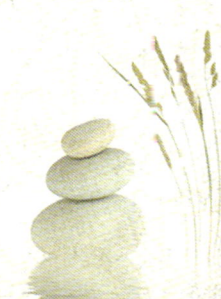

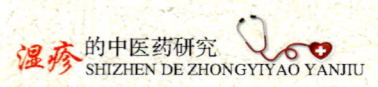

【用法】外用适量，扑擦患处。

【功用、主治】散风祛湿，清凉止痒。用于汗疹，痱毒，湿疮痛痒。

## 黄水疮散

【方源】《新编国家中成药》。

【组成】白芷　红丹　槐米　黄柏　枯矾　轻粉　五倍子

【用法】用香油调敷患处。

【功用、主治】除湿拔干，解毒止痒。用于各种湿疮，黄水疮，破流黄水，浸淫不已，痛痒不休。

## 九圣散

【方源】《新编国家中成药》。

【组成】薄荷　苍术　红粉　黄柏　苦杏仁　没药　轻粉　乳香　紫苏叶

【用法】外用，用花椒油或食用植物油调敷或撒布患处。

【功用、主治】解毒消肿，除湿止痒。用于湿毒瘀结所致的湿疮，臁疮，黄水疮，足癣。

## 青蛤散

【方源】《新编国家中成药》。

【组成】蛤壳　黄柏　青黛　轻粉　石膏

【用法】外用，花椒油调匀涂抹患处。

【功用、主治】清热解毒，燥湿杀虫。用于皮肤湿疮，黄水疮。

## 三、古医籍对湿疹的相关论述点评

【原文摘引】浸淫湿疮发于心下者，不早治杀人。

【原文出处】《善济方》。

【原文点评】本文描述的急性湿疹愈后。急性湿疹如果分泌物多，面积扩散，发病部位在"心下"（上腹部），应该积极尽早治疗，否则会加重，引起病情恶化。

心下，有两个概念，古人常常将剑突下称心下，如《伤寒论》"心下痞"，指上腹部痞闷不适。今天解剖学意义左乳房下心脏部位，古人叫真心、胸。

从今天湿疹的病情看，就算发生于上腹部皮肤的急性湿疹，如果不伴全身感染，不至于严重到威胁生命的地步。所以古人的浸淫湿疮，除了湿疹外，当另有所指，在湿疹的古方注释中，作者也讲到这个问题。

【原文摘引】脚气、湿疮，极痒有虫。

【原文出处】《外台秘要》。

【原文点评】湿疹瘙痒严重，病因应该考虑虫。

虫是中医病因的"外因之一"，《儒门事亲》记载比较详细。大概包括今天所说的各种寄生虫。中医"湿热生虫"之说，是指湿热奠立了容易使寄生虫生长的环境。瘙痒，如皮肤有虫爬行之感觉，所以古代医家在解释机理时，从"虫"入手，这是中医解释病机的一种常见方法。这种取类比象、推演病机的方法，在其他场合也常常用到。

四川著名外科流派"文氏中医外科"，对于难以治疗的瘙痒性皮肤疾病，就将治虫作为一种治疗方法。文派创始人文逐之、继承人艾儒棣治疗疑难慢性湿疹及其他瘙痒性疾病，在辨证的基础上，使用驱虫药物，是有理论渊源的。驱虫选择苦参、百部、川楝根皮、鹤虱、雷丸、槟榔，对于顽固性瘙痒，提供了一种新的治疗思路与方法，值得借鉴。

【原文摘引】有耳内湿疮肿痛，或有脓水者，宜凉膈散加酒大黄、酒黄芩、荆、防、羌活，以解上焦风热，外用蛇床子、黄连各一钱，轻粉一字，为末吹之。

【原文出处】《杂病源流犀烛》。

【原文点评】本文为耳内湿疹提出了一种治疗方法。

耳内湿疹，今天多从肝胆湿热、血热生风入手治疗。因为胆经的耳部分支：从耳后（完骨穴）分出，经手少阳的翳风穴进入耳中，过手太阳经的听宫穴，出走耳前，至眼外角的后方。肝胆为表里，故治疗胆经湿热，从肝胆论治。

本段古籍提供了一种治疗思路，按照三焦辨证的方法，耳属上位，耳部湿疹是上焦风热郁滞，所以，使用解上焦风热的凉膈散，加荆芥、防风、羌活祛上焦之风，散郁热，风祛热去，热随风出。凉膈散本原方有大黄、黄芩，此治疗要求更换为酒制大黄和黄芩。酒制增加活血、运行作用，是针对风邪容易变动的特点炮制选用中药。

【原文摘引】血风疮，乃三阴经风热郁火血燥所致，初发疙瘩如丹，瘙痒不常，抓破成疮，脓水淋沥，内证晡热，盗汗恶寒，少食体倦，所以不敢妄用风药。

【原文出处】《济阳纲目》。

【原文点评】血风疮的病因病机、临床表现和治疗要点。

前已述及，丘疹性湿疹、瘙痒症、紫癜性色素性皮炎等皮肤疾病属于中医血风疮范围。本段古文说了血风疮的病因为太阴脾、厥阴肝、少阴肾外感风热，内有郁火，引起"血燥"病变，从而出现一系列临床表现。内证见晡热，盗汗，少食，体倦，是气、阴亏损；皮肤恶寒，疙瘩红色，瘙痒严重，抓破成疮，脓水淋沥，是风热之邪损伤工气，风邪热邪蕴结肌肤，伴湿邪为患。怎么治疗？这里只是提醒，不能妄月风药。风药，包括祛风的荆芥、防风、苍耳子、地肤子、细辛等；搜风之僵蚕、蜈蚣、全蝎等。前人提醒今人在治疗这类疾病时，注意不要乱用风药，值得借鉴。

西南医科大学王明杰、罗再琼著有《风药新识与临床》，读者可参。

【原文摘引】血风疮多生在两腿里外之臁，上至膝，下至踝骨，前人谓是血受风邪而生也。谁知皆好饮之徒，过饮于酒，以至湿滞于下腿而不散，血气一衰，而疮渐生己……久之而肉中带湿，则必生虫，虫多则更痒已。治之法必须断酒，然后用内药补其气血，而兼消风湿，外用膏药贴敷，则水去虫死自愈。

【原文出处】《洞天奥旨》。

【原文点评】血风疮的病因和治疗方法。

《洞天奥旨》在前人"血受风邪"的基础上，增加了"酒生湿，湿生虫"。完善了血风疮的病因病位，为：病位在血分，血气衰是血风疮致病之本；病因是风邪、湿邪、虫邪。证实了《外台秘要》"极痒有虫"的理论。

《洞天奥旨》内用补气分湿汤，外用十神膏治疗血风疮。读者需要时自行参阅。

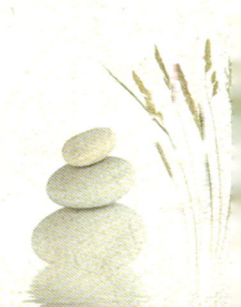

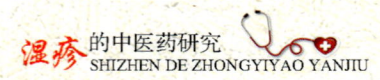

【原文摘引】肾囊风古名绣毬风，由肝经湿热风邪外袭，搏于皮里，初起干燥痒极，喜浴热汤，甚起疙瘩，形如赤粟，搔破浸淫脂水，麻热痛如火燎，此属里热。

【原文出处】《彤园医书·外科》（清 1796）。

【原文点评】前面已经述及，肾囊风类似于现代的阴囊湿疹，本记载比较详细地描述了这种疾病的古病名。病因"肝经湿热兼风邪外侵"，部位在"皮里"（比皮肤深一些），表现如述痒、燥、热、湿均符合临床实际。并且明确提出"里热"的疾病性质。

《外科正宗》则提出，肾囊风乃肝经风湿而成，治疗用蛇床子汤熏洗患处。"蛇床子汤当归尾，苦参毕竟用灵仙，河水同煎熏患处，肾囊风痒得安然。治肾囊风湿热为患，疙瘩作痒，搔之作疼宜洗。"显见，蛇床子汤由蛇床子、当归尾、威灵仙、苦参四味药物组成，使用时用河水煎煮，患者采用熏、洗的方法使用。

需要注意的是：今人对于这种疾病，往往首先考虑使用苦参汤（蛇床子、白芷、苍术、金银花、野菊花、苦参、黄柏、地肤子）外用。比较蛇床子汤和苦参汤，可以发现，苦参汤偏于苦寒燥湿，而蛇床子汤偏于苦温燥湿，体现了古今治疗思路、用药的差异。其实，对于湿热的治疗，温病学早就有"湿不去则热不孤"的理论，湿去则热邪容易孤立，然后比较快速地清除。这种治疗思路，值得今天学习，特别是初学中医者。温性药物疗效比苦寒效果好，并且起效迅速，但是正因为温性药物性温，掌握不好，有伤津的弊病，所以今人多谨慎使用。再者，蛇床子汤使用了当归尾养血活血，对于预防该病后遗症——皮肤干燥，是治未病思想的体现，古人思路缜密可见。

《增订通俗伤寒论》《正治准绳》《疡医大全》《外科心法要诀》均记载了肾囊风，和上面没有多大差异，可阅读时自行参考。

**【原文摘引】**又有乳头碎烂，且痒且痛，名乳头风，属湿热。

**【原文出处】**《外科证治秘要》。

**【原文点评】**《疡科心得集》首先记载乳头风病名和描述了临床表现，现代中医外科认为，本病属于"乳头湿疹"范围。《外科证治秘要》论述了乳头风的病因"湿热"。《邗溪草堂医案》则言"乳头风得郁则痒，吮乳则痛，漫无愈期"。说明作者观察到了乳头风和情绪有关，否则不会"得郁则痒"。既然本病和湿热、情绪有关，后学自然会明白治疗方法应该采用"清热除湿，疏肝解郁"，这比治疗只知道清热除湿止痒又棋高了一步。

乳头风比较难治，就是古人也发现"漫无愈期"。慢性病考验医生能否坚持正确的治疗方法，"有方有守"，不要看到几天没有疗效，就怀疑自己的治疗方案，这是必须明确的。

**【原文摘引】**四弯风生腿脚弯，每月一发最缠绵。形如风癣风邪袭，搔破成疮痒难堪。

**【原文出处】**《外科心法要诀》。

**【原文点评】**《疡医大全》卷二十五在四弯风门主论，解释《心法》曰：四弯风，生于两腿弯及两脚拗，每月一发，形如风癣，乃"风邪袭"入腠理而成。而《陈莲舫医案》则描述"四弯风肢酸发痒，脉见细弦，肺脾为患。"肺虚，最多为肺气虚；脾虚，脾气和脾阳较多，气虚无力推动，

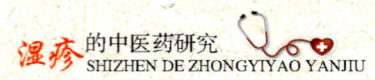
水湿内停为患，流注四弯，再加之风邪侵袭，风湿相互缠绵，则病程较长；湿邪流注、缠绵难去故疾病每月一发。所以，治疗四弯风应该"健脾补肺，除湿祛风"，选方则有参苓白术散、四君子汤、六君子汤，补肺汤等，为今天治疗提供了新的思路。

今人不注意肺脾之气的补充，仅仅知道养血祛风，凉血祛风，除湿止痒，是眼界狭小。

**【原文摘引】** 毒发虫疥流丹病，痈疖生来与湿疮。

【原文出处】《金匮启钥（幼科）》。

【原文点评】本节古籍描述了和西医"感染性湿疹"类似的"湿疮"，是由于"毒"发作引起，或者合并痈、疖等感染性皮肤疾病。

毒，是中医病因的一种，往往用于严重疾病的病因。现代对毒的解释是：环境中的化学物质，在一定的条件下进入肌体后，能与肌体发生生物化学或生物物理作用，进而干扰或破坏肌体的正常生理功能，引起暂时性或持久性的病理状态，甚至危及生命。

毒的原意，是高度集聚的意思。《说文解字》，毒，厚也。害人之草，往往而生。古人限于认识，认为毒从植物中生，只拿对人体有害来说事，所以把毒解释为"害"。关键是这个"厚"字怎么解释。厚，相对于生命体，指味厚，有害成分浓度厚，"害处"集中。毒如果理解为"聚"，任何东西高度聚集必成"毒害"，则好理解了。当夏天紫外线较强，可以使人皮肤灼伤，人们说三伏天的阳光"毒"就好理解了。又说某人目光"毒"，一是目光有神；二是注视力高度集中，仿佛能看穿一切，体现的洞察力。中医说湿毒、风毒、火毒、虫毒等，均指湿、风、火、虫聚集太过，影响人体生命活动，"过则为灾"。

【原文摘引】盖湿疮者，由肾经虚弱，风湿相搏，邪气乘之，搔痒成疮，浸淫汗出，状如疥疮者是也。

【原文出处】《外科精义》。

【原文点评】湿疮的病因之一。

肾经虚弱，有气、血、精、阳虚弱之多，但是不管怎样，"至虚之处，就是受邪之地"，"正气存内，邪不可干"。总因正气不足，风湿邪气乘虚侵入皮肤或者体内则成湿疮。

治疗的原则，要攻补兼施。攻邪，祛风除湿；补正，应"知犯何逆，随证治之"。视气、血、精、阳之虚衰不同施治。

本节提示后学，治疗湿疮，可以采用"补肾除湿，祛风止痒"的方法。这对小儿、老人和身体素质较差的成年人罹患湿疮，确是一种好的方法。特应性皮炎往往从婴儿开始发作，经年不愈，近期治愈，一遇到诱因又发作，父母子女均痛苦不堪，采用"补肾除湿，祛风止痒"，古人为我们提供了一种选择的方法。

【原文摘引】水渍手足丫烂疮，以脾为湿土，以湿投湿，安得不助湿乎？湿以加湿，此湿疮之所以生也。

【原文出处】《洞天奥旨》。

【原文点评】湿疮的诱因及一种治疗禁忌。

既然病名叫湿疮，一定有湿邪致病。足丫烂，民间多叫"香港脚"，是现代脚癣的一个类型，这种湿烂乃因肌肤有湿。既然有湿，治疗应该燥湿、利湿、除湿、渗湿，不应采用水湿浸泡，以湿投湿，会加重病情。

现在对于急性湿疹的外治，多采用10%黄柏液、3%~5%硼酸液，或者10%复方中药液湿敷，而不是浸泡，需要临床注意。

需要注意的是，"湿以加湿，此湿疮之所以生也"的提醒句。湿疮，不能再使用"加湿"的错误治疗方法，如浸泡、过度饮水、久坐卧湿地、损伤脾运、生湿等方法。

**【原文摘引】鹅掌风生掌心间，皮肤燥裂紫白斑，杨梅余毒血燥热，兼受风毒凝滞源。**

【原文出处】《外科心法要诀》。

【原文点评】鹅掌风的临床表现及病因。

古代书籍记载的鹅掌风，包括现代西医的慢性湿疹、干燥型手脚癣、掌跖角化病、剥脱性角质松解症等引起手掌皮肤粗糙肥厚干裂的多种疾病。皮肤干燥、裂缝是主要临床表现。皮肤颜色改变，是表皮脱落后，真皮浅层外露，或者皮肤炎症后，色素脱失。古人既然认为病因是血燥热（血分热邪）兼感受风邪聚集为毒。所以治疗应该"凉血、润燥、祛风"，法既已定，方随法出，后人自然知道怎样治疗了。

《外科心法要诀》《外科启玄》《爱月庐医案》认为鹅掌风是杨梅余毒未尽，这在今天西药规范治疗梅毒后已少见有片面。杨梅疮就是梅毒，梅毒愈后固然可以引起鹅掌风，但是今天的皮肤疾病表现如中医鹅掌风的更多。

《临证一得方》卷四认为"脾肺阴液枯耗发为鹅掌风"，治疗使用制首乌、麦冬、刺蒺藜、小生地、松毛、炒归身、知母、嫩苦参、炙甘草、胡麻，体现了养血凉血，润肤止痒方法，临床可以借鉴。

《外科正宗》卷之四则说"鹅掌风由手阳明、胃经火热血燥，外受寒凉所凝，致皮枯槁；又或时疮余毒未尽"，则为临床增加了鹅掌风因由寒凉、疮毒致病的病因和治疗途径。

《陈莘田外科方案》（清）卷五记载了三个病案，则认为鹅掌风是"营热风淫，挟湿交蒸""起瘰流水，作痒脱皮，最淹缠也""鹅掌风，皮落滋水，痒漫掌心"。其记载和今天手掌湿疹十分接近，病因为"营热、风侵、兼湿"，治疗当凉营、祛风、除湿。

《彤园医书·外科》提出"鹅掌风皆因生杨梅食鹅肉而生"，提出了鹅掌风的一种诱因。民间多有鹅肉属于发物的说法，或许是"湿疹的一种致敏因素"，临床可以参考。

今人《外科十三方考》谓"鹅掌风系生过杨梅毒疮，服药过急，收毒入内，不能发出，故发生此疮，可内服中九丸，外用桐油搽之……即可痊愈。"中九丸可以治疗多种疑难疾病，但是使用毒药令今人畏惧，需要时可以参考。

鹅掌风治愈比较棘手，这种疾病的致病因素很多，多一种思考路径，也许会对临床有所裨益。

【原文摘引】裙边疮妇人多有之，因搔抓破皮，肌肉溃烂，年深日久，风湿热交炽，或因脚气而血脉不行，致成此症，其疮大多难治。

【原文出处】《外科十三方考》。

【原文点评】裙边疮的病因及愈后。

古人多穿长裙，而不像现代女性穿短裙或超短裙。长裙的裙边大约在小腿中部。显然，裙边疮病在小腿部位。因为瘙痒而搔抓，肌肉都抓破了，可见瘙痒严重。反复搔抓，年深日久，导致风湿热交互混杂不去，和感染引起湿疹相同。还有一个病因，是脚气而导致血脉不通，血脉不通则痒

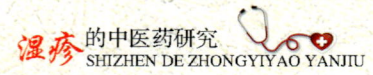

则痛。

下肢淤积性湿疹，病程长，易感染，治疗难。可以采用"活血通络、解毒止痒"法。

【原文摘引】岁火太过，炎暑流行，肺金受邪。民病疟，少气咳喘，血溢血泄注下，咽燥耳聋，中热肩背热，上应荧惑星。甚则胸中痛，胁之满胁痛，膺背肩胛间痛，两臂内痛，身热骨痛而为浸淫。

【原文出处】《素问·气交变大论》。

【原文点评】浸淫的来源、表现及病因病机。

浸淫来自《素问》，但是这段经文并没有明确浸淫这种疾病和皮肤有关。经文提出的临床表现更像木火刑金，肺阴受损，引起的阴血不足，肌肉、骨骼失去或者缺少阴精滋润，而出现疼痛的症状。

本文仅仅揭示浸淫术语的来源，供皮肤科学习参考。

【原文摘引】浸淫疮，从口流向四肢者，可治；从四肢流来入口者，不可治。

【原文出处】《金匮要略》。

【原文点评】浸淫疮的愈后。

《金匮要略》疮痈肠痈浸淫病脉证并治第十八，首次提出了浸淫疮的病名，并描述了这种疾病的愈后。《金匮要略》原书提出了"浸淫疮，黄连粉主之"，但是没有给出黄连粉的处方。作者曾经治疗过一个婴儿，某公司职工的女儿，出生六个月肚脐仍然分泌物不停，瘙痒，啼哭不止，从肚脐还可以看到肠子蠕动。经过多家医院治疗，束手无策，想到《金匮要略》经文，便试一试此法，医嘱使用生黄连 200 g，极细粉碎成粉末，直接撒布于肚脐患处，结果几天后分泌物减少，一月后肚脐干燥，创口愈合。所以，仲景方法是有疗效的。临床需要注意，现代饮片公司提供的黄连多为酒黄连，不能使用。

由于浸淫疮出自张仲景书籍，所以，后世注解颇多，如《订正仲景全书金匮要略注》浸淫疮"若从口起而流向四肢者，是邪从内发于外，泄而不进，故可治；若从四肢起，流入口者，是邪由外入于内，进而不泄，此脏气伤败，故不可治"。《订正仲景全书金匮要略注》则注解"浸淫疮者，浸谓浸浸，淫谓不已，谓此疮浸淫留连不已也"，说明病程长。《诸病源候论》卷之三十五则谓"浸淫疮，是心家有风热，发于肌肤，以其渐渐增长，因名浸淫疮也。"《巢氏病源》小儿浸淫疮候："小儿五脏有热，熏发皮肤，外为风湿所折，湿热相搏，身体发疮，初出甚小，后有脓汁，浸淫渐大，故谓之浸淫疮也。"提出小儿也有此病，病因内为五脏有热，外为风湿侵袭，湿热相搏。《外科心法要诀》云"浸淫疮发火湿风，黄水浸淫似疥形，蔓延成片痒不止，治宜清热兼消风。"指示了治疗方法"清热消风"，均在仲景的基础上，从不同角度有所发挥，临床可以参考。《金匮要略广注》谓："浸淫疮从口流向四肢，则自内出外，邪毒将渐消散，故可治；从四肢流来入口，则自外入内，邪毒渐侵于里，而生物之本拔矣，故不可治。浸淫疮生于湿热，经云疮疡皆属于火，黄连入心经，性寒味苦，寒胜热，苦燥湿，故主之。"

理解本节经文的关键是"流"而不是"口"和"四肢"。《说文解字》第十一篇"流，突忽也。流之本义唯不顺，忽出也。引申为突忽"。《圣济总录》卷第一百三十三则谓"其疮自口出，流散四肢者轻，毒气已外出故也，从四肢反入于口则重，以毒复入于内故也"。从脏腑和皮肤的关系解释，翻译成现代意义，经文的意思是说"如果浸淫疮在内，迅速蔓延到外——肢体，则病情由重向轻发展，为不重。如果病在外而向内发展，是病由轻向重发展，为重。"这样就好理解了。

**【原文摘引】** 奶癣，儿在胎中，母食五辛……遗热与儿，生后头面遍身发为奶癣，流脂成片，睡卧不安，搔痒不绝。

**【原文出处】**《外科正宗》。

**【原文点评】** 奶癣的病因、临床表现。

奶癣，是目前婴儿常见病，出生几天至几月便发生。《外科正宗》明确提出了疾病的"胎传"理论，认为该病是因母亲怀孕时，饮食不当，遗留热邪与婴儿。临床表现为头部、面部、遍身流脂水成片状，影响睡眠，瘙痒严重。

原文"母食五辛"后，有"父餐炙煿"四字，提示父亲的饮食习惯不好，辛辣、厚味、烧烤、煎炸食物过多，也能影响后代，这种理论蕴含今天的遗传理论，有可取之处。

既然婴儿奶癣和父母均有关，故在备孕期间，父母均应该调整饮食，以清淡、营养为主。不要过食辛辣、煎炒、厚味，更不能饮酒。这和今天年轻人为了备孕，提前进行"封山育林"，节制饮食，调节生活，有相似之处。

《外科正宗》治本病以"文蛤散"。文蛤 120 g，点红川椒 60 g，轻粉 15 g，"先将文蛤打成细块，锅内炒黄色，次下川椒同炒，黑色烟起为度，入罐内封口存性，次日入轻粉，研为细末，罐收储。香油调搽，奶母戒口为妙"。本方临床不常用，故录此供参考。但文末提出的"奶母戒口为妙"，倒得应该引起家长、医生重视的。

《伤寒论》有"伤寒病在阳，应以汗解之，反以冷水潠之，若灌之，其热被劫不得去，弥更益烦，肉上粟起，意欲饮水而反不渴者，文蛤散主之"，张仲景的文蛤散和《外科正宗》的文蛤散不同，使用需注意。

《外科备要》卷二则观察到，本病先"生婴儿头顶或生眉端""由胎中血热，落草受风而成"，完善了本病的临床特点先从头顶或眉头发生，符合临床实际；而疾病原因，则增加了"风邪"为患，对临床治疗亦有指导作用。

《外科正宗》卷之一附录的"痈疽诸症疮名十律"还提出了"风疮奶癣多搔痒，血灌脓窠痛欠安。还有心脾治热症，口疳重舌一般看"。病机是"心脾积热""血灌脓窠"；结合《外科备要》观点，今天治疗本病应该采用"清心泻脾，凉血解毒，祛风止痒"方法。广东省中医医院皮肤科采用健脾清心解毒方法治疗，可谓深得古要旨。

（向阳　张尧）

---

**参考资料**

[1] 彭怀仁. 中医方剂大辞典［M］. 北京：人民卫生出版社，1997.

[2] 宋民宪. 新编国家中成药［M］. 北京：人民卫生出版社，2002.

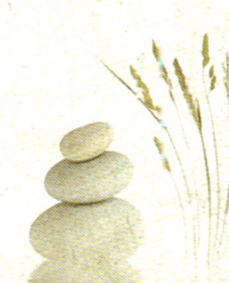

第九章

现代中医名家对湿疹的认识

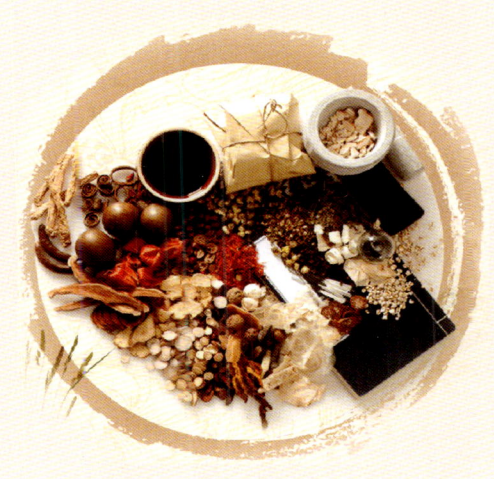

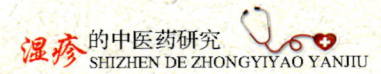

现代中医名家在继承历代医家学术思想的基础上，结合自身多年临床实践，对湿疹进行了深入的研究和探索，总结出许多宝贵的学术思想和治疗经验，本书荟萃了部分著名专家对湿疹的认识。

## 一 马绍尧

海派名中医马绍尧继承中医外科名家顾伯华的学术思想，并结合自身多年临床实践，以脏腑学说为核心，提出"从脾论治"湿疹的思想。马氏认为，湿疹是一种以脾气虚弱为本，风湿热毒蕴阻肌肤为标，虚实夹杂的疾病。导致湿疹形成湿、热、火、毒证候的诸多病因可统归为"湿毒""火毒"，其发病与心、肺、脾三脏密切相关，尤与脾关系密切。脾主肌肉，湿邪久蕴而化热，内热则脾气温，脾气温则肌肉生热，湿热相搏，复感外邪，蕴阻肌肤，乃生诸症。治疗上以健脾益气、清热利湿法贯穿始终，并将局部证候与全身证候有效结合，根据邪正消长变化，扶正祛邪当有所侧重。

马氏对心得派的三焦观点多有领悟，提倡以分利三焦为纲治疗湿邪，治上焦以芳化宣透，肺气调则湿自化，可用藿香、佩兰等；治中焦以苦温燥湿，脾胃中焦得治，则湿亦自化，可用半夏、厚朴、砂仁等；治下焦以淡渗利湿，"通阳不在温，而在利小便"，可用猪苓、泽泻、薏苡仁等。且在湿疹的治疗中，马氏提出"祛邪以祛湿为先"，祛湿则必理中焦，"补脾以健运为要"，单用补脾益气之法恐碍湿邪不出，重视清热解毒，同时强调辨证的灵活性。

临床实践中，马氏将湿疹分为三型：血热型（急性期）、湿热型（亚急性期）和血燥型（慢性期），临证强调应根据患者的体质和舌苔进行辨证论治，将"清热解毒法"作为控制湿疹急性发作的主要方法，常用除湿止痒方（生地黄、赤芍、牡丹皮、白鲜皮、地肤子、土茯苓等）以犀角地黄汤方为主方合以祛风清热燥湿之品，达到清热凉血、利湿解毒之功。针对

"火毒"和"热毒"，马氏除了常用的清热解毒法外，还以攻下泄毒、清营凉血解毒、清化解毒等不同的祛邪方法来消除"火毒"或"热毒"，常用犀角地黄汤、普济消毒饮、凉膈散、黄连解毒汤等。

## 二、王玉玺

龙江学派医家王玉玺认为，湿疹病因虽多与风湿热相关，但不可拘泥于此，亦有寒湿为患者，于责之于心火，肝火，脾湿。湿疹初起多为湿热浸淫，日久则伤阴耗血，可由热转寒；或由禀赋不耐，素体阳虚而来，若肾阳虚则温煦失职，阴寒内生，气化无力，水饮自生；或过用寒凉，或嗜食生冷，损伤脾阳，脾阳虚则运化失调，水湿内生。若复感风寒之邪，客于肌肤，为寒所郁，外不宣透，阻滞脉络，寒湿相兼则可为寒湿证，常于冬季复发或加重，且寒、湿皆为阴邪，耗损脾肾阳气，易使病程缠绵不愈发展为慢性湿疹。

王氏分三期论治湿疹，急性期予以祛风清热除湿之法；若复感风寒之邪，客于肌肤，为寒所郁，外不宣透，阻滞经络，寒湿相兼则为寒湿证，处方参照《脾胃论》，以升阳除湿防风汤（防风、苍术、白术、白茯苓、青皮、乌药、小茴香、川芎、半夏）行气散寒除湿。亚急性期，予以滋阴除湿、健脾止痒之法。而对于慢性期，则予以补血活血、祛风润燥之法，并根据湿疹发病部位、归经和其他兼证进行加减，如王氏指出应遵循"风伤于上，湿伤于下，中为气郁、火郁"之观点，发于头面部可酌加桑叶、菊花、苍耳子。发于下肢可加川牛膝、茯苓、泽泻。发于腰腹部可加枳壳、川厚朴。发于耳部、阴囊部，因其属肝胆经，故可加龙胆草、栀子、柴胡等引经药。痒剧，则加苦参、海桐皮、乌梢蛇、蝉衣。影响睡眠，则加安神止痒药，如夜交藤、合欢花、牡蛎、龙骨。

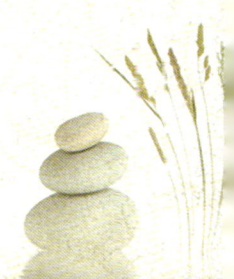

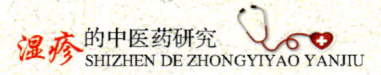
## 三 王沛

北京中医药大学东方医院王沛认为，湿疹外因以风、湿、热邪为主，内因责之于心火、脾湿，内外合邪而发病，病机正如《医宗金鉴》所述"心火脾湿受风而成"。临证有热盛、湿盛、血虚风燥等不同，分"两证三期"进行论治，其中湿热证以湿热之邪流溢肌肤为主要表现，偏热者为急性期，多为心火血热夹湿蕴积肌肤所致；偏湿者为亚急性期，多为脾失健运，湿邪内生所致；血燥证以皮损反复发作，流滋日久，伤阴耗血，血燥生风所致，相当于慢性湿疹。治疗上，对于湿热证者，王氏以清热利湿法为主，方选萆薢渗湿汤合二妙散加减，并根据偏热或偏湿之表现，加入清热凉血或健脾除湿之品；对于血燥证者，予以养血祛风，清热化湿之法。用药上，王氏谨守"经络阻塞，气血凝滞"的局部外科病机论，提出外科疾患施治最忌滥用大苦大寒之剂，若投以大队苦寒之品，可致病损部位遇寒凉后，气血更加凝滞，经络愈加不通，非但不能缓解病情，反而损伤脾胃后天之本，使病情缠绵不愈，甚至病势加重。

## 四 王莒生

北京中医医院王莒生指出，古今众多医家多采用健脾清热祛湿之法治疗湿疹，然临床效果不尽理想。王氏继承赵炳南"从湿论治"的学术经验，结合中医"肺主皮毛"理论，提出皮为湿疹之病处，肺为湿疹之主脏，湿热为发病之关键的观点。"肺为水之上源"，若肺的通调水道功能失常，则水湿聚而为患，而湿性重浊，难于去除，久之影响脾胃功能，导致脾失健运，湿聚热生。湿热互结，如油入面，湿热二邪互为因果，致湿疹迁延难愈，治疗应"从肺论治""开鬼门、洁净府"，使湿热之邪从汗及小便而去。王氏尤重视"痒"的治疗，辨证属"风"邪为患者，常从"祛风"论治，自拟"浮褚清热除湿汤"宣肺祛风、清热除湿，该方不仅继承了赵炳南治疗湿疹所用"清热除湿汤""除湿止痒汤"的主要药味（如龙胆草、淡竹叶、蒲公英等），还参考了赵炳南治疗荨麻疹经验，选用"四藤"中的"首乌藤"以通络祛风而不伤正，并根据自己的临床经验加用浮萍、荆芥、防风、淡竹叶"开鬼门、洁净府"。此外，王氏继承并发展了赵炳南使用民间药物"褚桃叶"外洗止痒的治疗经验，将"褚桃叶"内服以凉血解毒，润肤止痒。

## 五　王道坤

甘肃省名中医王道坤认为，"湿"为湿疹发病的关键因素，临证应按照湿邪停留的上、中、下部位进行辨证论治，发于人体上部者，以治肺为先，通过宣气化湿，辛散轻扬之品，疏通腠理，宣通肺气，使三焦气机和水湿运行，上下畅通而达到化湿的目的；发于中部者，绝大多数与肝、脾功能失调有关，气郁、火郁是其病机关键。以治肝脾为主，理气燥湿，通过调肝理气、运脾燥湿，疏通水湿运化的枢纽，使气畅湿化，以归于平。湿为阴邪，重浊趋下，故下部湿疹多夹湿邪，以治肾为重，宜化气利湿。虽然湿多从热化而成湿热证，但从寒化而成的寒湿证亦不少见，尤其对于久治不愈的慢性顽固性湿疹，多属寒湿证，此乃因湿抑气不化，困阻内滞，阳气渐耗，肾失温煦，不能司三焦之气化所致。湿为阴邪，非阳不运，非温不行，当以辛热之品温通阳气为要，并辅以利湿之品，达到通阳以化水湿之目的。王氏临证采用皮外科部位辨证，并联系内科三焦辨证治疗湿疹，可谓执简驭繁。

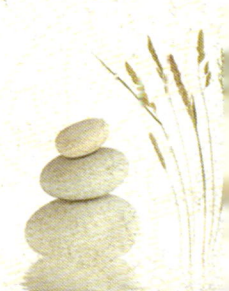

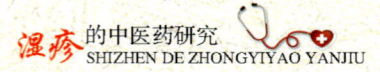

## 六　艾儒棣

四川文氏皮外科流派、成都中医药大学附属医院全国教学名师艾儒棣认为，湿疹的临床特点可归结为"痒、湿、烂、顽、变"五字，痒为奇痒难忍；湿为滋水淋漓；烂为黄水浸淫所过，糜烂所致；顽是指本病缠绵难愈，反复发作，不易治愈；变是皮肤损害多变（皮损有红斑、水肿、丘疹、水疱、脓疱、流滋、结痂同时存在，慢性者有鳞屑、苔藓化等损害），对称发作，易演变成慢性。同时，艾氏认为脾不运湿为其本，风湿热邪袭表为其标，日久血虚风燥，多属本虚标实之证。治疗应当全身局部并重，标本同治，内服外敷，从风、湿、热、毒着手，自拟马齿苋汤（马齿苋、野菊花、煅龙骨、黄芩、牡丹皮、生地黄、僵蚕、紫荆皮），各期湿疹均可在此方基础上随症加减，效如桴鼓。

## 七　朱仁康

中医皮肤外科专家朱仁康认为，湿疹的病因不外乎风、湿、热三邪，但有内、外之分，并指出"内因、外因互相关联，不能截然分开，而以内因为主。"内风、内湿、内热由脏腑气血功能失调所生，为发病的基础，内风多因肝产生，内湿多因脾产生，内热多因心产生；外风、外湿、外热属外感六淫邪气，为致病的条件。内外因素相互搏结，壅聚体表肌肤，发为湿疹。

朱仁康认为，湿疹虽是风、湿、热三邪相合为病，但对于不同临床表现，应强调某一邪气主病，其他病邪相间。如以湿为主的病损，常以大量渗出为主要表现，可分为湿热内蕴证及脾虚湿蕴证。对于湿热内蕴证，朱氏引用《平治荟萃》所言："治湿不利小便，非其治也。"故在治疗时非常注重利小便而给湿邪以出路，药用茯苓、车前子、泽泻，且常用六一散代替甘草。湿热相合，如油入面，极难化解，故很少用大剂量的苦寒之品，唯恐寒伏中焦，湿热之邪被遏，更难化解；对于脾虚湿盛证，朱氏认为，湿邪虽有内外之分，然内湿更为关键，本证多由禀赋不足所致。脾主湿而恶湿，脾虚则水湿不化，外湿可引动内湿，内湿能招致外湿，故《素问·至真要大论》云："诸湿肿满，皆属于脾。"治疗以固护脾胃为先，兼以除湿。除湿即为健脾，脾健湿自能除。以热为主的皮疹，多表现为红肿灼热之斑片，临床可见皮肤大片焮红艳赤，触之灼热，甚至起水疱，瘙痒疼痛，伴有高热口渴，口臭便秘，舌红苔黄，脉数。对于本证治疗，朱氏受温病"大凡看法，卫之后方言气，营之后方言血。在卫汗之可也，到气才可清气，入营犹可透热转气"影响，认为应在清营凉血基础上，不忘透热转气，喜用轻清灵动之品，慎用耗血动血之品，并强调切忌妄投羌活、白芷、防风等辛温散风之品，如误用势必风火相煽，加重病情。以风为主的皮损，部位不固定，瘙痒顽固，皮疹久治不愈，诸药效果不佳，皮肤出现浸润肥厚，如皮革状，其间可有硬结，如芡实状，颜色紫暗，瘙痒剧烈，难以入眠，舌红苔白，脉滑。朱氏认为本证系风邪久羁，郁蕴化热，留于细小络脉、肤腠之间所致，顽固难祛，故以搜风通络，清热除湿为法，创立乌蛇搜风汤。对于慢性、亚急性湿疹，朱氏多从虚论治，辨证为阴伤湿恋，并以滋阴除湿之法治疗。滋阴除湿法看似矛盾，一般以为滋阴能助湿邪，利湿可伤阴血。若病程缠绵，渗水日久，湿邪未除，阴液已伤，此时仅用滋阴养血则腻滞恋湿，若仍用渗利苦燥药物则更伤阴血，或滋或渗，治有两难。朱氏针对上述复杂的辨证特点，确立滋阴除湿法，标本兼顾，滋渗并施。临证时亦非常重视皮损部位与经络脏腑之间的关系，皮疹发于面部，属阳明经，用白虎汤以清阳明实热，益胃汤以养胃阴；皮疹发于耳周、两胁属肝胆，多用龙胆泻肝汤以清肝胆湿热；生于四肢者多责之于脾胃，常用除湿胃苓汤、化湿汤等；若皮疹生于手足心部，多为心经有热，常配合导赤散加减。

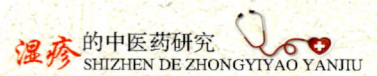

## 八 刘爱民

河南省名中医刘爱民在既往仅根据皮损、舌象脉象和自觉症状辨证基础上，将湿疹发病或加重的季节、皮损形态、皮损部位、病变脏腑或所属经络分部等纳入辨证要素，自创季节、脏腑、经络、部位四位一体辨证方法。如冬季发作的湿疹，常与风寒和人体阳气不足有关；夏季发作的湿疹，一般与外界和体内湿热有关。发于人体某个部位与经络、脏腑有着内在的相关性，如发于面部的湿疹多与肺经有关；发于腹部、手部的多与脾经有关。还当分辨皮损是发于伸侧（阳经所主）还是屈侧（阴经所主）。发于阳经者，多属实证；发于阴经者，多属虚证，并遵循"虚则补之，实则泻之"的治疗原则。如湿疹发于手背的患者，皮损为密集丘疱疹，手背为手三阳经所过之处，夏季发病者，多属湿热蕴肤，宜选苦寒之品清利；冬季发病者，多属风寒束表，水湿聚集，当用辛温发散之剂。湿疹治疗中还需注意个体差异，体质强壮，内无明显不调者，只需祛邪即可；若素体不足，脾气虚弱，则应在祛邪的同时，补气健脾或温阳健脾。此外，还需判断湿疹发病是外邪为主或是内虚为主，抑或是内外相当，用药当会有轻重法度之区别。

## 九 刘巧

海南省皮肤病医院院长刘巧认为，燥邪在慢性湿疹中起着重要作用。湿疹日久，各种病理因素均可导致燥邪发生，如"湿浊内阻化燥""风能胜湿化燥""热耗阴液为燥""瘀血内阻化燥"。燥邪致病特点为燥性干涸，易耗伤津液，慢性湿疹日久，阴血耗伤，则燥症更明显，燥胜则干，皮肤干燥脱屑、皲裂，瘙痒明显；燥性坚敛，滞涩气机，瘀血内生，阻滞脉络，故皮肤形成结节、斑块、苔藓样变。刘氏临证时将慢性湿疹分为阴虚血燥型和血虚风燥型进行辨治，认为二者不可统归于一型，一个偏于阴津亏虚，一个偏于血虚，需分别论治。阴虚型皮损较薄，表面多鳞屑，部分有小丘疹或水疱，多见于老年人；血虚型皮损偏硬，苔藓样变，表面鳞屑偏少，部分表面有抓痕、血痂，多见于青中年人。分别采用自拟"滋阴润肤汤"和"四物消风散"进行治疗，并在治疗过程中注重燥与湿的关系，强调燥润得宜，兼顾脾胃。

## 十、刘文景

山东省潍坊市中医院刘文景认为，老年湿疹多由体虚所致，即便存在风湿并重之证，仍需扶正祛邪，标本同治，方可发挥疗效。临床辨治湿疹应注意以下四点：一为祛湿不忘滋阴。湿疹与湿有着密切联系，对老年人而言，大多数体质偏阴虚，故在祛湿的同时不忘滋阴，常用知柏地黄汤加减。二为凉血即可祛风。老年患者皮肤出现红色丘疹，瘙痒明显，破损流滋，舌苔黄腻，脉弦数，此乃血热生风，外发肌肤，治宜凉血清热，祛风止痒，切忌过投辛散，常用凉血消风散。三为活血辅以补气。血为气之源，老年人体质衰弱，血运差，脉络瘀滞，益以活血化瘀，祛湿止痒为主，选用补阳还五汤合萆薢渗湿汤加减。四是健脾除湿固本。"诸湿肿满，皆属于脾"，脾主运化，为气血生化之源，人到老年，先天之精不足，需依赖后天水谷濡养，若脾气不足，运化失职，津停为湿，致发湿疹，治宜益气健脾，祛湿止痒，方用除湿胃苓汤加减。

## 十一、张志礼

北京中医医院张志礼认为，湿疹多由饮食不节或过食腥发动风之品，伤及脾阳，脾失健运，致湿热内蕴，复感外界风湿热邪，内外两邪相搏，充于腠理，浸淫肌肤，致本病发生。若病程日久则耗伤阴血，化燥生风。简言之，即"本源于湿，再源于热及风，风湿热互结郁于肌肤，或化燥伤阴。湿乃本病之本"。故张氏认为湿疹急性发作期，多属湿热并重证，宜以清热除湿法为主；亚急性及慢性期，多属脾虚湿盛证，宜采用健脾除湿法；湿疹反复发作，耗伤气阴，致阴血不足，多属血虚风燥证。针对这一证型，张氏特别重视调理脾胃，认为湿邪不除，主要是因脾不运湿，故健脾除湿是治疗关键，但同时须佐以养血润肤、疏风止痒之品，"治风先治血，血行风自灭"，血虚血燥则痒，故养血润肤方能疏风止痒。此外，张氏指出小儿湿疹多为胃肠积滞证，幼儿在接受治疗的过程中，应尽量少服苦寒通泄及滋补过甚的药物，当以健脾消导为主，清热除湿、祛风止痒为辅。

## 十二　李月玺

北京大学人民医院李月玺指出，湿疹的病因主要有风、湿热、血热、血瘀、血虚。发病初期，风湿热邪客于肌肤；病情进展，湿热蕴结于内，熏蒸于外，或血中毒热；病情迁延，日久湿阻成瘀，或血热搏结成瘀；后期风热伤阴化燥，瘀阻经络，血不营肤；或气阴两虚，血虚风燥。李氏认为血热、风热、湿热是急性、亚急性湿疹最常见的证型，而血热是其发生发展过程中的重要病因，临床上三种证型较难绝对分开，应当兼顾治疗，突出凉血一法，同时佐以安神镇静之品。并归纳总结出治疗湿疹的十字方针，即"清热，凉血，祛风，除湿，止痒"。

## 十三　杜锡贤

山东中医药大学附属医院杜锡贤认为，湿热是湿疹的基本病机，只是在不同阶段侧重有所不同，故以清热利湿法贯穿始终，尤以治湿为要。杜氏擅长使用龙胆泻肝汤加减治疗多种皮肤病，在急性、亚急性湿疹的治疗中也大都疗效显著。内治的同时，亦十分重视外治，强调应根据皮肤损害的表现来选择适当的剂型和药物，如湿热蕴肤证或脾虚湿蕴证（相当于急性、亚急性期湿疹），皮损出现红肿、糜烂、渗出时可选水溶液剂，常用硝矾散（朴硝、明矾、硼砂）开水溶化待凉后冷湿敷；或用燥湿洗药（黄柏、马齿苋、苦参、白鲜皮、苍术）煎液冷湿敷，湿敷完毕再用湿疹散（黄连、冰片、硼砂、青黛、儿茶等），香油调涂在皮损处。泛发性湿疹，皮损鳞屑、潮红、结痂时，可选用当归紫草油（当归、黄连、薄荷香、紫草）外搽。慢性湿疹如手足皲裂性湿疹属血虚风燥证者，症见皮肤增厚、脱屑、干裂，酌用黑豆方（黑豆、大风子、白及、桃仁、红花、胡麻仁、马齿苋等）水煎外洗，洗后酌情选择复方蛇脂软膏、丹皮酚软膏、复方硝酸益康唑乳膏等外涂。

## 十四、陈凯

赵炳南嫡传弟子、北京市中医医院陈凯针对湿疹正邪斗争的不同状态，创立"清调补理论"。邪气实则清，包括清肺、清胃、清心、泻肝、凉血、解毒、除湿、散风；正虚邪实则调，包括调脾胃、调冲任、调神、调免疫、调内分泌；正虚邪去则补，包括补气、补血、补肝肾。其最要者，清肝胆，调脾胃，补气血。陈氏在该理论指导下，推荐把赵炳南最常用的三首方剂龙胆泻肝汤、除湿胃苓汤、当归饮子顺序应用于湿疹急性、亚急性、慢性三个阶段。急性期以龙胆泻肝汤取效，慢性期则多以当归饮子收功。陈氏引述赵炳南"痒为痛之渐"观点，提出"皮肤络病理论"，既有"不通则痛""不荣则痛""久痛入络"之说，则有"不通则痒""不荣则痒""久痒入络"之意，对于某些慢性顽固性湿疹，瘙痒剧烈，难以忍受，久治不愈，皆可由此法论

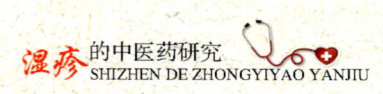

治。此外，陈氏还提出"胃肠—皮肤相关论"，认为胃肠是人体最大的免疫器官，皮肤病多与免疫相关，胃肠与皮肤是一体两面，一阴一阳，胃肠为里，皮肤为表；胃肠为本，皮肤为标；胃肠受纳水谷，皮肤宣发营卫。故治疗皮肤病必须注意调理脾胃，使其升清降浊，气机通畅，善用大量调理脾胃的古方如半夏泻心汤、痛泻要方等治疗湿疹，疗效显著。

## 十五、李斌

上海中医药大学李斌继承沪上夏氏皮肤外科学术思想，在以"血热"和"湿热"为主要病机论治湿疹的基础上，又结合自身临床体会，将湿疹发病过程中出现的红斑、丘疹、灼热等均纳入血热范畴，并提出"血热阳浮"病机学说，即"血热是其病之本，阳浮是其病之标"。李氏在前人清热、凉血治法基础上，又提出相应的"重镇潜阳"之法，善用夏氏外科代表方苓珠凉血方（珍珠母 30 g，磁石 30 g，代赭石 30 g，牡蛎 30 g，黄芩 15 g，紫草 10 g，薏苡仁 15 g，防风 10 g，徐长卿 10 g，苦参 15 g，黄柏 10 g，甘草 6 g）加减，方中重视珍珠母、磁石、代赭石、牡蛎等重镇药物的使用，指出其归心、肝二经，性偏寒凉，具有平肝潜阳，镇心安神的作用，可明显改善由湿疹引起的剧烈瘙痒。李氏在强调辨病和辨证论治的同时，注重辨病分期，精于辨证六经，根据湿疹各期症状表现的不同，治法上各有侧重；并指出湿疹在发病过程中，多有六经某一经或二经的病症，三阳经病证患者处于正盛邪实，抗病力强的实热证阶段，但是进入三阴病证以后，病邪已入脏腑，正虚阳衰，机体多表现为阳虚里寒的病理变化。

## 十六、宋祚民

国家级名老中医宋祚民认为，小儿湿疹常因饮食不节伤及脾胃，脾失健运，致湿热内生，复感风湿热邪，内外合邪充于腠理，浸淫肌肤而发病；部分患儿可由胎毒胎热所致。湿疹表现虽在皮肤，而根源在中焦脾胃，脾胃功能正常与否，直接关系到本病症状的轻重。由于脾为后天之本，小儿具有脏腑娇嫩、形气未充、脾常不足等生理特点，故宋氏特别强调，脾胃功能的强弱贯穿于小儿湿疹的始终，在治疗时，切记要健脾养胃，调补中焦。

## 十七、欧阳恒

湖湘流派欧阳恒在中医"取象类比"法理论启发和指导下，创造性地提出了"以色治色，以形治形，以皮治皮，以毒攻毒，寓搔意治瘙"的直观论治五法，并强调直观论治五法是建立在辨病或辨证论治基础之上的。如对慢性顽固性湿疹的治疗，可选用牡丹皮、白鲜皮等皮类药组方；针对湿疹瘙痒明显的特点，可选用皂角刺、猪牙皂、刺蒺藜等模拟搔刮、搔抓之类外部形象的带钩、刺、棘类药物增强疗效；湿疹久病入络，风湿热搏结成毒，须选加一些具有入里搜风、走窜通络、化瘀镇痉之品，如全蝎、水牛角，共同组成桑龙止痒丸（制何首乌、白芍、牡丹皮、地龙、水牛角、全蝎、桑枝、白鲜皮、皂角刺、猪牙皂、漏芦、路路通）。

## 十八、金起凤

北京中医药大学东直门医院金起凤认为，湿疹的致病因素以风、湿、热为主，与脾、心、肝关系密切。脾为湿土，运化失职则湿热内生；肝为木脏，主疏泄，肝失疏泄则肝气郁结，气有余便是火，心主火，心经火旺，可导致血热，心火内炽，肝阴暗耗，则内风易动；湿热心火交相郁搏于肌肤，致全身散发红斑、丘疹、水疱、糜烂、渗液。湿疹在临床上虽有风热、

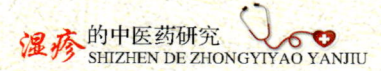

脾湿、血燥等证型，但以湿热型居多，治疗以清热利湿、凉血消风为主，自拟"龙蚤清渗汤"，由龙胆草、黄芩、蚤休、生槐花、牡丹皮、赤芍、白鲜皮、苦参、全虫、地肤子、六一散组成，若口渴喜饮，脉滑数，加生石膏、知母清阳明气火以解渴；心中烦热显著者，加黄连、炒山栀以清心除烦；皮疹色鲜红、舌质红赤、苔黄加玳瑁粉冲服以加强凉血解毒之效。若为婴儿湿疹，面、颈、躯干散发密集丘疹、红斑，苔黄，舌尖红赤，一般属心火偏旺，可去龙胆草、生槐花、赤芍，加莲子心、连翘心、山栀以清泄心火。

## 十九、赵炳南

现代中医皮肤外科创始人赵炳南，在湿疹的中医病名规范中，首倡根据该病的基本特征及临床表现，将湿疹统称为"湿疡"，认为"湿"是从病因考虑，"疡"的读音近乎扬散的"扬"和瘙痒的"痒"，反映了湿疹的泛发和瘙痒的基本特征。其中急性湿疹称为"风湿疡"，慢性湿疹称为"顽湿"，湿疹合并感染称为"湿毒疡"。同时赵氏指出，湿疹虽形于外而实发于内，多由饮食伤脾，以致脾为湿热所困，脾脏运化失职，更兼腠理不密，涉水浸湿，外受湿热之邪，充于腠理，发为本病，故内在的湿热与湿热外邪相搏结，是本病的实质。从临床特点来看，若与风邪兼挟则游行善变、瘙痒明显，弥散泛发；若湿热从火化则皮损掀红灼热流滋。又因湿为重浊有质之邪，湿性黏腻，故缠绵不愈，反复发作。总之，对于湿疹之发病，赵氏认为其本在湿，其标在热，急性发作必挟风邪，慢性缠绵乃顽湿不化。

对于辨证施治的看法，赵氏将湿疹分为热盛型和湿盛型两大类型。临证时根据患者的表现，权衡各个阶段湿与热的比重，并强调这两种类型不是截然分开的，而是相互关联和相互转化的。治疗上，赵氏本着标本兼顾，内外并治的整体与局部相结合的原则，既重视湿热的表现，又重视脾失健运的根本原因，将治湿法贯穿于各期，即使在湿疹慢性期，皮肤出现干燥、粗糙、肥厚等一系列燥象而无水疱、渗出、糜烂等情况下，仍用治湿之法。对于热盛者，用龙胆草、黄芩、栀子、连翘清湿热火邪；黄柏、泽泻、茵陈、车前草（子）除湿利水；槐花、生地黄凉血解毒；白鲜皮、地肤子、苦参祛风止痒。对于湿盛者，用厚朴、陈皮、茯苓、木通健脾燥湿利水；泽泻、茵陈、车前子、黄柏利湿清热；并佐用白术健脾补气，助后天之功，以运化水湿。顽湿不化，则用全虫方息风止痒，除湿解毒。在治法的运用上，赵氏主张先治其标，待湿热消退，则理脾助运以治其本，故理脾化湿是治疗本病之根本。这一思想体现了赵氏在湿疹辨治中的层次与方略。

## 二十　赵纯修

　　山东中医药大学附属医院赵纯修认为，湿疹由内外因相互作用而发，其中内蕴心火、脾湿，致禀赋不耐是湿疹发生的内因，而外因则是接触动风助湿生火之品。赵氏分四期四型辨治湿疹，风热证多见于湿疹初期，风热蕴结肌表，热入血分，血热生风，治宜清热凉血，祛风止痒；湿热风盛证多见于湿疹发作期，湿热俱盛，生风亦剧，治宜清热利湿，祛风止痒；风湿热瘀证多见于湿疹相持期，湿热趋缓，生风亦轻，风湿热滞留经络碍气滞血，治宜清热解毒，活血化瘀，祛风利湿；余热血虚证多见于湿疹后期，风湿热邪侵袭机体日久，伤阴化燥，此时湿邪消潜，余热未清，治宜养血润燥，清热祛风。赵氏认为，湿疹病程中各阶段均存在风热湿毒的病理变化，只是轻重程度不同，故清热、利湿、祛风法是贯穿本病始终的三大治法，临床应侧重各期不同变化，随症加减，灵活运用。

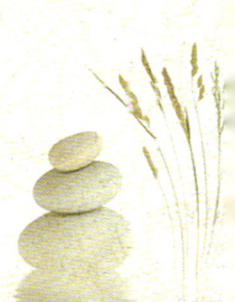

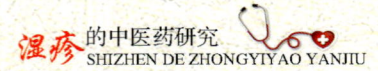

## 二十一、胥受天

江苏省名中医胥受天认为，湿疹主要由风热、湿热、血热三者互结，蕴滞肌肤而发，若治疗不当或不及时，湿热久恋，耗伤气血，伤及脾胃肝肾，终致正气亏损，发展为慢性。其病机总属本虚标实，虚实夹杂之证，治疗当以清热凉血燥湿，祛除病之根源为首要，同时扶助正气，托邪外出。胥氏认为慢性湿疹亦与瘀血密切相关，其因有二：一是慢性湿疹病程长，可迁延数月至数年，经久不愈，久病入络，瘀阻血脉；二是患者因慢性湿疹反复发作，瘙痒难忍，心情烦躁，郁郁寡欢，肝气郁结，日久血瘀。瘀血与湿热之邪搏结，导致病情迁延难愈，故治疗时，当佐以活血化瘀之品，尤喜用凉血活血药，旨在瘀去热散。后期，邪去大部，正虚明显，此时对脏腑功能的调整是治疗成功与否的关键，故临证常选用玉屏风散、四君子汤、补中益气汤等进行善后调理。

## 二十二、施梓桥

上海中医文献馆施梓桥认为，慢性湿疹总由禀赋不足、正气不固、复因风湿热之邪客于肌肤而成。其病体虚为本，风、湿、热、毒诸邪为标，病位在脾、肺两脏，且慢性湿疹迁延日久，必耗气伤阴，故施氏以益气养阴法贯穿于整个治疗过程。慢性湿疹急性发作，主张以清热利湿为主，辅以养阴，取治未病之意；慢性期则以补法为主，以益气养阴兼祛风、清热、化湿、凉血、解毒或脱敏止痒等法。

## 二十三、顾伯华

上海顾氏外科流派奠基人顾伯华认为，湿疹患者多系禀赋不耐或特殊体质遗传之人，过敏、劳累及情志变化均可诱发本病。但总的病因不外风、湿、热三者。其中，脾主湿，脾失健运、饮食不节，湿从内生；心主火，主血脉，凡心绪烦扰，神态不宁，心经有火，血热内生；风，或因流水日久，伤阴耗血，或因湿热内蕴，复受外风，或因过食辛辣香燥之物，使血燥生风。顾氏受家学及《外科正宗》影响深远，强调应内外结合治疗湿疹，并重视局部症状与整体之间的关系，在陈实功传统神灯火照法基础上，创用电吹风热烘疗法（依据病情，先将相适应的药膏涂于患部，然后用电吹烘患部，每次 20 分钟，每日一次）治疗慢性湿疹，使局部皮损受到适宜的温热刺激，以提高疗效。

## 二十四、徐宜厚

湖北省武汉市中医院徐宜厚认为，湿疹的发生多与脾湿、心火、肺热有关，主张内治以健脾、清心、清肺三法为主，在具体辨证过程中，既要注意病程的长短，又要重视皮疹的演变。一般来说，病程短者，湿热流窜肤腠是主要方面，治当利湿、清心、导赤；病程长者，湿热化燥，伤阴耗液则是主治的方向，法当养血、疏风、化湿。从支疹演变辨别风、湿、热三邪的孰轻孰重，是治疗湿疹选方用药的重要依据。如皮疹泛发，丘疹、鳞屑较多，自觉剧痒，治风治肺为先，药用荆芥、防风、苍耳子、蝉蜕、薄荷、桑叶、菊花等；若渗出浸淫，糜烂较重，并有越腐越痒的现象，治湿治脾为主，药用茯苓皮、苍术皮、生苡仁、冬瓜皮、茵陈、泽泻、赤小豆等；若丘疹、红斑遍及全身，搔破有少许渗血，治热治心为重，药用生地黄、牡丹皮、玄参、栀子、紫草等。对部分顽固性瘙痒，用疏风、散风、搜风诸品，非但痒感不减，反有加重趋势者，可酌加安神平肝熄风之品，如柏子仁、酸枣仁、合欢皮、夜交藤、石决明、生龙牡、生赭石等，常能获得良效。同时还须注意经络分布与皮损部位之间的相关性，如乳头、耳部、外阴等与肝经有关，眼睑手足则与心脾两经有关。

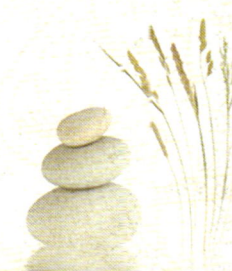

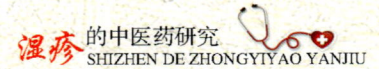

## 二十五、袁红霞

天津中医药大学袁红霞认为，在对湿疹辨证论治的基础上，应重视脾虚湿盛、内生郁火之病机。对于脾虚湿邪为患者，予以健脾升阳除湿之法，主张"火郁发之"，方选升阳益胃汤、升阳散火汤；对于临床不多见的阳虚血寒日久所致者，应用温阳利湿之法，方选薏苡附子败酱散治之；而对于扣其肌肤不热，舌苔未见黄腻者，非湿热内蕴也，亦非血虚化燥生风尔，患者痒甚，汗出时明显，实为风邪内蕴肌肤，风动而痒所致，属营卫不和证，当用桂枝汤加减外调营卫，内调阴阳，并加防风、刺蒺藜散风止痒，共奏疏风止痒透疹之功。湿疹病久，见疹色暗红，知其久病入血，当"治风先治血"，宜加川芎、荆芥穗。表里并调，其效更彰。袁氏主张临床不可一见红疹即用凉血之品，否则风邪不得宣散，反为凉遏，身痒必反复矣。

## 二十六、倪诚

北京中医药大学倪诚在国医大师王琦"体病相关"和"体质可调"理论的基础上，明确提出"特禀体质不耐异气的发病观"与"湿热也可直入血分的病机观"。指出湿疹的"夙根"在于湿热内伏血分，当素禀不耐异气外侵，加之湿热气候或嗜食肥甘厚腻等诱因，引动伏藏血分湿热，外发肌表而致湿疹。血分湿热锢结不解日久，耗伤阴血又易化燥生风。由此，倪氏又提出"脱敏调体凉血清透"的治疗观，即在清热祛湿、解毒凉血、活血散瘀的基础上配以透邪之法。针对湿疹中医分型较复杂，不易掌握，倪氏将湿疹分为进展期和静止期，并自拟由麻黄连翘赤小豆汤合犀角地黄汤加减而成"凉血消疹汤"进行论治，进展期酌加滑石、紫草等以清热利湿、凉血解毒；静止期酌加当归、阿胶等养血润燥之品。

## 二十七、秦亮甫

上海市名中医秦亮甫认为，湿疹的病因离不开风、湿、热三大要素，并以邪实为患，尤其在急性期，以湿热为主因。因此应以清热除湿为大法，再根据风、湿、热、血燥的偏胜，随证加减，灵活应用；并强调"治湿不利小便，非其治也"，湿邪未去不可盲目扶正，避免"以粮资敌"，但对于某些顽固性湿疹，唯以补泻方能奏功。秦氏主张待邪气大部消除，主要表现从皮肤损害变为气血虚弱，此时给予扶正祛邪，于清利之中加入养阴益气之品，寓补于清。此即张从正所谓"祛邪即所以扶正"。

## 二十八、高体三

河南中医药大学高体三认为湿性属阴，顽固性湿疹性质属阴寒，湿疹症状虽表现在皮肤，但其病根内连脏腑，究其机制，实为卫气内陷而营血寒湿不能外透所致。脾主生化气血，气血内足则营卫外发，气血内虚则营卫内陷。阳气内虚致卫不外发，阴寒内盛致营郁不达，卫陷营郁发为寒湿湿疹。湿归于脾，寒司于肾，脾肾阳虚不能温化内外寒湿，寒湿郁滞经络肌表营分，卫气内虚无力温营透邪外出，此乃形成顽固性湿疹之所在。表为卫虚营寒，里系脾肾阳虚，治以温肾健脾利湿，补气充卫透表，以真武汤、五苓散、黄芪桂枝五物汤合用治之。若肌表有郁热者，可加少量麻黄、连翘及赤小豆；服药后湿证减轻者，可去猪苓、茯苓。

## 二十九、熊继柏

国医大师、广州中医药大学熊继柏指出，临床支肤病患者皮损表现多样，治疗首先需明确诊断。湿疹辨证的关键要点是有无渗水、流滋。对于急性期患者而言，常有潮红、丘疹、水疱、流滋、结痂并存；而对于慢性

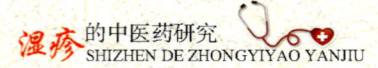

期患者而言，则有脱屑、苔藓化皮损，好发于头面部、耳部、乳房部、脐部、会阴部、手足部、小腿部，尤以小腿部常见。临证时必须抓住风、湿、热邪的孰轻孰重，分辨血瘀、血虚的孰虚孰实，辨证施治，方能取效。熊氏善用萆薢渗湿汤加减治疗湿热型湿疹，且湿重于热者为佳，并将方药中的茯苓换成土茯苓，另加入苦参、白鲜皮、刺蒺藜之类；若为会阴部湿疹，尤其是男性阴囊湿疹者，则改用龙胆泻肝汤合萆薢渗湿汤加减；湿疹处红肿热盛者，重用生地黄、赤芍、牡丹皮。

## 三十 禤国维

岭南皮肤科流派创始人、第二届国医大师禤国维认为，慢性湿疹病机以疾病迁延日久，风邪化燥伤阴，经络瘀塞、血不荣肤，或脾虚湿困、阴虚血瘀等为主，故临床多以血虚风燥证、脾虚湿困证、阴虚血燥证进行论治，以健脾利湿祛风立法遣方。强调补而不燥，多用茯苓、薏苡仁等健脾胃，渗湿利水，而少用党参、红枣、枸杞等温补品，盖温燥之品易动血生风，加重皮肤瘙痒。由于慢性湿疹久病入络，禤氏常辅以蝉蜕、乌梢蛇、全蝎、地龙等虫类药，以虫药善行之性入络剔毒，同时虫类药物还兼有搜风活血除湿等多种功效，正所谓"辄仗蠕动之物，以松透病根"。虫类药物多为动物蛋白，具有较强抗原性，湿疹患者往往对抗原性物质高度敏感，应用不当也可致病情加重，且虫类药物多有小毒，长期服用，有药不胜毒之虑。故，禤氏用虫类药物积极而慎重，一般从小剂量起，逐渐少量递增，使患者有一个脱敏过程；其次，注意方中须有能解毒之品，如酌加紫苏叶，既可祛风止痒，又可解虫毒，一举两得。禤氏认为，在湿疹后期，湿邪深遏肌肤腠理之间，久蕴内变成"毒"，治疗上使用疏利之法往往难以奏效，此时当以"湿毒"立论，自拟皮肤解毒汤（乌梅、莪术、土茯苓、白鲜皮、地肤子、紫草、苏叶、防风、生地黄、牡丹皮、地龙、苦参、蝉蜕、甘草）

治之。

## 三十一、魏跃钢

南京中医药大学第一临床医学院魏跃钢在对湿疹的辨证中尤重辨舌苔，认为"有一份苔腻便有一份湿邪"，治宜健脾化湿，并巧用引经药，如头面部湿疹，酌用野菊花、藁本；耳、口周湿疹，酌用黄连、栀子、龙胆草；上肢湿疹，酌用桑枝、羌活；腰背湿疹，酌用杜仲、续断；肛周、外阴湿疹，酌用黄柏、防己；下肢湿疹，酌用木瓜、牛膝、独活。

## 三十二、魏品康

上海市名中医魏品康认为，顽固性湿疹多因饮食失节或嗜食肥甘厚味，伤及脾胃，脾失健运，水湿代谢异常，痰湿内生，又兼外受风邪，内外之邪相搏，外溢肌肤所致。其病机主要为阴阳失调，气血不和，脏腑功能紊乱，致痰、风、湿内生，通过经络的联系，在体表出现病变。痰性黏腻，不易祛除，故病情迁延日久，反复发作。痰浊在肌表留伏遏阻，局部营卫气血运行受阻，故可见患处皮肤增厚、浸润，色素沉着，苔藓样变，部分皮损可出现新的丘疹和水疱，抓破后有少量流滋。

魏氏临证常用制天南星、制半夏、山慈姑消痰散结，消散停于肌表的顽痰。在此基础上，对于急性期，佐以清热燥湿、祛风止痒，药用苍术、土茯苓、白鲜皮、苦参、泽泻等清热燥湿利水；乌梢蛇、天龙、地龙、全蝎、蝉蜕、野菊花等祛风通络止痒；热邪侵犯营血、血分蕴热者加生地黄、赤芍、紫草、牡丹皮、板蓝根、大青叶等清热凉血；病久气血亏虚，易成血虚血瘀，可加当归、熟地黄、桃仁、红花、赤芍、丹参等以养血活血。此外，魏氏多用甘草梢、车前子、泽泻以通利小便；制大黄、炒枳实、炒

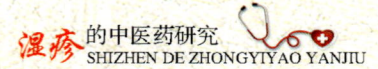

枳壳以宽肠理气、通畅大便，使留滞肌肤之邪有出路，邪去则正安，疾病向愈。

（余　曼）

**参考资料**

［1］宋瑜，李咏梅，顾敏婕，等. 马绍尧从脾论治湿疹经验［J］. 上海中医药大学学报，2013，27（3）：1-3.

［2］阎景东，王玉玺. 玉玺教授治疗湿疹的经验［J］. 中医药信息，2005，22（3）：43.

［3］王沛. 中医外科学（第6版）［M］. 北京：中国古籍出版社，1994.

［4］王沛. 外科施治最忌大寒［J］. 中医杂志，1991，02（8）：5-6.

［5］祝勇. 王莒生教授从肺论治湿疹经验［J］. 现代中医临床，2015，5（4）：39.

［6］王凤仪，王道坤. 王道坤教授按部位辨治湿疹经验［J］. 西部中医药，2017，30（10）：38-39.

［7］杨凡，甘海芳，艾儒棣. 艾儒棣教授治疗湿疹经验［J］. 四川中医，2009，6（2）：4.

［8］谭强，肖敏，雷晴，等. 四川文氏皮外科流派分型论治慢性湿疹经验［J］. 四川中医，2018（11）：7-8.

［9］宋坪，李博鉴. 慢性湿疹的中医辨证治疗［J］. 中国全科医学，2004，7（12）：857-858.

［10］李香，宋坪，周淑维，等. 朱仁康辨证治疗皮肤湿疹［J］. 中国中药杂志，2007，32（24）：2653-2654.

［11］刘爱民，屠远辉，胡会丽. 季节、脏腑、经络、部位四位一体辨证治疗湿疹的体会［J］. 中国皮肤性病学杂志，2011，25（4）：306-308.

［12］张明. 刘巧教授辨治皮肤病学术思想及治疗银屑病临床观察［D］. 广州中医药大学，2015.

［13］刘文景. 老年湿疹辨治体会［J］. 山东中医杂志，1997，16（12）：550-550.

［14］孙文格，周计春，李进龙. 中医药治疗湿疹的研究进展［J］. 中医药信息，2001，18（4）：9.

［15］王萍，张芃. 张志礼治疗湿疹经验［J］. 中医杂志，1999，02：83-84.

［16］尹东辉，李晖. 李月玺治疗湿疹临床经验［J］. 中华中医药杂志，2003，18（8）：509-510.

［17］李玉柱，陈子良. 杜锡贤教授治疗湿疹经验［J］. 陕西中医学院学报，2013，01：27-29.

［18］张苍. 多思善悟广纳百家——陈凯教授生平与学术［J］. 北京中医药，2009，28（11）：850-851.

［19］张亚南，李欣，陈瑜，等. 李斌教授从重镇潜阳治疗湿疹临床经验［J］. 中国中西医结合皮肤性病学杂志，2018，1（17）：72-74.

［20］李建，樊惠兰，宋祚民. 治疗小儿湿疹经验［J］. 北京中医药，2008，27（2）.

［21］刘翔，李小莎，唐雪勇，等. 欧阳恒教授临床经验及学术思想［J］. 中国中西医结合皮肤性病学杂志，2010，06：335-336.

［22］周德瑛，李映琳. 金起凤老中医清热凉血法治疗皮肤病经验举隅［J］. 中医教育，1994（2）：35-36.

［23］北京中医医院. 赵炳南临床经验集［M］. 北京：人民卫生出版社，1975.

［24］唐志坤，伏圣祥. 赵纯修教授治疗湿疹经验拾零［J］. 新中医，2000，8（10）：13-14.

［25］李爱芳，胥受天. 治疗慢性湿疹的经验［J］. 辽宁中医杂志，2007，34（3）：275.

［26］余恒先. 施梓桥以扶正为三治疗慢性湿疹经验［J］. 辽宁中医杂志，1997，11（2）483-484.

［27］顾伯华. 实用中医外科学［M］. 上海：上海科学技术出版社，1985.

［28］施志经. 申江医萃续集·外科名家顾伯华学术经验集［M］. 上海：上海中医药大学出版社，2002.

［29］范瑞强，邓丙戌，杨志波. 中国皮肤性病学：临床版［J］. 2010，308.

［30］仇涓蓉，梁新生，宋宁，等. 袁红霞治疗皮肤湿疹验案2则［J］. 上海中医药杂志，2011（5）：7-7.

［31］杜昕，史业骞，李静雅，等. 袁红霞桂枝汤新用验案举隅［J］. 江苏中医药，2010，

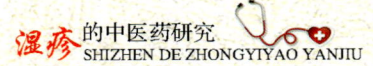

42（2）：43-44.

［32］丁晓颖，倪诚，何丽清，等，倪诚教授从特禀体质血分湿热论治湿疹经验［J］．中华中医药杂志，2015，9（7）：2386-2388.

［33］陈申旭，李鹤，秦亮甫．秦亮甫内外合治皮肤病经验［J］．中医杂志，2012，53（22）：1911-1912.

［34］单书健．当代名医临证精华·皮肤病专辑［M］．北京：中国古籍出版社，1992.

［35］姚欣艳．熊继柏教授诊治风疹、湿疹中医临床举隅［J］．湖南中医药大学学报，2011，11：46-47.

［36］金小洣，李赛美．岭南医学流派与名家学术传承研究［D］．广州：广州中医药大学，2010.

［37］陈建宏，王欣，禤国维．禤国维教授运用皮肤解毒汤治疗顽固性湿疹经验撷萃［J］．辽宁中医药大学学报，2010，12（7）：131-132.

［38］代昌波．魏跃钢教授治疗湿疹经验［J］．河北中医，2009，09：1286-1287.

［39］赵婧，魏品康．魏品康消痰祛风除湿法治疗顽固性湿疹经验［J］．中国中医药信息杂志，2013，20（4）：87-88.

第十章 湿疹治疗的临床经验

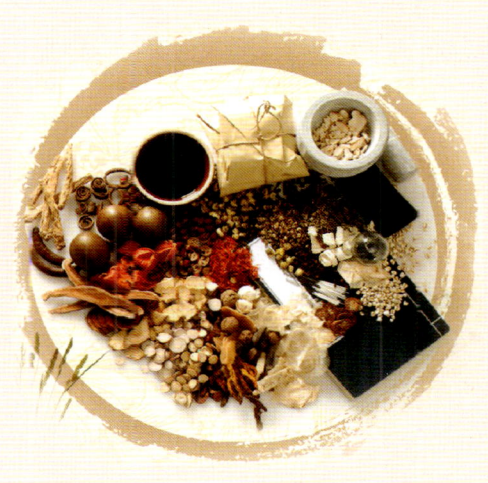

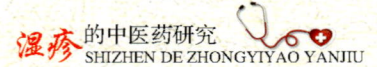

# 一 关于外治的"敷"法

治疗湿疹不能离开"湿"。急性期、亚急性或者慢性湿疹合并急性皮肤损害，应该尽快缓解局部的渗液（水湿），局部湿敷很重要，应该采用冷湿敷方法。作者的经验是：将 100 g 药物加自来水 900 ml，浸泡 1 小时后烧开，小火煎 20 分钟，倒出药液凉冷。使用时倒出 100 ml（其余冰箱保鲜储存），用药液浸透 8 层医用纱布（但药液不能滴下），敷于局部皮肤 25~30 分钟，每日 2~3 次（四川省人民医院主张每次湿敷 2 小时，每日 1 次）。如果纱布上的药液干了，可以再次浸撒药液至纱布湿透，湿度以湿透不滴水为宜。

湿敷的经典处方，中医多用 10% 黄柏液，西医则用 3%~5% 硼砂溶液。每位中医医学家也有自己的临床使用习惯和经验，各有所长，总体说来均有效。如果需要分泌物尽快被消除，可以使用收敛的中药，如白矾、硼砂、儿茶、五倍子。但是，使用收敛中药有一个缺点，就是虽然分泌物消退快，但皮肤容易干燥不适，特别是小孩，因为皮肤水分含量高，一旦皮肤水分减少，很难受。所以使用收敛有一个"度"，分泌物在减少到看不出来的时候就停止。或者加滋润皮肤的药物，如麦冬、当归、白芍、鸡血藤等。

湿敷的相关处方，请参考本书"湿疹的古方及古代医籍论述"章。治疗原则是"清热解毒、收敛除湿（或燥湿、渗湿）"。临床可以加止痒、疏风类药物，但是会降低除湿药物的浓度，减少药效。

关于湿敷能否使用高浓度的中药？原则上不需要。"十一五"科技部中医外治技术项目研究结果，药物的浓度和湿敷、坐浴的效果并不成正比例关系，必须保持适当的浓度，维持一定渗透压，药物才能渗透吸收。

**急性期**　湿敷是最有效的方法。黄柏 30 g（因为黄柏染色，故面部湿疹用马齿苋 30 g）、生甘草 30 g，煎为 10% 浓度溶液湿敷。如果分泌物较多，处方换成比例黄柏 1 g，枯矾 1 g，赤石脂 1 g，硼砂按照溶液总量，100 ml 加 3 g。

肤光方：野菊花、千里光、大叶桉、苦参、薄荷各 30 g，白鲜皮、地肤子各 20 g，蒲公英、蛇床子各 50 g，冰片 3 g，煎成 10% 溶液，用于浸洗、湿敷（重庆市中西医结合医院），该处方为医院制剂处方，使用广泛而疗效显著。

**亚急性期**　方便、有效、价廉的是：10% 黄连炉甘石洗剂（蛇床子、白鲜皮、苦参、川椒、地肤子、薄荷冰、炉甘石、黄连、黄芩），研 120 目粉，水调成混悬剂外搽，可止痒（四川成都市第二人民医院处方）。该处方临床使用疗效好，使用广泛。为了方便患者，我们用市面销售的炉甘石洗剂，每 100 ml 加盐酸小檗碱片（注意：不能使用复方黄连素片）20 片，混匀，可以和黄连炉甘石洗剂比翼，也收到很好的效果。

或蛇黄散混悬剂外用：蛇床子 30 g、黄柏 30 g、赤石脂 30 g、寒水石 15 g、广丹 15 g，具有清热解毒、除湿止痒功效。每 10 g 中药粉末加水 90 g，使用时摇匀。

四川省中医药科学院中医研究所主任、中医师冯视祥在《冯视祥中医儿科效方集萃》中，介绍的蛇黄散组成：蛇床子 30 g，黄柏 60 g，赤石脂 15 g，寒水石 15 g，黄丹 15 g。功效：清热解毒，敛水止痒。婴儿湿疹干型，油膏外用一日两次；渗出型，外撒。用法：研细，瓷缸装好，高压锅消毒后即成蛇黄散；若与凡士林制成 20% 油膏，高压消毒成蛇黄膏外用。冯视

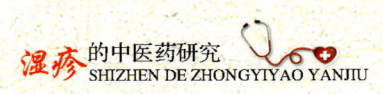

祥在书中介绍了具体药物的使用浓度，可以和艾儒棣教授介绍的新蛇黄散（见川派中医药名家系列丛书《艾儒棣》）参照使用。

**慢性期** 复方青黛膏，具有解毒润燥止痒作用，加铜绿粉更佳，但是现在多数医院不能提供。经验方：紫草5g、黄连10g、儿茶5g、血竭5g、鸡子黄（熟）3个、鸡血藤15g、熟地黄15g、芝麻油500g。油泡药物8小时，次日隔水小火蒸30分钟，浸入纱布块，使用时拧半干，不滴油为度，局部贴敷，特别适合小儿，润肤止痒。

## 二、湿疹临床治疗方法的抉择

湿疹的分类虽多，但从发病面积来看，不外局限性、泛发性两种。

局限性湿疹：以外治为主，一般不需要服药。急性局限性湿疹主要采用冷湿敷方法，疗效是肯定的，但是需要保证"湿敷四要素"即湿敷的时间（每次25~30分钟，也有主张每次湿敷时间延长，减少每日湿敷次数）、湿敷次数（每日3~4次）、湿敷液温度（10℃左右，患者感觉像冬天的冷水温度即可，将药液放在冰箱的保鲜层一定时间即解决）和纱布层数（6~8层）。慢性局限性湿疹（如手部慢性湿疹），苔藓样变明显的，火针、梅花针叩刺，拔罐加放血疗效最好，当天即可减轻症状，每周治疗一次。严重者针灸治疗两天后，再外涂20%蛇黄散软膏，每日2~3次。

泛发性湿疹：因为面积大、瘙痒重，需要内服药物，按照前面讲的湿疹的辨证施治内治方法处理。泛发性湿疹的外治，只需要分清急性、亚急性、慢性即可，不需要按照内治的辨证分类方法每个证候使用一种外用制剂，因为受国家医院制剂法规、政策的限制，还有研究成本。医生也必须在法规允许和规定的范围内行使权力。

湿疹外治的专家经验：中医界有一句湿疹外治的专家经验，叫"湿用湿，干用干，半湿用半干"。指湿疹急性期，因为皮肤存在分泌物，所以叫"湿"，应该用湿敷方法。慢性湿疹皮肤干燥，苔藓样变明显，应该使用半固体的油膏剂（干），具有滋润止痒作用。亚急性湿疹介于急性和慢性之间，分泌物不明显，但是又可以见到水湿，所以使用固体和液体混合的悬浮剂（半固体半液体）。湿疹外治药物必须遵循外用药物的使用原则，违背了原则则影响疗效甚至加重病情，虽然《中医外科学》教材明确指出，软膏剂不适宜用于急性皮肤损害，但临床上确实有一些医生不明白道理，在急性期使用软膏剂，阻碍分泌物排除，升高局部温度，导致皮肤感染或者皮肤糜烂，是需要纠正的。

## 三　皮肤瘙痒的处理

瘙痒是一种皮肤、黏膜不适、引人欲搔的不愉快的感觉，是皮肤病最常见的症状。瘙痒是湿疹主要的临床不适，也是人类在进化过程中发展起来的一种重要的自我保护功能。瘙痒在临床上不仅能使患者苦恼不堪，而且还从多方面昭示了疾病的严重程度。早在公元前 1 300 多年的殷墟甲骨文中，就有瘙痒性皮肤病的记载。

精神状态、所处环境（如安静状态）对瘙痒有一定的影响。心态平和或转移注意力可使痒感减轻；肝气不舒所致的焦虑、烦恼或对瘙痒过分注

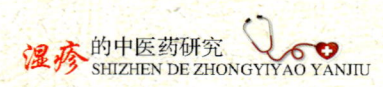

意，可使痒感加重。

《灵枢·刺节真邪》："虚邪之中人也，洒淅动形，起毫毛而发腠理……搏于皮肤之间，其气外发，腠理开，毫毛摇，气往来行，则为痒"。《素问·举痛论》认为"痛而闭不通矣"。《灵枢·经脉》说"虚则痒瘙"。《备急千金要方》"素问云：风邪客于肌中，则肌虚，真气发散，又被寒邪搏于皮肤，外发腠理，开毫毛，淫气妄行之，则为痒也"。《疡医大全·论疮疡痛痒麻木》则云："经曰：痛者为实，痒者为虚，非为虚寒之虚，乃火热微甚之意也。"《诸病源候论·风瘙痒候》："邪气微，不能冲击为痛，故但瘙痒也。"可见，不通则痛，邪气甚，痛是闭塞不通；而痒是痛之渐，邪气弱。可见，痒、痛有相同的病机，只是轻重程度不同，同理，治疗痛痒，也可以采用相同方法，即"止痛即止痒"。

瘙痒是因风、湿、热、虫等邪客于皮肤肌表，引起皮肉间气血不和而导致；或由于血虚风燥阻于皮肤，肤失濡养而产生。风胜作痒：走窜无定，遍体作痒，抓破血溢，随破随收，不致化腐，多为干性。湿胜作痒：浸淫四窜，黄水淋漓，最易沿表皮蚀烂，越腐越痒，多为湿性，或有传染性。热胜作痒：皮肤瘾疹，焮红灼热作痒，或只发于裸露部位，或遍布全身，甚则糜烂滋水淋漓，结痂成片，常不传染。虫淫作痒：浸淫漫延，黄水濒流，状若虫行皮中，其痒尤烈，最易传染。血虚作痒：皮肤变厚，干燥，脱屑，很少糜烂流滋水。

湿疹的治疗主要是控制瘙痒，所以，在不影响中医辨证施治的情况下，使用对症药是必要的，通常用镇静安神中药。外用对症药中使用中药的麻醉剂，如细辛、丁香、花椒是可以考虑的方法。

鉴于七情失常和失眠、情绪紧张相互间关系密切，既可以影响人体机能，又可引发或加重痒。通常情况下，加用调节睡眠、情志的药物有助于提高疗效，失眠者，炒酸枣仁30g，合欢皮15g，首乌藤30g，磁石30g。

久痒难免血瘀，皮疹紫黯，舌紫或瘀点、瘀斑，脉沉涩者，应加和营活血药，红花10g，桃仁10g，丹参10g，郁金10g。

自感疲劳者，选加生黄芪、黄精、太子参，一般使用15~30g/剂。

血虚风燥证，加酸枣仁或白芍，选配珍珠母、龙骨、牡蛎、磁石，养血顾本，安神治标。

血热风盛证，用生地、水牛角、赤芍，酌加牡蛎、磁石、龙骨，凉血治本，镇静宁心治标。

脾虚湿恋证，用焦山楂、山药，选配龙骨、牡蛎、磁石，健脾顾本，重镇安神治标等。

在使用缓解症状的药物（治标）中，注意急性湿疹因为机体处于高敏状态；使用虫药（异体蛋白）要十分小心（蝉蜕属于中医的疏风药例外）。

临床上，湿疹最难解决的是瘙痒症状。根据《素问·至真要大论》"诸痛痒疮，皆属于心"的理论，作者总结了内服药物"治心止痒"诸法。包括"宁心止痒""镇心止痒""养心止痒""安神止痒"。在具体药物选择方面，则有"用草""用石""用虫"之不同。草类药物质轻，如地肤子、蛇床子、紫荆皮、白鲜皮、刺蒺藜、荆芥配防风等，可以疏风止痒，祛风止痒，除湿止痒，燥湿止痒等，瘙痒不严重（轻、中度瘙痒）可以选择配伍。石头类药物如代赭石、珍珠母、龙骨、赤石、牡蛎、石决明等，具有重镇安神作用，属于安神止痒药物，神安则不痒，睡好则痒减，用于瘙痒影响

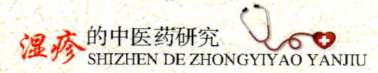

睡眠，或者因为瘙痒睡眠质量不好，心烦，急躁等。虫类药物如全蝎、蜈蚣、僵蚕、地龙、乌梢蛇，具有搜风止痒作用，将经络深层的风邪驱除在外，从而达到止痒效果，用于瘙痒日久，病程较长，病久入络的患者，常常有成都患者说"二层皮痒"，是因为病久入络之原因。而蝉蜕虽是动物药物，但其质轻扬而上浮，有疏风止痒作用，"治上焦入羽，非轻不举"，用于急性期湿疹，常用"蝉蜕配伍刺蒺藜"，这是配伍和药物使用经验。而瘙痒影响睡眠者，选加炒酸枣仁、合欢皮、茯神、乌梅、五味子，配伍煅龙骨、煅磁石、珍珠母。

外治方面，根据"痒为痛之渐"的中医理论，作者选择了典型的口腔科止痛药物"丁香酚"止痒。在西药店购买瓶装丁香油，在超市购买调和药物的黄芪霜或者油包水（如百雀羚）类护肤品作为基质，将丁香油和基质混合成5%比例的调和软膏剂，外用涂抹止痒，每日3~4次，外用止痒的显效率可以达到50%以上。缪希雍早在《本草经疏》内即云："丁香，疗风毒诸肿者，辛温散结，而香气又能走窍除秽浊也。"现代药理研究证明：丁香醚提取物和水提取物都能对抗乙酸提高小鼠腹腔毛细血管通透性，抑制二甲苯性小鼠耳壳肿胀。丁香酚局部涂搽能抑制苯甲酸、桂皮醛和山梨酸引起豚鼠耳郭肿胀和人非免疫性直接接触反应（风团反应）。体外血小板聚集实验表明：丁香水提取物对 ADP 和胶原诱导血小板聚集均有显著的抑制作用，其抑制率分别为73.4%、69.7%，乙酰丁香酚呈剂量依赖性抑制花生四烯酸、肾上腺素和胶原诱导人血小板和全血聚集，并抑制 ATP 释放，但不抑制钙离子载体或凝血酶诱导的释放反应，抑制血小板内 TXB2 合成是其抗聚集机制。Kramer RE 研究表明：丁香具有强抗氧化作用，丁香酚和没食子酸是其主要抗氧化成分。丁香酚通过抑制羟自由基形成，保护细胞膜脂质免受氧化。丁香酚的抗炎作用机制可能与抗氧化清除自由基，抑制还氧化酶和脂氧化酶活性有关。抑制白细胞游走、趋化性和超氧化物阴离子生成也是其机制，清除自由基可能是丁香酚的最基本的作用。所以，以丁香为主药的乳膏可能是通过对抗组胺、5-HT 等炎症介质的释放，提高毛细血管的通透性，改善局部血液循环，促进组织代谢，消除代谢产物的蓄积，从而清除自由基而使其具有较强的抗炎消肿作用。

　　清代吴师机在《理瀹骈文》中提出："外治之理，即内治之理；外治之药，亦即内治之药，所异者法耳"的观点。他认为，外治用药是通过经络而达于体内，亦可同内治法一样，根据不同的病理变化辨证施治，即因其病因、病机相同，辨证相同，用药亦可相通，所不同只是给药的方法和途径而已。如：外科疾病，阳证宜内服清凉药物，而外敷亦需黄连，蒲公英等清凉之品，此即热者寒之；阴证宜内服温经散寒药物，则外敷亦需桂枝、鹿角霜等温热之品，此即所谓寒者热之。吴氏还认为，外治法的治疗原则和内治法一样，治病必须先探求其根本，其言："外治必如内治者，先求其本。本者何？明阴阳，识脏腑也。"丁香乳膏以丁香为主要成分，丁香始载于《雷公炮炙论》，为桃金娘科常绿乔木植物丁香的花蕾。味辛、性温。归肺、脾、胃、肾经。主要功效温中降逆、散寒止痛、温肾助阳。用辛温药丁香治疗慢性湿疹类瘙痒性皮肤病似乎与中医理论相悖。但深入分析：辛能散、能行，有发散、行气、行血等功效，温可舒缓皮肤、开通腠理、泄阳气、散热气。丁香的功用与主治，《本草正》云："快气，治七情五郁。"《医林纂要·药性》云："补肝润命门，暖胃去中寒，泻肺散风湿。"《本草

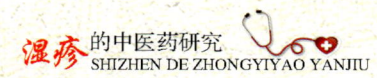
再新》："开九窍，舒郁气，去风，行水。"这些作用使丁香既可治疗寒证，也可使风、湿、热诸邪从皮肉间发散，肌腠气血调和，瘙痒消除。故在《海药本草》就已记载了丁香外用，并指出丁香有"杀虫"疗疮的效果。

辨证论治无疑是中医诊疗学的一大原则，但外治法与内治法毕竟是两种作用途径不同的治疗方法。外治法是药物直接作用于皮肤和黏膜，而内治法是药物进入体内经过消化吸收、间接作用于病所，故外治法要求"起效快、疗效速"。急则治标，只要了解药物的性味归经及功效，运用得法，同样可收到良效。如吴氏在《理瀹骈文》中论制方遣药，就既遵照辨证论治原则，又结合外治经皮肤、五官九窍给药途径之特异性，提出"膏方取法，不外于汤丸"及"外治药中多奇方""于经验方中选单方"的特点。

## 四 湿疹皮肤渗出的处理经验

湿疹由湿引起，尽管其在疾病过程中合并热、风、虚、寒，但是终究离不开湿邪。因为湿邪具有"黏滞缠绵"的特性，且气滞、脾虚、寒凝、热伤、肝郁等均可导致湿邪产生，所以治疗湿邪犹如"抽丝剥茧"，过程相当缓慢，湿疹治疗困难、病程长，原因在此。再者，一遇到诱因，湿疹就会复发。温病在湿邪的治疗方法上，有"治湿不利小便，非其治也"的古训，今天在湿疹的治疗仍然实用。以调理脾胃、运化水湿为要点，常常使用除湿胃苓汤（《医宗金鉴》炒苍术、厚朴、陈皮、甘草、肉桂、茯苓、泽泻、白术、猪苓、滑石、防风、栀子、木通、灯芯草）或者赵炳南老先生的健脾除湿汤（薏苡仁、生扁豆、山药、芡实、枳壳、萆薢、黄柏、白术、茯苓、大豆黄卷），对于控制复发，有良好效果。使用参苓白术散，作为散剂或者片剂，长期服用，可以通过健脾而令水湿有出路，循常道，不聚集而不为邪。

湿疹的皮肤渗出，是水液溢出、不循常道的临床表现。其根在脾，因为脾主运化水湿。局部治疗可以常规地使用10%黄柏液，尽管除湿的速度慢，但是比较温和，对皮肤没有刺激。唯今天的医生和患者急功近利思想比较明显，也确实有些患者因为工作、学习、生活需要尽快消除渗出，可以选择性加"白矾、硼砂、儿茶、诃子、五倍子"，但是，加入药物成为复方后，整体湿敷的药物浓度仍然需要维持在10%左右，湿敷的疗效并不因为药物浓度升高而增加。

## 五、关于小儿湿疹的特别提醒

### （一）病机及治法

小儿湿疹的病机集中体现在：肾虚、脾弱、心热、湿恋。肾虚者，肾阴不足。小儿稚阴之体，舌质红，舌体瘦小，舌尖芒刺；长期夜间瘙痒，睡眠不足；皮肤干燥，粗糙，脱屑都引起肾阴亏损。脾弱者（脾虚气弱），是因反复出现分泌物（脾不行津），饮食不香，挑食，容易困倦，疲劳后疾病复发或加重，疾病加重脾虚，脾虚影响疾病，互为因果。湿恋者，由于湿邪的特性，慢性期也有局部分泌物或遇刺激后，突然分泌物多，舌苔白腻或白厚腻。心热者，小儿体阴用阳，正在生长期间，表现朝气勃勃。而

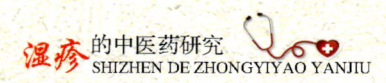

贪食，加之现今条件好，有充足的物质供应，厚味、辛辣、煎炒的饮食习惯，皮损基底红赤，症状遇热加重，舌体红。

治疗技巧：急性期清热燥湿宜快，尽快缓解症状，以见医生胆识；慢性期补肾健脾益阴养血宜缓，有形之血不可速生，考验医生的辨证能力。

根据上述病机，治疗应该补肾健脾，清心除湿，根据本书辨证施治一章，方用地黄饮子、四君子汤、六味地黄汤、凉血消风散、当归饮子。药物选择：健脾用生晒参/红参/太子参/西洋参、炒生白术、淮山药、茯苓、扁豆、鸡内金、薏苡仁；清心用水牛角、紫草、地榆、槐花、生地、丹皮、赤芍、黄连、竹叶芯、莲子芯、灯芯草；养阴（血）用山茱萸、制首乌、女贞子、旱莲草、熟地黄、当归、炒酸枣仁、鸡血藤、白芍；祛风止痒用刺蒺藜配蝉蜕，荆芥配钩藤；清热除湿用苦参、白鲜皮、黄芩、黄柏、黄连、川木通、灯心草等。

治疗原则：燥湿不宜过，清热不宜盛，避免燥湿伤阴，清热伤阳，导致缠绵不愈，故《证治汇补》记有"治湿不宜热，不宜寒；风胜湿、燥胜湿、淡渗湿，三者尽之"。

## （二）关于湿疹的忌口

婴儿湿疹，调护很重要。许多医生认为鸡蛋、鱼、牛羊肉、五辛发物、牛奶是致敏食物，要求家长给患儿忌口，作者认为，这不是最好的办法。

湿疹本身是禀赋不足，而发病期间又有大量体液丢失，加之瘙痒、夜间不能入睡或者睡眠质量不好，必然影响患儿的食欲。越瘙痒，睡眠越差，胃口越不好，而湿疹又是长期疾病，结果是丢的多，进的少：大量的渗出，蛋白丢失，营养不足；因为过敏，又不能放开吃，特别是蛋白质。所以，最终结果是禀赋不足的基础上，越忌口小儿营养越不良，加上夜间瘙痒影响睡眠，造成气阴两伤。

急性期必须忌口。中医认为，辛辣厚味易生湿燥热，故宜忌食，特别是急性期，因为机体处于风热、风湿热或湿热状态，致敏物质容易引起机体反应。所以，急性期必须忌口。

推荐一种方法：如有明显的食物过敏史，但该食物又为身体所必需者，可以少量食用，反复多次，让自身产生适应能力（借助西医脱敏疗法的机理）。比如小儿没有食用过海虾，第一次可以试验性吃一小块，一月后，如果没有过敏反应，或者过敏反应不严重，再次食用两小块，如此循序渐进，慢慢地就适应了。必须了解，人体对外界物质的适应能力是锻炼出来的，而不是自身带来的，只有少量多次，反复锻炼，才能增长适应能力。

## 六、湿疹反复发作的处理

湿疹是难治性疾病，临床控制后容易反复发作，从中医的角度，是因为湿邪"黏滞缠绵"，湿邪的治疗犹如"抽丝剥茧"，加之现代致敏因素太多，患者忌口不容易，且多数禀赋不足，诸多因素导致湿疹的反复发作。临床见到在皮肤炎症已经消退，水湿消除，皮肤颜色已经变得黯淡，浸润不明显，丘疹、丘疱疹、渗出均消退，瘙痒消矢。但是，患者也不知道什么原因，湿疹就复发，重新出现红斑、丘疹、丘疱疹、浸润、水疱和瘙痒。

根据我们的临床总结，需要采用："健脾温中，化气行水"方法，特别

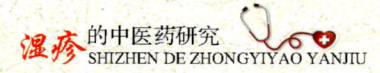

要注重"健脾""化气"。因为脾主身之水液运化，湿疹总是有湿，而体内的湿，最常见的原因是脾运不健，中气不足，水湿不能正常运行而停滞，或者泛溢肌肤，或者蕴结皮下，其治疗采用除湿胃苓汤（参照本书第四章"湿疹的证候与治疗"的脾虚相关内容）。如果复发后皮肤基底潮红，加忍冬藤 30 g，或金银花 15 g 地耳草 15 g；如果合并皮疹颜色暗淡，舌质淡，上方和四物汤，健脾除湿、化气养血。如果医疗条件限制，比较方便的，是使用中成药"参苓白术片"或"参苓白术散"，长期服用，可以健脾除湿，但是，中成药不如汤剂灵活对证，疗效要差一些。

（张尧）

---

**参考资料**

[1] 艾儒棣. 中医外科特色制剂 [M]. 北京：中国中医药出版社，2008.

# 编写后记

1999年，我的第一个硕士研究生胡燕（现在江苏无锡市第三人民医院皮肤科）在"炎痛宁乳膏治疗慢性湿疹的研究"一文中，提出止痛即止痒；到2016年毕业的最后一个研究湿疹的硕士研究生蒋莎莉（现在成都市第一人民医院皮肤科）的"中药辨证施治与氯雷他定随机平行对照治疗急性湿疹的临床研究"，已经过去了17年。我们研究了古今湿疹的病名、古代医籍的论述、古今治疗的内服外用处方、湿疹的药物服用方法、湿疹的动物模型、湿疹临床治疗方案等，并且在四川省中医药管理局的经费支持下，由四川省中医药科学院牵头，四川省中西医结合医院、四川省第二中医医院、四川大学华西第四医院进行了300多例中医治疗湿疹的临床研究，也参加了国家中医药管理局中医湿疹重点临床专科临床方案的学习和讨论，学习和借鉴了全国中医系统治理湿疹的经验。这本《湿疹中医药研究》，是汇集我们研究结果之书籍。目的是全面展示研究成果，提供同道参考，希望对临床有所帮助，提高治疗效果，降低复发率，为更多患者减轻痛苦，造福大众。

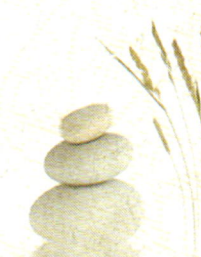

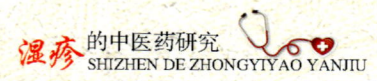
孙思邈说"读书三年，便谓天下无病可治；及治病三年，乃知天下无方可用"。可以说深深地道出了医生的成长和对疾病的认识过程，也描述了医生从狂妄到谦逊的过程。本书出版之际，我深深地知道，对于湿疹的治疗、湿疹的认识，自己的功力尚浅，治疗效果还不令人满意，某些理论还缺少说服力。但是，我愿意将失败、教训坦荡地亮出来，让读者评价和批判，借以推进中医的学术水平和临床能力，促进中医皮肤科的发展。

湿疹占皮肤科门诊患者的 20% 左右，属大群体、大样本。湿疹是皮肤科的大疾病，永远也不会消失。本书仅仅是初步的整理，很多探索、研究工作还需要不断地进行，比如湿疹的中医药理论、湿疹的外治药物、中医治疗湿疹传统外治方法的理论、试验、临床研究，湿疹内服药物配伍的临床研究等。我真切地希望后学能够"前赴后继"，有人能够站出来，把湿疹的研究作为自己的喜爱和研究方向，花气力、下功夫，不断丰富、完善、补充这本书的内容，让它不断充实、不断进步、不断发展、不断造福人类。

四川省中医药科学院　张毅

2019 年 3 月 16 日